全国高职高专护理专业“十二五”精品规划教材
（供护理、助产等相关专业使用）

人体解剖学与组织胚胎学学习指导

主　编　王　强
副主编　梁　强　王秀英　王　云
编　委　（按姓氏笔画排序）
王　云　（齐鲁理工学院）
王秀英　（河套学院）
王　强　（河套学院）
乔军伟　（河套学院）
宋青山　（河套学院）
帖卫芳　（河套学院）
郭　进　（河套学院）
梁　强　（河套学院）
魏宏志　（河套学院）

上海交通大学出版社
SHANGHAI JIAO TONG UNIVERSITY PRESS

内容提要

本书是为帮助学生自学、预习、复习“人体解剖学与组织胚胎学”课程，掌握重难点，检测学习效果而编写的辅助教材。全书分3个模块，包括学习指导与习题、实验指导、附录。

本书可作为高职高专护理、助产专业的辅助教材，也可供相关专业从业者参考使用。

图书在版编目(CIP)数据

人体解剖学与组织胚胎学学习指导 / 王强主编.—上海：上海交通大学出版社，2015
ISBN 978-7-313-13393-9

Ⅰ.①人… Ⅱ.①王… Ⅲ.①人体解剖学－高等职业教育－教学参考资料 ②人体组织学－人体胚胎学－高等职业教育－教学参考资料 Ⅳ.①R32

中国版本图书馆CIP数据核字(2015)第161929号

人体解剖学与组织胚胎学学习指导

主　　编：王　强
出版发行：上海交通大学出版社　　地　　址：上海市番禺路951号
邮政编码：200030　　电　　话：021-64071208
出 版 人：韩建民
印　　制：北京紫瑞利印刷有限公司　　经　　销：全国新华书店
开　　本：787mm × 1092mm 1/16　　印　　张：18.5
字　　数：410千字
版　　次：2015年8月第1版　　印　　次：2015年8月第1次印刷
书　　号：ISBN 978-7-313-13393-9/R
定　　价：39.00元

编审委员会

出版说明

随着科学技术的进步和社会经济的发展，人们生活水平不断提高，对健康提出了更高的要求。同时随着医学模式的转变，医药卫生服务改革的不断深入，护理行业也面临着机遇与挑战，对护理人才的职业技能及素质提出了更高的要求。近年来，我国护理教育发展迅速，护理职业教育面临着前所未有的机遇与挑战，已进入一个新的发展时期。

为了适应护理职业教育及护理学科发展的需要，更好地贯彻落实全国教育工作会议精神和《国家中长期教育改革和发展规划纲要（2010—2020年）》要求，反映当前高等职业教育护理教学改革的最新成果，提高护理专业人才培养质量，我们在广泛调研的基础上，策划并出版了全国高职高专护理专业“十二五”精品规划教材。

本套教材的编写指导思想为：以适应社会对护理人才需求为出发点，秉承“以健康为中心”的护理理念、“以就业为导向，以学生为主体，以能力为本位”的职业教育理念，紧紧围绕高职高专护理专业培养目标，密切联系临床护理实践，突出职业能力培养，适应护理职业岗位要求和个人发展要求。

本套教材的特点及优势如下：

1．突出护理学专业的特点，强调对“人”的整体护理观，结合护理学教学改革和专业建设的最新成果，在教材中渗透了环境保护、人文知识和健康教育等相关内容。

2．体现“三基五性”原则，内容“必需，够用”，重点突出，浅显易懂，突出时代性与创新性，注重与国家护士执业资格考试和职称考试相结合，突出护理人才培养的针对性、灵活性和开放性。

3．版式新颖，体例活泼，采用双色或四色印刷。章前设置“学习目标”，章中有“案例导入”“知识链接”等，章后有“目标检测”，培养学生的学习能力和解决问题能力，拓展学生成长与发展的空间。

教材是传递知识的重要载体，本套教材的出版凝聚了许多护理教育专家及优秀临床护理工作者的心血，融入了护理教学改革的新成果，希望本套教材的出版能为护理职业教育的发展增砖添瓦！

《全国高职高专护理专业“十二五”精品规划教材》

编委会

前言

《人体解剖学与组织胚胎学学习指导》是为帮助学生自学、预习、复习、掌握重难点、检测学习效果而编写的辅助教材。本书内容突出基本知识、基本概念、基本理论，由三个模块构成。

第一模块：学习指导与习题。这一模块又包括“预习指导”“学习思路”“课后习题”“参考答案”四个部分。

“预习指导”又分“阅读材料”与“填空”两部分。“阅读材料”选取一些与教材内容密切相关的科普阅读材料，旨在提高学生的学习兴趣，拓展学科前沿，普及健康知识；“填空”要求学生在预习的过程中完成，主要是一些知识框架与简单问题，目的是督促学生进行预习，同时教师也可以通过“填空”在上新课前对学生的预习情况进行检查。

“学习思路”主要是在教学内容上进行系统梳理、类比，在学习方法上进行恰当的指导，希望达到提高学生学习效率、激发学生学习兴趣的目的。

“课后习题”选用的题型有名词解释、单项选择题、多项选择题、填空题、简答题、论述题、填图题、病例题、实践题等。“课后习题”以一课时的教学内容为单元，利于学生在上完新课后及时完成检测与复习，巩固学习成果。

“参考答案”将“课后习题”的答案依次列出，可提高学生的自学能力，减少学生对授课教师的依赖。

第二模块：实验指导。这一模块包含人体解剖学与组织胚胎学实验概述与九个实验项目。人体解剖学与组织胚胎学实验概述对人体解剖学与组织胚胎学的实验目的、实验方法、注意事项进行了阐述；每个实验项目包括“实验目的”“实验内容”“实验报告单要求”三部分，其中“实验报告单要求”是对学生在实验结束后如何完成实验报告单提出的要求，利于学生顺利完成实验报告。

第三模块：附录。这一模块包含《人体解剖学与组织胚胎学》歌诀、专业术语中的生僻字、授课计划（参考）、期末模拟试题。

《人体解剖学与组织胚胎学》歌诀将教学内容编成朗朗上口的歌诀，

提高学生学习兴趣，减轻学习压力。考虑到本课程医学名词术语比较多，专业术语中的生僻字将每一章容易错读的名词术语都列了出来，避免学生在学习时形成错误的读法。授课计划（参考）根据实际教学课时数，尽量合理安排教学内容，利于学生提前知道学习内容与顺序，进行预习。期末模拟试题将期末考试试卷的基本形式呈现给学生，使学生在期末复习时有所参考。

时间仓促，而且由于教材编写是一件慎之又慎的事情，加之编者专业水平有限，编写时间仓促，书中存在的不足之处在所难免。恳请读者给予批评指正。

编　者

目录

第一模块　学习指导与习题

第二模块 实验指导

第三模块　附录

第一模块　学习指导与习题

第一章　绪　论

预习指导

一、阅读材料

(一)人体解剖学概述

人体解剖学(human anatomy)是最古老和最经典的医学基础课之一，其中系统解剖学(systematic anatomy)是按人体的器官系统(如运动系统、消化系统、呼吸系统、泌尿系统、生殖系统、脉管系统、感觉器、神经系统和内分泌系统等)阐释正常人体器官形态结构、相关功能及其发生发展规律的科学，是基础医学科学中的支柱学科，是医学生的必修课。

在我国，人体解剖学的分科方法很多，除系统解剖学外，按人体的某一局部(如头部、颈部、胸部、腹部等)或某一器官，重点描述人体器官的配布位置关系及结构层次等，称局部解剖学(topographic anatomy)。系统解剖学和局部解剖学主要通过肉眼观察来描述人体的形态结构，故又称巨视解剖学(macroanatomy)；而以显微镜观察为学习手段的组织学、细胞学、胚胎学，又称微视解剖学(microanatomy)。密切联系外科手术的解剖学称外科解剖学(surgical anatomy)。联系临床应用，研究人体表面形态特征的解剖学称表面解剖学(surface anatomy)。运用X线摄影技术研究人体形态结构的解剖学称X线解剖学(X-ray anatomy)。研究人体各局部或器官的断面形态结构的解剖学称断面解剖学(sectional anatomy)。以研究人体器官的形态结构及其与运动的关系，为提高体能和竞技水平，增强体育运动效果为目的的解剖学称运动解剖学(locomotive anatomy)。当人类进入了“智能化”“信息化”和“数字化”的知识经济时代，解剖学的研究也随之进入了分子和基因水平。产生了微创解剖学、数字解剖学等新学科。随着人体奥秘的不断破译与揭示，又会有一些新学科不断从解剖学中脱颖而出，形成新兴的边缘学科，但在广义上它们仍属于解剖学范畴。

(二)人体解剖学发展简史

西方医学对人体解剖学的记载，是从古希腊名医希波克拉底(Hippocrates，前460—前377年)开始的。他认为心脏有两个心室和两个心房；在他的医学著作中对头骨做了正确的描述。希腊的另一位学者亚里士多德(Aristotle，前384—前322年)进行过动物解剖，提出心是血液循环中心，并把神经和肌腱区分开来，他写的《论解剖操作》一书共16册，贡献巨大、影响深远，但他误将动物解剖所得的结论移植到人体，错误也较多。

对西方解剖学有较大影响的当数古希腊医学家赫罗菲拉斯(前335—前280年)，他发现小肠的起始段大约有12横指长度，命名为“十二指肠”，他还命名了“前列腺”“睫状体”“视网膜”“乳糜管和淋巴”，研究了肝、胰和女性生殖器的子宫与输卵管等。而有较完整的解剖学记载的论著，当推盖伦(Galen，130—201年)的《医经》。该书是16世纪以前西方医学的权威巨著，书中有许多对血液流动、神经分支和脑、心等器官解剖学的具体记载。因其实验对象主要来自动物解剖，错误难免较多。公元15～16世纪，欧洲文艺复兴时期，科学艺术有了蓬勃发展，解剖学也有了快速的进步。如列奥纳多·达·芬奇(Leonardo Da Vinci，1457—1519年)解剖过30多具尸体，用蜡灌注人体管道从而探明血管的走向，证明了血管起源于心脏。他将空气吹入肺，证明空气不能直接由呼吸道进入心。他制作的人体骨骼解剖学图谱，描绘精细正确，是一部时代巨著。

安德烈·维萨里(A. Vesalius，1514—1564年)是现代解剖学的奠基人，他是比利时著名的解剖学家，他亲自从事人的尸体解剖，进行细致的观察，最终在1543年出版了《人体构造》这一划时代的解剖学巨著，全书共七册，系统地记述了人体器官和系统的形态与构造，对一些错误记载予以纠正，为医学的发展开创了新路，从而奠定了人体解剖学的基础。

17世纪，哈维(W. Harvey，1578—1657年)的动物实验研究，以胜于雄辩的事实证明血液循环的原理，首次提出心血管是一套封闭的管道系统。他开创了动物实验研究的道路，为生理学从解剖学中划分出去、发展成独立的学科做出了重大贡献。

意大利人马尔比基(M. Malpighi，1628—1694年)用显微镜观察到蛙的微循环血管，证明了动脉与静脉相连通，为微循环学说的建立提供了形态学基础。他在动物和植物微细结构的研究中，总结出动植物均由细胞构成，为组织学从解剖学中分出并形成一门新学科打下了基础。

19世纪，达尔文(C. Darwin，1809—1882年)的《物种起源》《人类起源与性的选择》等巨著问世，建立了崭新的人类起源和进化的理论，使探索人体形态结构的工作有了正确的依据并走上了科学的道路，至今仍有其深远的影响。

20世纪发明的电子显微镜，广泛应用于细胞的超微结构与三维构筑的研究，使形态科学研究跨入到细胞和亚细胞水平并进而达到分子水平。由此可见，形态科学研究的发展是随着科学技术的不断进步和方法的不断创新而逐渐前进的，形成了大体解剖学、显微解剖学和超微结构解剖学这3个不同的发展阶段。

(三)我国人体解剖学的历史沿革

我国文化历史源远流长，传统医学中的解剖学起源很早。远在春秋战国时代《黄帝内经》记载“若夫八尺之士，皮肉在此，外可度量切循而得之，其尸可解剖而视之……”。可见2000多年前，我国医学家已经有在尸体上进行解剖工作的记录。史书还曾有记载，新莽天凤三年(16年)，王莽令太医尚方与巧屠一起解剖被处死刑者公孙庆的尸体，不仅度量其五脏，而且“以竹筳导其脉，知其始终……”。这是我国对人体解剖的较详细的描述。

两宋时代，曾有尸体解剖的记载和《五脏六腑》《存真图》的绘制。宋慈著《洗冤集录》(1247年)广泛地描述了解剖学知识，对人体骨骼和胚胎的记载更为详细，并附有检骨图。

清代道光年间，王清任(1768—1831年)编著《医林改错》一书。他亲自解剖观察30余例尸体，描述了人体各器官系统的解剖学结构；对骨骼和内脏的记载非常详细，对古医书中的错误进行了订正。书中对脑的看法，如“灵机记性不在心在于脑”“听之声归于脑”“两目即脑质所生，两系如线长于脑，所见之物归于脑”等论述，都符合现代医学知识。

我国的解剖学研究，虽然在古代已有很大成就，但由于长期受着封建社会制度的困扰，科学技术落后，发展速度很慢。解剖学始终融合在传统医学之中，没有自成体系。1881 年(光绪七年)清朝在天津开办了医学馆，1893 年(光绪十九年)更名为北洋医学堂，教授课程中专门设有《人体解剖学》。至此，在我国解剖学才真正成为一门独立的学科。

(四)数字人与虚拟解剖台

“数字人”也称“数字化虚拟人”，即在电脑里合成的三维人体详细结构，全部数据来自真实人体。“数字人”将能模拟人体的新陈代谢、生长发育、病理生理变化等。当医生面对复杂的高风险手术时，可通过 CT、核磁共振等影像技术，提前对病人进行扫描，然后在计算机中对人体结构进行数字化的三维重建。而在这个根据具体病人构建的“数字人”上，医生可反复模拟开刀，斟酌出最佳的手术办法。“数字人”还可将所有人体信息收集、储存在电脑里，医生开处方前，将药物的影响数据输入电脑，“数字人”就会显示服药后的反应，协助医生对症下药。

当然，数字人还有着医疗领域之外的更多用途。数字人的生物数据和人类一模一样，这样一来，数字人在航天、航空、影视制作乃至军事等领域都有着广泛的应用价值。比如人类在进行汽车制造时，可先在数字人身上进行汽车碰撞实验，将各种影响数据输入电脑，得出怎样的汽车能对人体有最大保护，才下线投产。

数字人的发展有 4 个阶段：“数字可视人”“数字物理人”“数字生理人”和“数字智能人”。世界数字人的研究还只是刚迈进数字“物理人”阶段，离真正意义上的“数字人”还有很长一段路要走。

数字人到底是怎么诞生的呢？科研人员在多具自愿捐献的尸体中，挑出了健康的尸体作为切片标本，根据得到标本的先后顺序命名为：中国数字人男 1 号、中国数字人男 2 号等。

中国数字人男 1 号在南方医科大学完成数据采集，尸体标本为一名 28 岁的汉族健康男性，祖籍湖南，身高 1.66 m，体重 58 kg，没有任何传染病和代谢疾病。该男子 2002 年 4 月死亡，自愿捐献尸体做科学研究。

有了尸体标本后，科研人员所做的工作就是用精密铣床将尸体横向切削成薄片，每切下一片，就用高清数码相机拍照。男 1 号切削时间为 27 天。该数据集采用的切片断面厚度为 0.2 mm，共切削为 8 952 片，高清数码相机像素达 2 200 万，数据集的数据量超过 540 G。然后将数据输入电脑，建模合成三维的人类结构。

在数字人的基础上，人体解剖学领域又出现了具有重要实践意义的虚拟解剖台。2010 年 10 月 13 日，上海世博会瑞典馆，瑞典王储维多利亚公主与丈夫首次向公众展示“虚拟解剖台”。

虚拟解剖台以数字人数据为基础，在屏幕上模拟出一个完整的人体内部 3D 图像，学习者或医生可在屏幕上“以手代刀”，根据需要“解剖”人体等。

虚拟解剖台是一种全新的医学可视化工具，它为医务工作者提供了一种无须破坏实物便可直观便捷地审视病人身体内部的手段。

它集成了多项目前世界顶尖的医学成像、可视化和人机交互技术。经过计算机断层扫描(CT)或者核磁共振扫描(MRI)获得的图像被实时地传送到虚拟解剖台上，诊断医生可以立即看到病人的三维影像，从而辅助医生尽快做出医疗判断，显著地提高工作效率。

不得不承认，虚拟解剖台相对于解剖图谱和模型是一个巨大的进步。但是，实际看着一具散发着福尔马林味道的尸体，触摸他，感受用刀切开的场景下学到的东西，绝对比这种虚拟的学习深刻得多。

当下，我们的教学与学习面临着强大的、来自虚拟的挑战！

生活的智慧也是这样。大道理谁都懂，但是一定要自己亲身经历失败、错误才刻骨铭心，才觉得有道理。同样，去理解别人也是这样，不要轻易地去断言别人，因为我们没有身处过别人的场景，很多背后的故事我们不得而知，只是根据表现和逻辑来下结论。

毕竟，逻辑不是体验，逻辑不是人生。

二、填空

1. 人体解剖学与组织胚胎学由__________、__________、__________三门学科整合而来。

2. 人体的构成：原子→分子→细胞→组织→__________→__________→人体。

3. 人体按系统可分为__________、__________、__________、__________、__________、__________、__________、__________、__________九大系统。

4. 人体按部位可分为__________、__________、__________、__________四部分。

5. 组织学常用的显微镜有两种，即__________、__________。

学习思路

1. 绪论是进入《人体解剖学与组织胚胎学》的一把钥匙。讲述的内容有：本课程包含的主要内容；从不同角度阐述的人体组成；研究的基本方法；基本的术语；学习应持有的基本观点。所涉及的都是本门课程甚至是医学知识的一些基本的问题，一定要从一开始就弄清楚、弄明白，这样在后面的学习中才能在“上下求索”之后“柳暗花明”。

2.《人体解剖学与组织胚胎学》是所有医学课程的基础。要想学好它，需注意以下三点：

(1)一定要加强记忆，医学名词中至少有1/3来自这门课程。脑子里有了概念以后，才能够言之有物、表达确切。

(2)一定要学以致用，学习的知识只有应用以后才能真正内化为自己的东西。有的人说《人体解剖学与组织胚胎学》枯燥、繁杂，可是一旦联系了生活实践、临床实践，它就会变得非常有趣。

(3)一定要培养形象思维能力，这是学好这门课程所必需的。这门课程本身就是形态学，而人体又是一个三维的立体形象，实际学习中，应用三维立体的标本、模型的时候毕竟较少，而且很不方便。所以，更多的时候需要看图，要善于通过不同切面的图片在头脑中构建出立体的形象(见图1-1)。

当然，开始的时候会有难度，但是，只要慢慢尝试，就一定会在一段时间后，发现居然掌握了这么多的人体解剖学与组织胚胎学知识！

3. 本章重点：组织、基本组织、器官、系统、解剖学姿势、常用术语等一些基础性的概念。

4. 本章难点：正确应用方位、轴、面的常用术语。难点的突破在于认真研读教材，积极思考；多与老师、同学探讨。

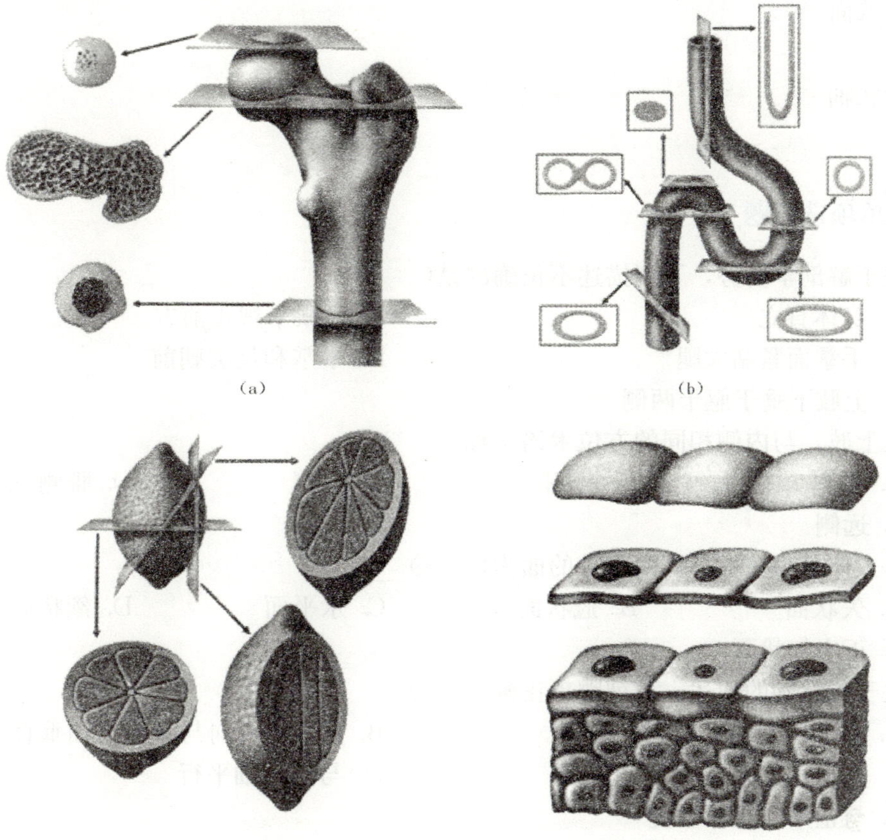
(a)　(b)　(c)　(d)

图 1-1　不同切面观

(a)股骨不同位置横断面　(b)管道不同位置断面观　(c)柠檬不同位置切面观　(d)组织不同位置切面观

课后习题

一、名词解释

1. 组织

2. 内脏

3. 解剖学姿势

4. HE 染色

5. 嗜酸性

6. 矢状面

7. 冠状轴

二、单项选择题

1. 关于解剖学姿势，下列描述不正确的是(　　)
   A. 身体直立　　B. 两眼平视正前方
   C. 手掌面紧贴大腿　　D. 手掌和足尖朝前
   E. 上肢下垂于躯干两侧
2. 在上肢，与内侧相同的方位术语又称(　　)
   A. 桡侧　　B. 胫侧　　C. 尺侧　　D. 腓侧
   E. 远侧
3. 将人体分为左右对称两部分的面为(　　)
   A. 矢状面　　B. 冠状面　　C. 水平面　　D. 额状面
   E. 正中矢状面
4. 关于矢状轴的叙述，下列哪项正确(　　)
   A. 呈上下方向　　B. 呈前后方向与身体长轴垂直
   C. 呈垂直方向　　D. 与垂直轴平行
   E. 与正中矢状面垂直
5. 口与鼻的位置关系为(　　)
   A. 上与下　　B. 内与外　　C. 内侧与外侧　　D. 浅与深
   E. 桡侧与尺侧
6. 呈前后方向将人体分为左右两部分的切面是(　　)
   A. 冠状切面　　B. 矢状切面　　C. 水平切面　　D. 纵切面
   E. 横切面
7. 以体表为参照的方位术语是(　　)
   A. 上和下　　B. 内和外　　C. 内侧和外侧　　D. 浅和深
   E. 前和后
8. 在前臂两点中，近肘关节的一点位于另一点的(　　)
   A. 近侧　　B. 远侧　　C. 内侧　　D. 外侧
   E. 尺侧
9. 在 HE 染色中细胞核被染成紫蓝色，细胞核具有(　　)
   A. 嗜酸性　　B. 嗜碱性　　C. 中性　　D. 以上都不是
   E. 异染性

三、多项选择题

1. 构成人体的基本组织有(　　)

A. 结缔组织　　B. 肌组织　　C. 上皮组织　　D. 神经组织

E. 骨组织

2. 描述与人体正中线相对位置关系的方位术语有(　　)

A. 内　　B. 外　　C. 内侧　　D. 外侧

E. 近侧

3. 描述空腔器官离空腔远近关系的方位术语有(　　)

A. 内　　B. 外　　C. 内侧　　D. 外侧

E. 远侧

4. 正确的解剖学姿势是(　　)

A. 两眼平视　　B. 身体直立

C. 手掌向内侧　　D. 下肢并拢，足尖向前外侧

E. 手掌向前

四、填空题

1. 以解剖学姿势为标准，近头者为__________，近足者为__________，近腹者为__________，近背者为__________。

2. HE 染色法的染料是______________和______________，组织与前者亲和力强者称__________，与后者亲和力强者称__________。

3. 用正确的术语完成下列描述

(1)唇位于鼻子的__________；　　(2)中指甲位于中指的__________；

(3)拇指甲位于拇指的__________；　　(4)小指位于食指的__________；

(5)拇指在食指的__________；　　(6)足趾位于足的__________；

(7)足趾位于足跟的__________；　　(8)舌位于口腔的__________；

(9)颅骨位于头皮的__________；　　(10)皮肤位于肌肉的__________。

五、简答题

1. 学习人体解剖学与组织胚胎学，应持有哪些基本观点?

2. 构成人体的基本组织、系统有哪些?

六、实践作业

1. 描述右图A点所在的位置：

(1)__________ (2)__________

2. 在自己身上或与同学配合指出下列各部的范围：头、颈、项、背、胸、腹、腹股沟、肩、臂、肘、前臂、腕、手、掌、臀、大腿(股)、膝、小腿、踝、足。

3. 在自己身上再任意描述5组两个结构间的位置关系。

4. 与同学互相演示"解剖学姿势"，试试看谁做得更标准。

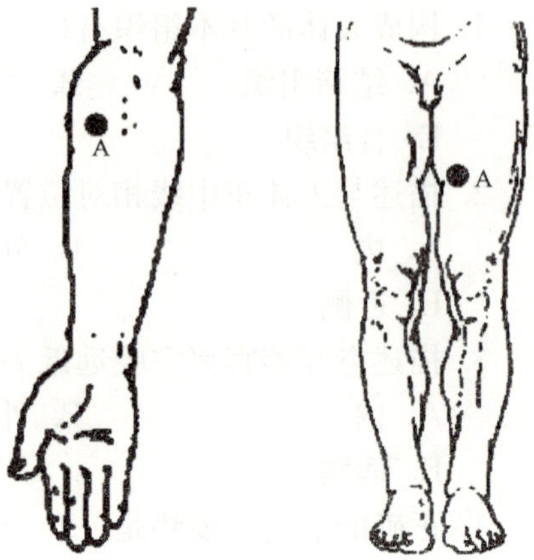

参考答案

一、名词解释

1. 组织：许多形态相似、功能相近的细胞借细胞间质结合在一起，构成组织。

2. 内脏：消化、呼吸、泌尿和生殖系统的大部分器官位于胸腔、腹腔或盆腔内，并借一定的管道与外界相通，这四个系统合称内脏。

3. 解剖学姿势：阐述人体形态结构时的标准姿势，即人体直立，两眼平视前方，上肢垂于躯干两侧，掌心向前，双足并立，足尖向前。

4. HE染色：为最常用的组织切片染色方法，用苏木精和伊红两种染料联合进行染色。

5. 嗜酸性：HE染色时，伊红是酸性染料，可使多数细胞的细胞质等碱性物质结构染成粉红色，则称这些物质与结构为嗜酸性。

6. 矢状面：作切面时，刀呈前后方向，将人体纵切为左右两部分的面称为矢状面。

7. 冠状轴：呈左右方向，与矢状轴垂直的轴，又称额状轴。

二、单项选择题

1. C 2. C 3. E 4. B 5. A 6. B 7. D 8. A 9. B

三、多项选择题

1. ABCD 2. CD 3. AB 4. ABE

四、填空题

1. 上 下 前 后

2. 苏木精 伊红 嗜碱性 嗜酸性

3. (1)下方 (2)远侧后面 (3)远侧桡侧(外侧) (4)尺侧(内侧) (5)外上方 (6)前份(前部)(注：因为足趾属于足，所以用前份更为恰当) (7)前面(前方)(注：足趾与足跟为相邻的结构，用前面更为妥

当）（8）内　（9）深面（深层）（10）浅面（浅层）

五、简答题

1. 解答：学习人体解剖学与组织胚胎学，应持有的基本观点有：结构与功能统一的观点；理论与实际联系的观点；进化与发展的观点；局部与整体统一的观点。

2. 解答：（1）构成人体的基本组织有：上皮组织、结缔组织、肌组织、神经组织；

（2）构成人体的系统有运动系统、消化系统、呼吸系统、泌尿系统、生殖系统、脉管系统、感觉器官、神经系统和内分泌系统等九大系统。

六、实践作业

1. 解答：（1）A 点位于右侧前臂前面上 1/3 桡侧。

（2）A 点位于右侧大腿前面中份前内侧。

2. 通过实践完成。

3. 解答：（1）足在小腿的远侧；（2）眼睛在鼻子的外上方；（3）眼球在眼眶内；（4）嘴唇在切牙的前面；（5）舌头在口腔内等。

4. 通过实践完成。

第二章　细　胞

预习指导

一、阅读材料

细胞的隐秘世界

在人类深入探索细胞世界的过程中，许多科学家为建立和发展细胞生物学而不懈努力，付出了艰辛的劳动，在细胞生物学史上留下了光辉的篇章。

1. 细胞的发现和细胞学说的确立

人类在很长时期内，主要是依靠肉眼来观察世界上形形色色的事物。从 15 世纪起，特别是 16 世纪以后，光学有了长足进展，有关光的知识日渐丰富起来。据说，早在 1485 年，意大利著名画家达·芬奇就曾强调过使用透镜研究微小物体的重要性。

从 16 世纪末到 17 世纪初，深受当时盛行的玻璃研磨技术和精细加工技术的影响，显微镜和望远望几乎同时被发明。显微镜最早的发明者是谁，至今难以定论，一般认为是荷兰的磨镜工詹森。一次偶然的机会，詹森把两片镜片装在一个筒子里，组装成一台最原始的显微镜。詹森虽然是发明显微镜的第一人，但并没有发现显微镜的真正价值。显微镜的问世，掀起了观察和研究微小物体的热潮，人们把那些热衷于使用显微镜进行研究的学者统称为“显微镜学派”。享有“英国的双眼和双手”之誉的虎克便是其中的杰出代表。

虎克从小勤奋好学，制作出来的小玩意总有让人意想不到的新意。这位天才的实验大师把自己的才华巧妙运用到力学、光学、天文学和生物学等诸多领域，他所设计和发明的科学仪器在当时是无与伦比的。他曾把两片凹透镜组合起来看鸡毛，发现羽干像树枝那么粗大，绒毛也成了一根根粗壮的线。这个现象引发了他的兴趣，他反复调节两个镜片之间的距离，终于找到了镜片间的距离与放大倍数之间的关系。

1665 年，负责英国皇家学会光学仪器修理工作的虎克，在自制的一台能放大 40～140 倍的复合显微镜旁，用削笔刀从一小块清洁的软木上切下了一片光滑的薄片，并放在显微镜下进行观察，他似乎看到了一片小小的空洞，但并不太清楚。之后，他更加细心地再切下极薄的一片，放在一片黑色载物板上(因为软木是白色的)，于是清楚地看到这种软木薄片原来是由排列整齐的蜂窝状小室组成的。虎克便把这些小室称为细胞——cell，cell 的原意是“空室”。他在《显微谱志》中介绍发现细胞的过程时说：“从软木那样轻和容易变形来判断……如果我再细心一些，我想我可以用显微镜把它看清楚。……用一块深度的凸镜投光其上，我能非常清楚地看到它全部是多孔的，很像一只蜂巢。其实，虎克当时所看到的“细胞”，实际上不是活的细胞，而是软木组织中一些细胞留下的空腔。尽管如此，人们仍然认为虎克是世界上第一个发现细胞的人。虎克的发现激发了人们探索生物结构奥秘的兴趣与热情，许多人纷纷借助显微镜对各种材料进行观察，提供了不少有关细胞方面的知识。

完成细胞学说确立工作的是两位德国生物学家施莱登和施万。

施莱登生于德国汉堡，是一位著名医生的儿子。他早年在海德堡大学学习法律，毕业后回家乡从事律师工作。1831 年，施莱登不惜放弃律师职业，前往哥廷根大学攻读医学，以后又到柏林大学学习植物学。施莱登是一位性情古怪但很有才干和创造力的科学家，他才思敏捷，善于透过现象抓住问题的本质，这使他在科学上获得了很大成就。但他为人傲慢，易于激动，看问题主观，这也使他在工作中出现了不少错误。凭借对科学的敏感性，从布朗发现的而未被人们重视的细胞核入手，他发现细胞核与细胞发育有密切关系，从而进一步探讨了细胞的产生和形成问题。根据观察和研究，施莱登于 1838 年发表了《论植物发生》一文，阐述了对植物体结构及从细胞到个体的生长发育规律的一系列观点。他认为：所有的植物，不论其复杂程度如何，都是由各种不同的细胞组成的。这些细胞又是以相同的方式产生的。因此，细胞是一切植物结构的基本生命单位，一切植物都是以细胞为实体发育而成的。

施莱登的好朋友施万生于德国诺伊斯，早年在维尔茨堡和柏林学医，1834 年毕业后，成为柏林解剖学研究所著名生理学家米勒(Muller)的助手。在米勒的鼓励下，他在组织学、生理学、微生物学等方面，都做出了重要贡献。施万是一位虔诚的天主教徒，性情温和，善于思考，为人谨慎、保守。他的性格在许多方面与施莱登恰好形成鲜明的对照。然而，他们之间一直保持着深厚的友谊。

施万研究动物细胞，其思路和方法与前人不同。他不是静止地、孤立地描述特征，而是把细胞和生物或胚胎的发育结合起来研究。通过大量解剖观察比较，施万发现，动植物体的基本部分，不管怎样不同，都有一个普遍的发育原则，那就是细胞的形成。他不仅善于发现新东西，而且善于总结归纳。他用事实证明，一切动物的受精卵，无论大小，都是一个细胞。施万还发现，动物细胞在所有方面都与植物细胞相似，细胞是所有生物构造和发育的基础。1839 年，施万发表了《关于动植物的结构和生长的一致性的显微研究》。在这篇具有划时代意义的著名论文中，对前人、施莱登和他自己观察到的有关动植物显微构造的资料进行了系统的理论概括。施万认为，植物的外部形态虽然是五花八门的，可是实际上处处都是由同一东西——细胞所构成；类型比植物更加多样化的动物，不过是由细胞构成的，而且是由和植物细胞完全类似的细胞构成的，这些细胞在营养活动中的某些方面表现出极端惊人的一致。由此看来，“所有生物实际上是按同样的规律形成和生长的，因而这些过程应该处处被同样的力量所制约。”这样就推翻了分割动植物界的巨大屏障，给动物和植物在发生、发育方面架起了一座跨越鸿沟的桥梁。

细胞学说是生物学上关于机体结构的第一个学说，也是从整个生物界着眼所提出的第一个结构学说。它的确立，是生物学研究史上一座光芒四射的里程碑。它的确立标志着一门新学科——细胞学的兴起，意味着人们对生物结构的认识已由器官层次进入到细胞层次；同时也标志着生物学研究方向和学术观点上的转折。它对生物学进一步发展有着深远的推动作用和指导意义。细胞学说为我们展示了动植物体的基本构成部分和生命活动的基本单位。动植物细胞尽管在外形和具体功能方面千差万别、千变万化，却有着共同的基本构造和基本特性，按照共同的规律发育，有相似的生命过程。细胞不是一成不变的，而是有自己的生长和发育过程。这就纠正了动植物界是毫不相干的两个生命界的错误看法，用细胞本身的发生和发育过程，证实和揭示了动植物体结构上存在着共同的起源、遵循着共同的规律。从此，动植物体结构的统一性，不再是哲学的推论，而是自然科学的事实。

2. 细胞器的探索

著名细胞生物学家布拉舍曾经说过："细胞犹如一座分子'工厂'，人们一定会觉得奇怪，小小的细胞怎么可以和工厂相比？如从形体大小来看，细胞与工厂是无法相比的，但是，显微镜帮助我们打开了微观世界的大门，深入到细胞超微结构的内部，你就会发现，细胞之中确实也有'车间'和'机器'，就像真正的工厂一样。这座分子工厂中的'车间'和'机器'就是细胞器"。

通过电子显微镜看上去，细胞质中存在着形形色色的微小结构。以一个典型的动物细胞为例，就有线粒体、内质网，高尔基体、溶酶体以及中心体等，在植物细胞中尚有叶绿体等。这些结构各具独特的形态，执行特定的功能，好似生物体中的器官，所以称它们为"细胞器"。

线粒体从外形上看有点像"花生壳"，由内外两层膜包围而成。外膜使它与周围的细胞质分开，内膜的某些部位向内腔折叠，使其表面积大大增加，为职能的充分行使扩展了足够的空间。早在1850年，德国生物学家寇利克就发现了它，1898年才把这种线状的颗粒结构称为"线粒体"。1934年，本斯利从豚鼠肝细胞中分离出了线粒体，从此开创了细胞器的研究。1948年，完整的线粒体第一次通过差速离心的方法被纯化。随后研究表明，细胞生命活动所需的能量，大约95%来自线粒体，它就好像工厂的动力来源，人们把它比喻为"细胞的动力站"。

更加奇妙的是，线粒体的能量转换率极高，可达44%左右，而一般蒸汽机车的能量转换率不过8%。看来世界上所有机器的能量转换率与线粒体比较起来都是望尘莫及的，难怪线粒体对生物学家和仿生学家有那么大的吸引力。

在绝大多数的动植物细胞内，还存在一种由膜结构连接而成的网状物，称为内质网。它与蛋白质、脂质和糖类的合成有关，也是蛋白质等物质的运输通道，就像是合成有机物的"车间"。

在内质网上附着有一种椭球形的小颗粒，它们有的也游离在细胞质中。1953年，罗宾逊和布朗用电镜观察植物细胞时，发现了这种小颗粒。2年后，帕拉德在动物细胞中也看到了同样的小颗粒，并进一步研究了这些小颗粒的化学成分和结构功能。1958年，罗伯茨根据化学成分将这些小颗粒命名为"核糖核蛋白体"，简称核糖体，又称"核蛋白体"。核糖体是细胞内合成蛋白质的场所，人们把它比喻为蛋白质的"装配机"。

普遍存在于动植物细胞中的高尔基体，由平行排列的扁平囊泡和大小不等的小泡组成。1898年，意大利科学家高尔基在研究银盐浸染的猫头鹰神经细胞时，发现了它们，并定名为"高尔基体"。一般认为，高尔基体与细胞分泌物的形成有关，它本身没有合成蛋白质的功能，但可以对蛋白质进行加工和转运，所以人们把它比喻成蛋白质的"加工厂"。

动物和低等植物细胞内参与细胞分裂过程的中心体，通常位于细胞核附近，由两个互相垂直排列的中心粒及其周围的物质组成。中心粒外形呈柱状，细胞分裂时，两个中心粒分开，四周发出与染色体移动有关的星状射线。

再来看看细胞内的“垃圾处理站”——溶酶体。它是一种具有囊状结构的细胞器，里面含有多种水解酶类，能够分解多种物质。在电子显微镜出现之前，人们曾把溶酶体跟线粒体或分泌颗粒混为一团。直到1955年，细胞生物学家诺维科夫在大鼠肝细胞中得到一些微粒，运用超速离心方法并结合电镜观察，才被认为是一种新发现的细胞器，1956年正式定名为“溶酶体”。

在科学家们与细胞中的“小工厂”打交道的过程中，克劳德及其学生帕拉德和德迪韦做出了突出贡献。他们不仅发现了多种细胞器，而且深入研究了这些细胞器的结构与功能及其与细胞病变和疾病的关系，开启了现代细胞生物学的一扇大门，为全面深入研究细胞精细结构奠定了基础。为此，他们共同登上了1974年诺贝尔奖的领奖台。

3. 细胞核的发现

如果把大脑看成是人体的“司令部”，那么细胞核就是细胞的“司令部”。细胞核是遗传物质的主要所在地，是细胞代谢、生长、分化的控制室。大量实验表明，凡是无核的真核细胞，如人体成熟的红细胞，既不能生长，也不能分裂。人工去核的细胞，一般也不能继续存活，比如，大家熟悉的变形虫去除细胞核以后，代谢减弱，运动停止；而重新移入细胞核后，又能够恢复生命活力。由此可见，细胞核在细胞生命活动中有着举足轻重的作用。

19世纪初，细胞学的一项重大成果就是细胞核的发现。1831年，英国植物学家布朗在研究施肥对植物的影响时，利用一台放大倍数约300倍的显微镜，通过仔细观察，终于发现了植物细胞内的一个小核，称为“细胞核”，并发现一个植物细胞只有一个细胞核。可是布朗当时并不理解细胞核的作用，因而也没有进一步研究细胞核的结构和功能。

1838年，德国植物学家施莱登认为，细胞核能够生成新细胞，并称这些细胞核为“细胞形成核”。这个观点引起了细胞学家迈恩的强烈反对，他认为细胞是经分裂而增殖，并指出许多细胞并没有细胞核。1876年，赫特维希在研究海胆卵细胞受精作用时发现，精子的细胞核会进入卵子的内部，并与卵子的细胞核融合，第一次解释了生物个体由单一有核细胞发育而成的可能性。

在显微镜下，细胞核最常见的形状是球形和卵形，当然也有其他的形状，比如，白细胞的细胞核呈分叶状。尽管细胞核的形状多种多样，但它的基本结构却大致相同，即主要结构是由核膜、染色质、核仁和核骨架构成。细胞一般只拥有一个细胞核，而有的细胞有两个以上的细胞核，例如，人的骨骼肌细胞中细胞核可多达数百个。

不管是单细胞生物，还是多细胞生物，凡具有成形的细胞核的，通称为“真核生物”，包括原生生物界、真菌界、植物界和动物界。真核生物与原核生物的“分水岭”在于：细胞核。真核生物的细胞内含有细胞核，许多真核细胞中还含有其他细胞器，如线粒体、叶绿体、高尔基体等。

原核生物是一种无成形的细胞核的单细胞生物，它们的细胞内没有任何膜性细胞器。原核生物包括细菌和以前称为“蓝绿藻”的蓝细菌，它们以分裂方式繁衍后代。虽然我们一般无法直接看见原核生物，但它们的数量庞大，远远超过了真核生物的数目。如今它们的家族依然无比兴旺，而且在大自然物质的循环中扮演着重要角色，而人类很多的感染性、传染性疾病也是由这一类生物引发的。

二、填空

1. 细胞的基本结构可分为__________、__________和__________三部分。
2. 光镜下可见到的细胞器包括__________、__________、__________。
3. 完成下面知识框架图

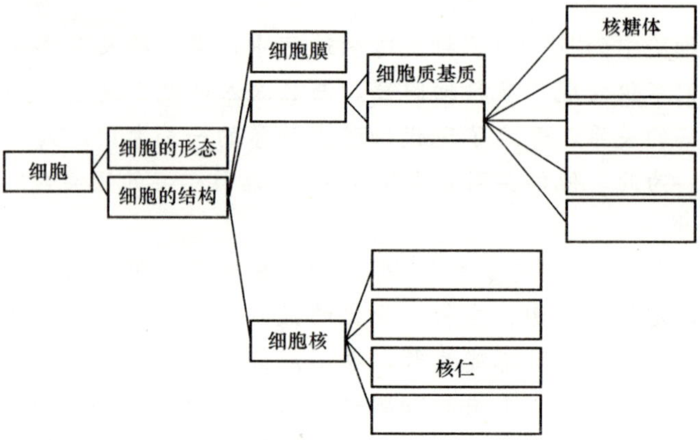

学习思路

1. 细胞的形态因其功能不同而有差异。神经细胞具有多个突起，能接受刺激和传导冲动；红细胞呈双面微凹圆盘状，便于折叠、流动；肌细胞细长，能进行收缩。不同细胞的大小差别较大，大多数细胞肉眼不可见，直径约几微米、十几微米、几十微米不等。

2. 人体细胞尽管各式各样，但仍有共同的基本结构。在光学显微镜下，细胞均可分为细胞膜、细胞质和细胞核三部分。细胞膜就像细胞的边界，对细胞起到分隔外界环境、控制物质进出、进行细胞间信息交流等功能，而且具有一定的流动性。细胞质中有许多忙碌不停的"车间"，这些"车间"都有一定的结构，如线粒体、内质网、高尔基体、核糖体、溶酶体等，它们统称为细胞器。细胞核控制着细胞的代谢和遗传。所以细胞核就像细胞的"大脑"，是细胞的控制中心。

课后习题

一、名词解释

1. 细胞膜

2. 细胞质

3. 细胞核

二、单项选择题

1. 公认的细胞膜的分子结构学说是(　　)
   A. 诱导学说　　B. 三明治学说
   C. 流动镶嵌模型学说　　D. 镶嵌蛋白学说
   E. 海洋学说
2. 核糖体的功能是(　　)
   A. 合成脂类　　B. 合成糖类　　C. 合成蛋白质　　D. 运输物质
   E. 合成 DNA
3. 主要合成分泌性蛋白质的细胞器是(　　)
   A. 核糖体　　B. 粗面内质网　　C. 滑面内质网　　D. 高尔基体
   E. 溶酶体
4. 细胞生命活动中需要的能量约有 95%来自(　　)
   A. 核糖体　　B. 粗面内质网　　C. 滑面内质网　　D. 线粒体
   E. 溶酶体
5. 内含多种酸性水解酶，具有极强的消化分解物质能力的是(　　)
   A. 核糖体　　B. 粗面内质网　　C. 滑面内质网　　D. 线粒体
   E. 溶酶体
6. 细胞遗传、代谢、生长及繁殖的控制中心是(　　)
   A. 核糖体　　B. 细胞核　　C. 滑面内质网　　D. 线粒体
   E. 溶酶体

三、多项选择题

1. 细胞膜的化学成分主要是(　　)
   A. 糖类　　B. 蛋白质　　C. 脂类　　D. 核酸
   E. 水分
2. 在电镜下观察，细胞核主要由(　　)构成。
   A. 核膜　　B. 核仁　　C. 染色质　　D. 核基质
   E. 糖类

四、填空题

1. 单位膜也称__________，不仅存在于细胞表面，而且在细胞内还分布在某些________和________的表面。

2. 核糖体可以游离在细胞质中，称____________，也可附着在内质网表面，称________。

3. 高尔基体的主要功能是将内质网合成并转运来的________进行加工、修饰、浓缩、分选，运输出胞。

五、简答题

1. 说出细胞膜流动镶嵌模型的要点。

2. 简述染色质的本质及其与染色体的区别。

六、填图题

1. 细胞膜液态镶嵌结构模型

①____________________

②____________________

③____________________

④____________________

⑤____________________

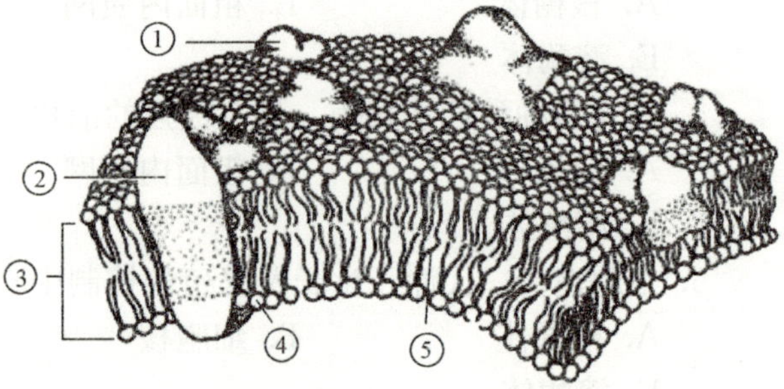

2. 细胞超微结构图

①____________________

②____________________

③____________________

④____________________

⑤____________________

⑥____________________

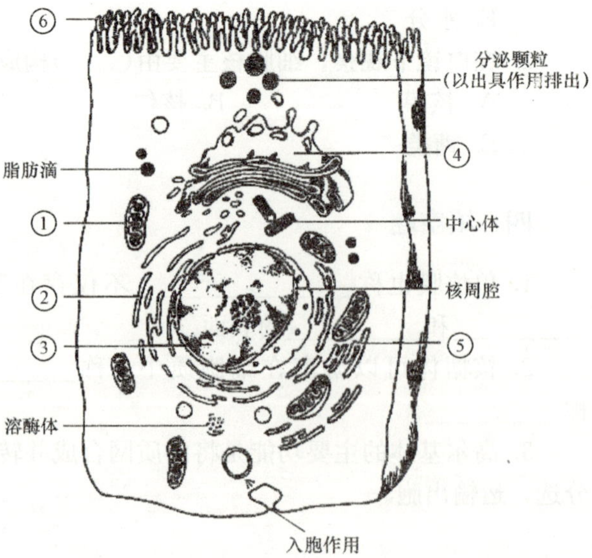

参考答案

一、名词解释

1. 细胞膜：细胞膜是人体细胞的最外层结构，属于生物膜(单位膜)，主要由脂类双分子层与蛋白质构成。

2. 细胞质：简称胞质，也称胞浆，主要成分为细胞质基质及分散在其中的多种细胞器。

3. 细胞核：是细胞遗传、代谢、生长及繁殖的控制中心，在细胞生命活动中起着决定性的作用。

二、单项选择题

1. C　2. C　3. B　4. D　5. E　6. B

三、多项选择题

1. BC　2. ABCD

四、填空题

1. 生物膜　细胞器　细胞核
2. 游离核糖体　附着核糖体
3. 分泌性蛋白质

五、简答题

1. 解答：细胞膜中的磷脂分子以双层排列，两层分子的亲水端分别与细胞内外的水分子吸引接触，形成细胞膜内表面和外表面；疏水端受到水分子的排斥而两两相对。这样的磷脂双分子层构成了细胞膜的骨架，在体温状态下呈液态，具有流动性。细胞膜中蛋白质则以各种形式与磷脂双分子层相结合。

2. 解答：染色质是光镜下所见到的易被碱性染料着色的物质。电镜下，染色质呈细丝状结构，其化学成分主要是DNA和蛋白质。DNA是人体细胞遗传物质。在细胞分裂期，染色质细丝螺旋化，盘曲缠绕成一条条粗棒状的结构，即染色体。所以染色质与染色体是同一物质在细胞不同时期的两种表现形式。

六、填图题

1. ①附着蛋白质　②镶嵌蛋白质　③磷脂双分子层　④亲水端　⑤疏水端
2. ①线粒体　②滑面内质网　③细胞核　④高尔基体　⑤ 粗面内质网　⑥微绒毛

第三章　基 本 组 织

第一节　上 皮 组 织

预习指导

一、阅读材料

上皮组织的再生与化生

1. 再生

上皮组织的再生能力较强。有两种性质不同的再生，即生理性再生和病理性再生。

(1)生理性再生

生理性再生是指在正常生理状态下上皮组织的更新。上皮组织在正常生理状态下，表面细胞经常有死亡脱落现象，特别是表皮和消化道上皮。由于经常遭受磨损、脱落，随即由上皮内分化程度较低的细胞通过有丝分裂的方式及时补充，以保持上皮细胞数的恒定和完整。各器官的上皮更新速度不等，如小肠绒毛上皮全部更新一次只需 2～5 天；而胰腺上皮则需 50 天左右。

(2)病理性再生

病理性再生是指由炎症、创伤等病理因素引起损伤以后上皮组织的修复，如皮肤的表皮损伤缺失后，由伤口边缘的上皮基底层细胞或附属腺导管的上皮细胞分裂增殖，向结缔组织裸露区移动，成为单层扁平细胞，覆盖创面。以后随着移动来的细胞数目的增加而逐渐增加再生上皮的细胞层数；消化道上皮损伤脱落后，由邻近部位的正常上皮细胞或腺体颈部的上皮细胞分裂增殖，开始为立方形，然后逐渐增高而成为单层柱状上皮，一般认为腺上皮的再生能力较被覆上皮弱。

2. 化生

在某种生理或病理条件下，已分化成熟的组织，其组成细胞可适应改变了的条件，在形态、排列和功能上发生了变异，通称为组织化生或变异。上皮组织的化生较其他组织明显。

长期吸烟的人或慢性气管炎患者，气管的假复层纤毛柱状上皮可变成为复层扁平上皮；

肾结石部位的变移上皮，由于刺激和摩擦等可化生为角质化的复层扁平上皮；慢性胃炎，特别是慢性萎缩性胃炎患者的胃黏膜上皮，可化生为含有帕内特细胞或杯状细胞的小肠或大肠黏膜上皮组织，称为肠上皮化生，特别是在高龄人群更为多见，现在认为胃黏膜肠上皮化生与胃癌有密切关系，属于癌前病变。

二、填空

1. 组织由功能相近的__________与__________组成。
2. 完成下面知识框架图

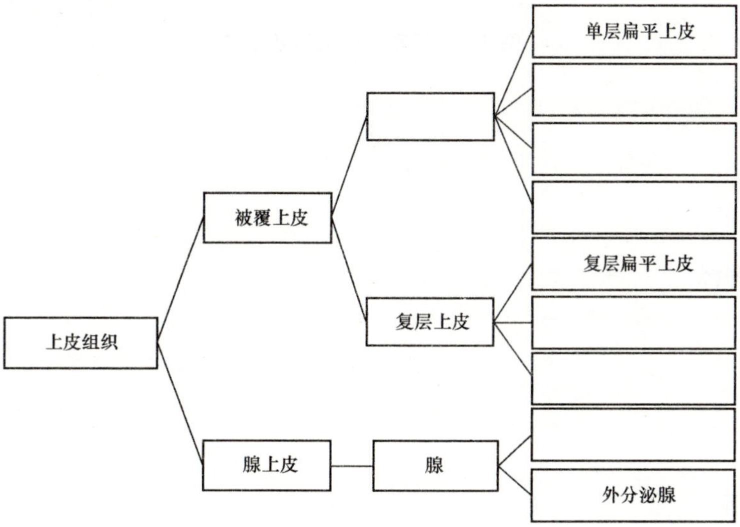

学习思路

1. 形态、功能相近的细胞借助细胞间质构成组织。组织的种类很多，但是，结构与功能总是相统一的，可以根据组织的位置推断其结构与功能，也可根据功能推断、理解其形态、结构。所以，结构与功能相统一实在是个很有用的观点，一定要牢牢记住，并学会应用。

2. 显微镜下的图像，细胞界限往往不是特别清晰，所以，教材里面有很多图片是模式化后的线条图，要逐渐培养将光镜图想象为线条图的能力。图 3-1(a)为假复层纤毛柱状上皮光镜下图像，图 3-1(b)为将其简化处理后的线条图，线条图将结构之间的关系显示得更加清晰。

3. 上皮组织主要特点是细胞密集、细胞间质很少。有点像玉米棒子上的玉米粒(相当于细胞)，密密麻麻地规则排列，玉米粒之间的缝隙(相当于细胞间质)很少。由于这样的特点，使大多数上皮组织具有光滑、致密的结构。所以，上皮组织多数用来包裹在人体或器官的表面，形成一层光滑的膜，如同在木头制成的桌子上刷一层油漆，起到美观、耐用、保护的作用。

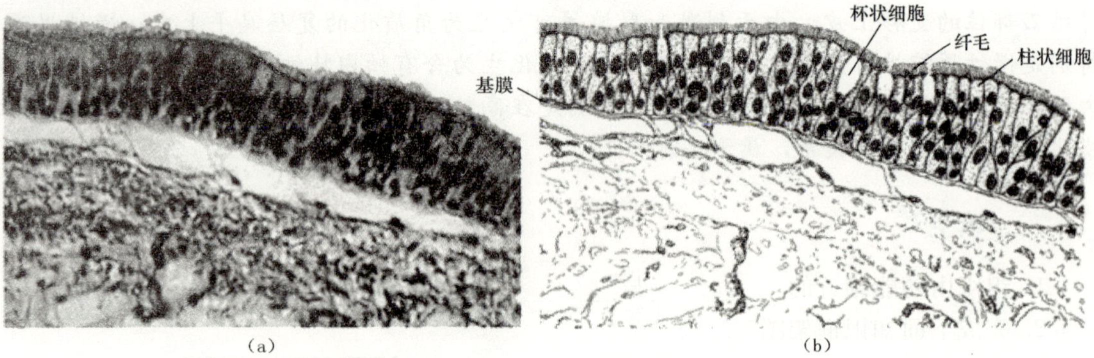

图 3-1 假复层纤毛柱状上皮

课后习题

一、名词解释

1. 间皮

2. 内皮

3. 杯形细胞

4. 微绒毛

5. 纤毛

6. 腺上皮

7. 基膜

8. 变移上皮

二、单项选择题

1. 假复层纤毛柱状上皮分布于(　　)
   A. 消化道　　B. 呼吸道　　C. 泌尿道　　D. 心血管
   E. 生殖道
2. 内皮是指(　　)
   A. 衬贴在心、血管和淋巴管腔面的单层立方上皮

B. 衬贴在肺泡和肾小囊壁层等的上皮
C. 衬贴口腔、食管和阴道等腔面未角化的上皮
D. 衬贴在胸膜、心包膜和腹膜表面的上皮
E. 衬贴在心、血管和淋巴管腔面的单层扁平上皮

3. 下列哪项能传递化学信息(　　)
A. 桥粒　B. 半桥粒　C. 质膜内褶　D. 缝隙连接
E. 紧密连接

4. 下列哪项不是细胞侧面的细胞连接(　　)
A. 桥粒　B. 基膜　C. 缝隙连接　D. 中间连接
E. 紧密连接

5. 上皮组织的特点之一是组织中(　　)
A. 有丰富的血管和神经末梢　B. 无血管无神经末梢
C. 无神经末梢　D. 有血管无神经末梢
E. 无血管有丰富的神经末梢

6. 下列哪个器官的上皮细胞游离面有明显的纤毛(　　)
A. 小肠　B. 气管　C. 血管　D. 输尿管
E. 食管

7. 下列哪一项不是上皮组织的特点(　　)
A. 细胞多间质少，细胞排列紧密　B. 分布于有腔器官的腔面
C. 含丰富的血管和神经　D. 有保护功能
E. 包括被覆上皮和腺上皮

8. 间皮分布于(　　)
A. 肾小管细段　B. 心血管腔面
C. 器官内表面　D. 胸膜、腹膜表面
E. 肺泡壁

9. 变移上皮分布于(　　)
A. 食管　B. 气管　C. 输卵管　D. 输尿管
E. 输精管

10. 关于上皮组织的功能，下列哪项错误(　　)
A. 保护　B. 吸收　C. 分泌　D. 营养
E. 连接

11. 分布在胸膜、腹膜、心包膜表面的上皮是(　　)
A. 内皮　B. 间皮　C. 真皮　D. 表皮
E. 腺上皮

12. 单层柱状上皮分布于(　　)
A. 血管　B. 胃　C. 食管　D. 气管
E. 膀胱

13. 分布于呼吸道的上皮组织属于(　　)
A. 单层柱状上皮　B. 单层立方上皮

C. 单层扁平上皮　　D. 假复层纤毛柱状上皮
E. 复层扁平上皮

14. 分布于皮肤表面的上皮组织属于(　　)
A. 复层扁平上皮　　B. 假复层纤毛柱状上皮
C. 变移上皮　　D. 单层扁平上皮
E. 单层立方上皮

15. 内皮衬贴于(　　)内表面。
A. 气管　　B. 食管　　C. 膀胱　　D. 血管
E. 胃

三、多项选择题

1. 单层立方上皮分布于(　　)
A. 肾小管　　B. 甲状腺滤泡　　C. 空肠　　D. 小叶间胆管
E. 气管

2. 假复层纤毛柱状上皮分布于(　　)
A. 气管　　B. 主支气管　　C. 小肠　　D. 膀胱
E. 鼻腔

3. 单层扁平上皮可见于(　　)
A. 腹膜　　B. 食管　　C. 血管　　D. 淋巴管
E. 心腔

4. 单层柱状上皮位于(　　)
A. 胃肠内表面　　B. 胃肠外表面　　C. 皮肤　　D. 子宫腔面
E. 胆囊腔面

5. 下列哪些细胞是假复层纤毛柱状上皮的组成成分(　　)
A. 柱状细胞　　B. 杯状细胞　　C. 锥形细胞　　D. 梭形细胞
E. 立方细胞

四、填空题

1. 上皮细胞游离面的特殊结构有＿＿＿＿＿和＿＿＿＿＿。

2. 根据腺分泌物质的排出方式，腺可分＿＿＿＿＿和＿＿＿＿＿。

3. 上皮组织分为＿＿＿＿＿、＿＿＿＿＿和＿＿＿＿＿等。分布于体表及有腔器官表面的上皮属＿＿＿＿＿。

4. 上皮细胞的侧面，常见的细胞连接有＿＿＿＿＿、＿＿＿＿＿、＿＿＿＿＿和＿＿＿＿＿4种方式。

5. 膀胱内表面的上皮是＿＿＿＿＿上皮，其细胞的＿＿＿＿＿可随膀胱容量的变化而改变。

6. 内分泌腺的分泌物需经＿＿＿＿＿输送至全身。

五、简答题

1. 根据形态与功能相统一的观点，说明呼吸道分布假复层纤毛柱状上皮的意义。

2. 简述外分泌腺的结构和分类。

3. 简述各类上皮组织的共同特征。

六、填图题

1. 单层柱状上皮

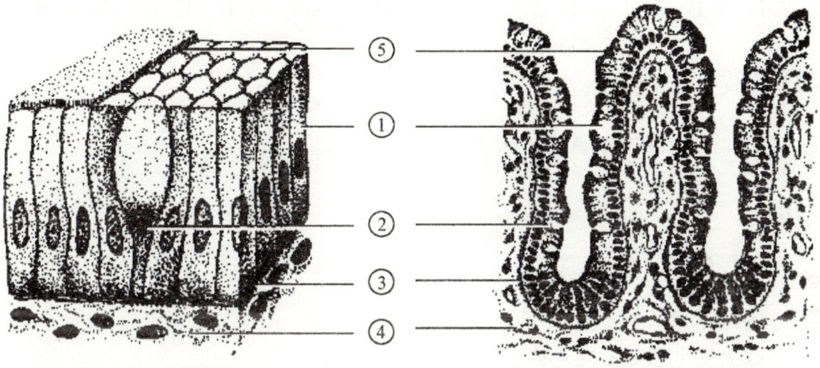

单层柱状上皮立体模式图　　小肠单层柱着上皮（侧面观）

①__________ ②__________ ③__________ ④__________ ⑤__________

2. 假复层纤毛柱状上皮

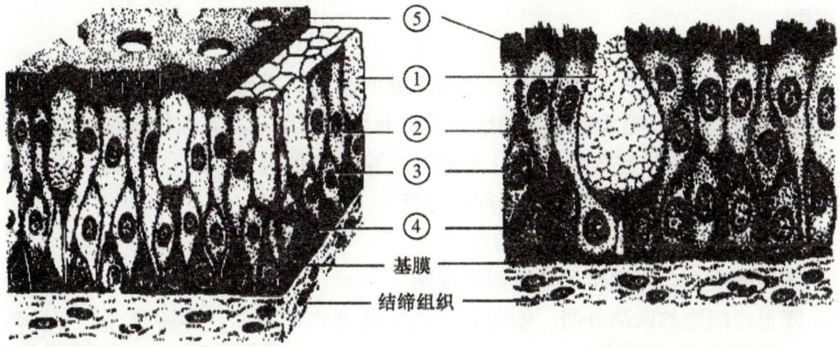

假复层纤毛柱状上皮立体模式图　　气管黏膜上皮（侧面观）

①__________ ②__________ ③__________ ④__________ ⑤__________

参考答案

一、名词解释

1. 间皮：分布在胸膜、腹膜和心包膜表面的单层扁平上皮。

2. 内皮：通常指衬贴在心、血管和淋巴管内表面的单层扁平上皮。

3. 杯形细胞：在小肠、大肠单层柱状上皮的柱状细胞间，有散在的高脚酒杯状的细胞，称杯形细胞。

4. 微绒毛：是细胞膜和细胞质伸出的细小指状突起，长短不等，其内含有微丝。

5. 纤毛：是由细胞游离面的细胞膜与细胞质伸出且能摆动的细长突起，较微绒毛粗而长，其内含有微管。

6. 腺上皮：具有分泌功能的细胞称腺细胞。由腺细胞组成并主要行使分泌功能的上皮称腺上皮。

7. 基膜：是上皮基底面与深部结缔组织之间的薄层膜状结构。

8. 变移上皮：由多层细胞组成，其细胞层数和形态可随所在器官的收缩或舒张而变化。

二、单项选择题

1. B　2. E　3. D　4. B　5. E　6. B　7. C　8. D　9. D　10. D　11. B　12. B　13. D　14. A　15. D

三、多项选择题

1. ABD　2. ABE　3. ACDE　4. ADE　5. ABCD

四、填空题

1. 微绒毛　纤毛

2. 外分泌腺　内分泌腺

3. 被覆上皮　腺上皮　感觉上皮　被覆上皮

4. 紧密连接　中间连接　桥粒　缝隙连接

5. 变移上皮　层数和形态

6. 毛细血管和淋巴管

五、简答题

1. 解答：假复层纤毛柱状上皮主要分布于呼吸管道的腔面，亦常夹有杯状细胞，能分泌黏液，黏液附于柱状细胞游离面能摆动的纤毛表面，有润滑和排出异物的作用，具有保护呼吸管道的作用。

2. 解答：外分泌腺按其腺细胞数量，可分为单细胞腺和多细胞腺。杯状细胞就是单细胞腺，人体中大多数腺是多细胞腺。多细胞腺一般都由分泌部和导管两部分组成。

3. 解答：各类上皮组织均具有以下共同特征：

(1)细胞多，细胞间质少，细胞排列紧密而有规则。

(2)有极性，即上皮细胞的两端分明。朝向体表或有腔器官的腔面，称游离面；与游离面相对的另一面朝向深部的结缔组织，称基底面，基底面附着于基膜。

(3)无血管，上皮组织中一般没有血管，细胞所需的营养依靠结缔组织内的血管透过基膜提供。

(4)上皮组织内可有丰富的感觉神经末梢。

六、填图题

1. ①柱状上皮　②杯状细胞　③基膜　④结缔组织　⑤纹状缘
2. ①杯状细胞　②柱状细胞　③梭形细胞　④锥体形细胞　⑤纤毛

第二节　结缔组织

预习指导

一、阅读材料

（一）结缔组织病

结缔组织病是泛指结缔组织受累的疾病，包括红斑狼疮、类风湿性关节炎、硬皮病、皮肌炎、结节性多动脉炎、韦格纳肉芽肿、巨细胞动脉炎及干燥综合征等。由于结缔组织在人体中分布最为广泛，不论是细胞之间、组织之间，还是器官之间都有结缔组织的分布，所以结缔组织病会使多系统受累（皮肤、关节、肌肉、心、肾、造血系统、中枢神经等可同时受累），而且具有某些临床、病理学及免疫学方面的共同特征，如病程长，病情复杂，可伴发热、关节痛、血管炎、血沉加快、γ球蛋白增高等。

本病病因不十分清楚，一般认为与遗传、免疫异常及病毒感染等有一定关系，是多因性疾病。随着免疫学的进展，发现多数结缔组织病均伴有免疫学的异常，如抑制性T细胞功能低下、体液免疫功能亢进，多数结缔组织病有自身抗体存在，故也将这组病归入自身免疫性疾病。

（二）白色脂肪组织与棕色脂肪组织

人与哺乳动物体内的脂肪组织可分为白色脂肪组织和棕色脂肪组织。前者就是我们通常认识的那种脂肪，广泛分布于皮下组织和内脏周围。棕色脂肪组织存在于人和所有哺乳动物体内，但主要是在新生儿和幼小的哺乳动物体内。

棕色脂肪组织与白色脂肪组织既然都叫“脂肪组织”，它们的共同点当然就是细胞内都含有脂肪。它们的区别在于棕色脂肪组织的细胞体积较小，细胞中脂肪颗粒较小，却含有大量线粒体，细胞周围有丰富的毛细血管，交感神经纤维直接到达棕色脂肪组织的细胞膜上。

外表不同、结构不同，它们在能量代谢中所起的作用也截然相反。白色脂肪组织是能量仓库，它的作用是将多余的能量以脂肪的形式储藏起来；棕色脂肪组织则是通过其细胞内大量的线粒体将食物中的能量转化成热能。棕色脂肪细胞的线粒体有一种称为解耦联蛋白的物质，这种物质使得葡萄糖和脂肪酸分解产生的能量不能转化为直接供能物质ATP，而只能转化为热能。这就是为什么棕色脂肪组织较多存在于新生儿和幼小哺乳动物体内的原因：因为小家伙们刚生出来，身体的调节功能还比较差，不能通过“打哆嗦”（肌肉战栗）

这种方式产热来抵御外界的寒冷，所以需要棕色脂肪组织的帮助。打个比方来说，白色脂肪组织就好比被子，可以起保暖的作用；棕色脂肪组织就好比电热毯，通过产热来帮助机体抵御寒冷。

二、填空

完成下面知识框架图

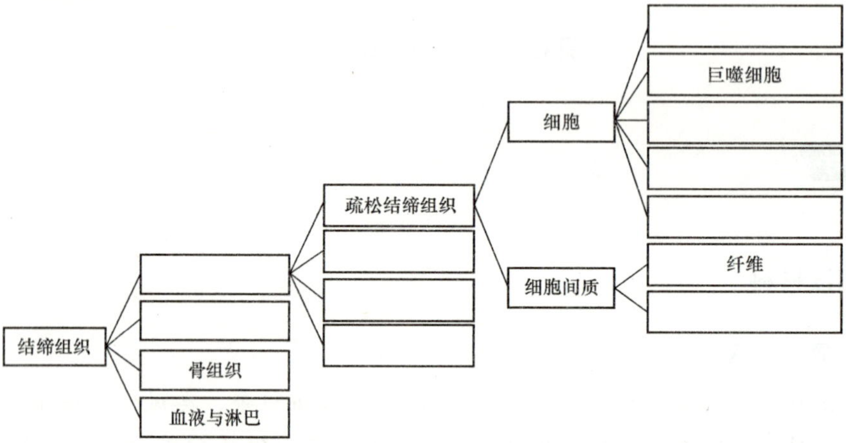

学习思路

1. 组织的基本构成包括细胞与细胞间质。所以，学习有关组织的知识，要关注组织的这两大内容。其一，看一下构成这种组织的细胞有几种，每一种细胞有何结构特点与功能；其二，看一下构成这种组织的细胞间质有何特点，里面包含何种纤维，基质有何特点。学习上皮组织的时候，只关注了各种上皮组织的细胞形态，并未涉及上皮组织的细胞间质。其原因不是上皮组织无细胞间质，而是，细胞间质很少。而结缔组织的特点是细胞的种类多，细胞间质丰富，所以，学习结缔组织的时候，要同时关注细胞与细胞间质两方面的内容。尤其是细胞间质的内容对于理解细胞外液(内环境)的概念更为重要。

2. 结缔组织是所有基本组织中最为丰富多彩的一类，具有多种表现形态。既有固态的，如软骨组织；也有液态的，如血液；既有非常柔软的，如疏松结缔组织；也有极其坚硬的，如骨组织。软骨组织，分为三类，主要不同之处在于散在于细胞间质中的纤维种类与数量的不同。骨组织由骨细胞与骨基质(细胞间质，也称骨质)构成，对于人体起支撑作用，既有韧性，也有硬度。所以，骨组织特别像一块混凝土，里面的石子是骨细胞，水泥是骨基质中的无机质——钙盐，钢筋是骨基质中的有机质——胶原纤维。血液是一种液态的结缔组织，血浆是细胞间质，血细胞是细胞成分。血细胞根据结构与功能的不同又分为红细胞、白细胞、血小板三类。血液周流全身，是物质交换最重要的载体。

3. 生命是环境中的生命，细胞是环境中的细胞。人体也好，细胞也好，总是生活在适宜的环境中的，一旦环境改变，人体或细胞适应不了，就是疾病状态了。人体生活的环境属于外环境，也就是自然界；细胞生活的环境称为内环境，也就是细胞外液(细胞生活的外部液体环境，主要包括组织液、血浆、脑脊液、淋巴液。想一下，细胞间质与细胞外液是不是一回事，如果不是，有何区别）。维护与恢复内环境的稳定状态（内环境稳态）是医护工作的最终目标。药物的作用也是直接或间接通过细胞外液发挥作用的。

4. 结缔组织起源于胚胎性结缔组织——间充质。结缔组织与人的身体健康关系十分密切。当进食热量多于人体消耗量，会造成体内脂肪堆积过多，实测体重超过标准体重20%以上者称为肥胖。肥胖是一种多发病，在我国肥胖患者已超过7000万。血液是一种液态结缔组织，新鲜的血呈红色。血液又称外周血，健康成人约有5L，占体重的7%。贫血是许多亚健康人群的主要病因。引起贫血的原因很多，可能是营养不良、缺铁等。贫血的原因一旦找到，应当尽快消除，以保证身体健康。

课后习题

一、名词解释

1. 组织液

2. 血象

3. 血清

4. 骨单位

5. 分子筛

二、单项选择题

1. 胶原纤维、弹性纤维和网状纤维是结缔组织中的（　　）
   A. 基质成分　B. 细胞间质成分　C. 胞质成分　D. 细胞器
   E. 细胞核
2. 关于疏松结缔组织的特征，下列哪项错误（　　）
   A. 细胞分布于细胞间质中，无极性　B. 基质不形成分子筛
   C. 细胞间质中含有纤维　D. 细胞数量少
   E. 细胞种类多
3. 致密结缔组织不见于（　　）
   A. 肌腱　B. 真皮　C. 皮下组织　D. 韧带
   E. 腱膜
4. 下列哪种不属于固有结缔组织（　　）
   A. 软骨组织　B. 致密结缔组织　C. 脂肪组织　D. 网状组织
   E. 疏松结缔组织

5. 透明软骨的细胞间质组成成分是(　　)
A. 弹性纤维和基质　B. 网状纤维和基质
C. 胶原纤维和基质　D. 胶原原纤维和基质
E. 弹性纤维和网状纤维
6. 当组织损伤时，能修复创口的细胞为(　　)
A. 巨噬细胞　B. 浆细胞　C. 肥大细胞　D. 成纤维细胞
E. 脂肪细胞
7. 疏松结缔组织中能产生肝素的细胞是(　　)
A. 成纤维细胞　B. 肥大细胞　C. 浆细胞　D. 巨噬细胞
E. 脂肪细胞
8. 巨噬细胞的前身是(　　)
A. 淋巴细胞　B. 网状细胞　C. 单核细胞　D. 中性粒细胞
E. 脂肪细胞
9. 嗜银纤维是(　　)
A. 胶原纤维　B. 弹性纤维　C. 网状纤维　D. 胶原原纤维
E. 白纤维
10. 分布于肌腱的是(　　)
A. 致密结缔组织　B. 脂肪组织　C. 网状组织　D. 疏松结缔组织
E. 骨组织
11. 疏松结缔组织中，能合成抗体的细胞是(　　)
A. 成纤维细胞　B. 巨噬细胞　C. 浆细胞　D. 肥大细胞
E. 脂肪细胞
12. 具有吞噬功能的细胞是(　　)
A. 成纤维细胞　B. 巨噬细胞　C. 浆细胞　D. 肥大细胞
E. 脂肪细胞
13. 又名白纤维的是(　　)
A. 胶原纤维　B. 弹性纤维　C. 网状纤维　D. 胶原原纤维
E. 嗜银纤维
14. 又名黄纤维的是(　　)
A. 胶原纤维　B. 弹性纤维　C. 网状纤维　D. 胶原原纤维
E. 嗜银纤维
15. 构成基质分子筛主干的是(　　)
A. 透明质酸　B. 蛋白质　C. 硫酸角质素　D. 硫酸软骨素
E. 多糖类
16. 关于成纤维细胞特点，哪项错误(　　)
A. 细胞扁平，有突起　B. 胞核色浅
C. 有丰富的滑面内质网　D. 能合成纤维和基质
E. 核仁明显

17. 血液的组成是（　　）
A. 血清＋红细胞
B. 血浆＋红细胞
C. 血浆＋血细胞
D. 血清＋血细胞
E. 血清＋白细胞
18. 一个50公斤的健康人，其血量约（　　）
A. 4L
B. 5L
C. 6L
D. 7L
E. 8L
19. 血清与血浆的主要区别是前者不含（　　）
A. 白蛋白
B. 纤维蛋白原
C. 球蛋白
D. 纤溶酶原
E. 水分
20. 血液中数量最多和最少的白细胞是（　　）
A. 中性粒细胞和单核细胞
B. 淋巴细胞和嗜碱性粒细胞
C. 中性粒细胞和嗜碱性粒细胞
D. 淋巴细胞和单核细胞
E. 淋巴细胞和嗜碱性粒细胞

三、多项选择题

1. 关于浆细胞的说法，正确的是（　　）
A. 能合成抗体
B. 细胞核似车轮状
C. 颗粒中有肝素
D. 能合成基质和纤维
E. 参与体液免疫
2. 疏松结缔组织的特点，哪些正确（　　）
A. 细胞种类多
B. 细胞有明显的极性
C. 纤维数量较少，排列疏松
D. 分布广泛
E. 又称蜂窝组织
3. 巨噬细胞的主要作用有（　　）
A. 合成和分泌抗体
B. 抗原提呈作用
C. 分泌生物活性物质
D. 吞噬异物
E. 抗凝血作用
4. 肥大细胞的特点，哪些正确（　　）
A. 来源于血液中的单核细胞
B. 常沿着小血管分布
C. 胞质中充满颗粒
D. 与过敏反应关系密切
E. 胞质颗粒中含肝素
5. 成熟红细胞特点的是（　　）
A. 呈双凹圆盘状
B. 无细胞核及其他细胞器
C. 可改变形态
D. 有嗜酸性颗粒
E. 内含血红蛋白

四、填空题

1. 成纤维细胞具有合成__________和__________的功能，在__________中起重要作用。

2. 脂肪细胞能合成并贮存__________，维持__________，缓冲__________，参与__________代谢。

3. 根据软骨组织所含的纤维不同，可将软骨分为__________、__________和__________三种。

4. 骨组织由__________和__________构成。

5. 红细胞胞质内充满__________，使红细胞呈红色。

五、简答题

1. 简述成纤维细胞的结构和功能特点。

2. 血细胞如何分类？各种血细胞的正常值是多少？

3. 简述中性粒细胞的结构和功能特点。

4. 生活中，过敏现象很常见，结合我们学习的内容简要阐述过敏反应的发生机制。

六、填图题

1. 疏松结缔组织

①__________ ②__________

③__________ ④__________

⑤__________ ⑥__________

⑦__________ ⑧__________

⑨__________

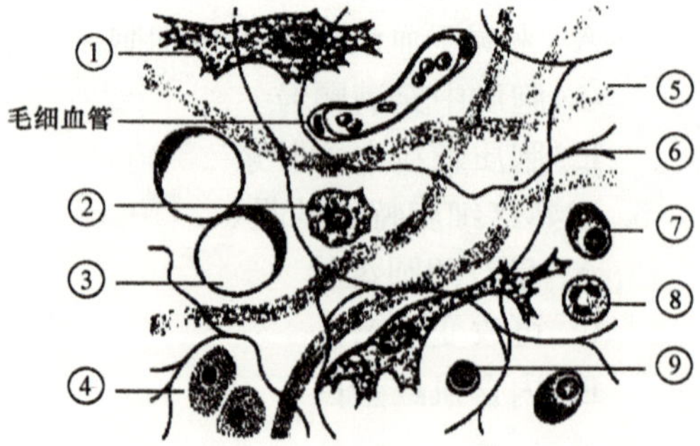

2. 长骨结构

①________________

②________________

③________________

④________________

⑤________________

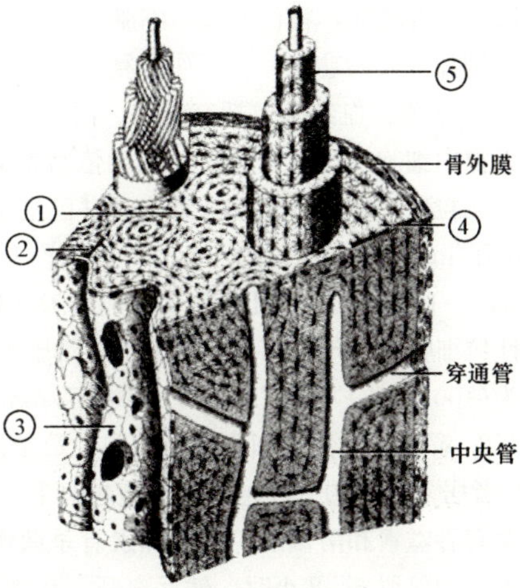

参考答案

一、名词解释

1. 组织液：分子筛孔隙中的水及溶于水的物质称组织液。
2. 血象：临床上将血细胞的形态、数量、比例和血红蛋白含量称为血象。
3. 血清：血液流出血管后，凝固成血块，并析出淡黄色透明液体，称血清。
4. 骨单位：又称哈弗斯系统，位于内、外环骨板之间，由一条纵行的中央管和以中央管为中心的呈同心圆排列的数层骨板组成，是长骨密质骨的主要结构单位。
5. 分子筛：细胞间质中基质蛋白多糖构成了具有很多分子微孔的结构，称分子筛。

二、单项选择题

1. B 2. B 3. C 4. A 5. D 6. A 7. B 8. C 9. C 10. A 11. C 12. B 13. A 14. B 15. A 16. C 17. C 18. B 19. B 20. C

三、多项选择题

1. ABE 2. ACDE 3. BCD 4. BCDE 5. ABCE

四、填空题

1. 纤维 基质 创伤修复
2. 脂肪 体温 机械性外力 脂类
3. 透明软骨 弹性软骨 纤维软骨
4. 骨细胞 钙化的细胞间质(骨基质)
5. 血红蛋白

五、简答题

1. 解答：成纤维细胞是疏松结缔组织中最主要的细胞。细胞扁平多突起，体积较大，细胞核较大，椭圆形，着色浅，核仁明显。细胞质弱嗜碱性，内含有丰富的粗面内质网和高尔基体。成纤维细胞具有合成纤维和基质的功能，在创伤修复中起重要作用。

2. 解答：血细胞包括红细胞、白细胞和血小板。根据白细胞质内有无特殊颗粒，可分为有粒白细胞和无粒白细胞两类。有粒白细胞又依特殊颗粒的嗜色性，分为中性粒细胞、嗜酸性粒细胞和嗜碱性粒细胞。无粒白细胞又分为单核细胞和淋巴细胞。其正常数值是：红细胞男性为(4.0～5.5)×10^{12}/L(400 万～550 万/mm^3)；女性为(3.5～5.0)×10^{12}/L(350 万～500 万/mm^3)。血红蛋白男性为 120～160 g/L；女性为 110～140 g/L。白细胞为(4.0～10.0)×10^9/L(4 000～10 000/mm^3)。其中中性粒细胞占 50%～70%，嗜酸性粒细胞占 0.5%～5%，嗜碱性粒细胞占 0～1%，淋巴细胞占 20%～40%，单核细胞占 3%～8%。血小板为(100～300)×10^9/L(10 万～30 万/mm^3)。

3. 解答：中性粒细胞是白细胞中数量最多的一种，直径 10～12 μm。细胞核一般分为 2～5 叶，以 2～3 叶者居多，核的分叶越多则细胞越衰老。细胞质内有很多细小的淡紫红色的中性颗粒，分布均匀，颗粒内含有吞噬素和溶菌酶等。吞噬素有杀菌作用，溶菌酶能溶解细菌表面的糖蛋白。中性粒细胞从骨髓进入血液，约停留 6～8 小时，然后离开，在结缔组织中存活 2～3 天。中性粒细胞具有非特异吞噬能力，能吞噬和清除入侵的病原微生物及其他异物，并将被吞噬的细菌杀灭，中性粒细胞在吞噬、处理了大量细菌后，自身也死亡，成为脓细胞。

4. 解答：机体初次接触抗原不会发生过敏反应，当机体受抗原再次刺激时，激发肥大细胞出现脱颗粒现象，组胺和白三烯可使皮肤微静脉和毛细血管扩张，通透性增加，导致局部组织水肿，形成荨麻疹；可引起呼吸道黏膜水肿，支气管平滑肌痉挛，通气不畅，发生哮喘；可使全身小动脉扩张，血压急剧下降，引起休克等过敏反应。

六、填图题

1. ①成纤维细胞 ②巨噬细胞 ③脂肪细胞 ④肥大细胞 ⑤胶原纤维 ⑥弹性纤维 ⑦浆细胞 ⑧中性粒细胞 ⑨淋巴细胞

2. ①间骨板 ②内环骨板 ③骨内膜 ④外环骨板 ⑤骨单位

第三节 肌 组 织

预习指导

一、阅读材料

红肌纤维与白肌纤维

当你在大快朵颐鸡肉美食的时候，不知你有没有注意到，鸡胸肉与鸡腿肉在颜色上并不是一样的：鸡胸肉是白色的，鸡腿肉是红色的。这是为什么呢？其实，我们的肌肉与鸡肉的构成是一样的：也有两种肌纤维，即红肌纤维与白肌纤维。

红肌纤维血流丰富，含大量血红蛋白，并富含线粒体，所以颜色呈红色。红肌纤维主要体现的是肌肉的持久运动能力，即耐力，所以又叫慢肌纤维。其收缩速度慢、收缩力量小，但持续时间长、不易疲劳，主要靠有氧代谢三羧酸循环供能。

白肌纤维含线粒体少，血流没有红肌纤维丰富，所以颜色发白。白肌纤维主要体现的是爆发力，所以又叫快肌纤维。白肌纤维收缩速度快、收缩力量大，但持续时间短、较易疲劳，主要靠无氧代谢糖酵解供能。

在人体的骨骼肌中红肌纤维与白肌纤维是相互混杂的，一般不存在由单纯的红肌纤维或白肌纤维构成的肌肉，但每块肌肉中红肌纤维与白肌纤维的分布比例是不同的，比如小腿三头肌中的比目鱼肌以红肌纤维为主，而腓肠肌以白肌纤维为主。现在，你也明白为什么鸡胸肉是白色的，而鸡腿肉是红色的了吧。鸡不同于其他会飞的鸟类，平时很少用翅膀，偶尔会短距离振翅一飞来逃离危险，所以胸部肌肉含白肌纤维多，可以对翅膀的突然运动提供爆发力；鸡腿部肌肉由于需要长时间站立、走动，所以含有的红肌纤维较多，可以提供持久运动能力。

由于遗传的作用，每个人的肌肉中肌纤维的数目，以及红、白肌纤维的比例，从出生五个月时就已确定，一年后形成。肌纤维的数目以及红、白肌纤维的比例，通过后天锻炼也无法改变。也就是说，如果你自身的红肌纤维比例数多，你就有成为优秀长跑运动员的潜力；如果你自身的白肌纤维比例数多，你就有成为优秀举重运动员或短跑运动员的潜力。这就是天赋。

二、填空

1. 肌组织主要由__________和__________构成，肌细胞细而长，呈__________状，故又称__________。

2. 肌细胞的细胞质称为__________，细胞膜称为__________，滑面内质网称为__________。

3. 完成下面知识框架图

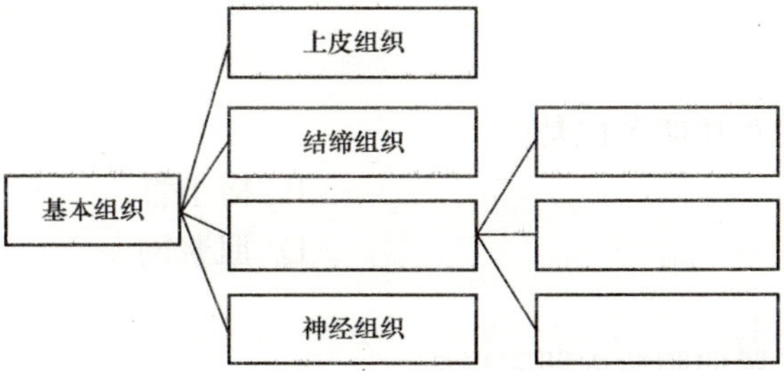

学习思路

肌组织属于基本组织，由两部分构成：细胞与细胞间质。细胞称为肌细胞，由于肌细胞都是细长形的，所以更多的时候，肌细胞被称作肌纤维；细胞间质比较特殊，是由结缔组织来充当的，也就是说，肌组织没有特别属于自己的细胞间质。所以，在学习肌组织的时候，也只需关注肌细胞即可。

肌组织虽然没有结缔组织分布那样广泛，但是由它构成的器官——肌肉，却占据了人体相当大的空间与质量，一般来说，人体40%的体重来自于肌肉。

生命活动必然离不开运动，不同的生命活动需要不同的运动方式，例如肠道需要缓慢、持久的蠕动来进行消化、吸收作用；心脏需要有力、节律的收缩与舒张来泵出血液；肢体需要快速、准确的运动来实现人体的自由活动。所以，根据“结构与功能相统一”的观点，肠道、心脏、肢体这三处分布的肌组织一定会有差异。

很多年来，人们一直在思考：肌肉为什么会收缩、舒张？肌肉是以肌组织为主要成分构成的器官。所以，肌肉的收缩最终一定是由于肌纤维的收缩引发的。那么，肌纤维又为什么能收缩呢？它的收缩是类似橡皮筋呢？还是弹簧？或是其他的方式？

课后习题

一、名词解释

1. 肌组织

2. 肌膜

3. 肌浆

4. 肌节

5. 闰盘

二、单项选择题

1. 肌原纤维的结构和功能单位是(　　)
   A. 肌膜　B. 横小管
   C. 肌节　D. 肌浆网
   E. 横小管
2. 骨骼肌纤维的肌膜向胞质内凹陷形成(　　)
   A. 肌浆网　B. 胞质内的小泡群
   C. 终池　D. 纵小管
   E. 横小管
3. 骨骼肌纤维中贮存钙离子的结构是(　　)
   A. 肌浆　B. 横小管　C. 终池　D. 线粒体
   E. 肌红蛋白
4. 组成粗肌丝的蛋白质是(　　)
   A. 肌球蛋白　B. 肌动蛋白
   C. 原肌球蛋白　D. 肌原蛋白
   E. 肌红蛋白

5. 主要分布于内脏和血管壁的肌组织是(　　)
A. 骨骼肌　B. 心肌　C. 平滑肌　D. 肌节
E. 横小管
6. 骨骼肌三联体的结构和功能是(　　)
A. 由一条横小管(传递兴奋)和两侧的终池(储存释放钙离子)构成
B. 由两条横小管(传递兴奋)和一个终池(储存释放钙离子)构成
C. 由一条横小管(储存释放钙离子)和一个终池(传递兴奋)构成
D. 由三条横小管(储存释放钙离子)和一个终池(传递兴奋)构成
E. 由两条横小管(储存释放钙离子)和一个终池(传递兴奋)构成
7. 心肌闰盘含有(　　)
A. 中间连接、桥粒、紧密连接　B. 紧密连接、桥粒、缝隙连接
C. 连接复合体、紧密连接　D. 连接复合体、缝隙连接
E. 中间连接、桥粒、缝隙连接
8. 心肌纤维特有的结构是(　　)
A. 肌膜　B. 闰盘　C. 肌节　D. 横小管
E. 肌浆
9. 关于肌细胞的特点哪项是错误的(　　)
A. 能收缩的细胞　B. 分支部分称肌纤维
C. 细胞膜称肌膜　D. 肌浆网内贮存大量的 Ca^{2+}
E. 肌浆内有大量的肌丝
10. 骨骼肌纤维的横小管由(　　)
A. 滑面内质网形成　B. 粗面内质网形成
C. 肌膜向肌纤维内凹陷形成　D. 肌浆网形成
E. 高尔基体形成
11. 与骨骼肌纤维相比，心肌纤维特有的结构是(　　)
A. H 带　B. A 带　C. I 带　D. M 线
E. 闰盘
12. 肌浆网贮存(　　)
A. ATP　B. ATP 酶
C. 钙离子　D. 糖原
E. 肌红蛋白
13. 肌浆网是肌细胞内的(　　)
A. 粗面内质网　B. 滑面内质网
C. 细胞内小管　D. 高尔基复合体
E. 线粒体
14. 包在整块肌肉表面的致密结缔组织称(　　)
A. 肌外膜　B. 肌膜
C. 肌束膜　D. 肌浆网
E. 肌浆

15. 骨骼肌纤维收缩时，有关肌节的变化的描述正确的是(　　)
A. A 带和 H 带缩短
B. I 带和 H 带缩短
C. A 带缩短
D. I 带和 A 带缩短
E. A 带、I 带和 H 带均缩短
16. 心肌细胞彼此相连，在功能上成为整体是依靠(　　)
A. 纵小管
B. 三联体
C. 闰盘
D. 肌浆网
E. 横小管
17. 骨骼肌纤维有(　　)
A. 一个长杆状核位于中央
B. 多个椭圆形核位于中央
C. 一个椭圆形核位于肌膜深面
D. 多个椭圆形核位于肌膜深面
E. 一个椭圆形位于中央

三、多项选择题

1. 属于骨骼肌结构特点的是(　　)
A. 有横纹
B. 细胞核数量多
C. 细胞核居中央
D. 有大量肌原纤维
E. 呈长圆柱状
2. 属于心肌结构特点的是(　　)
A. 呈短圆柱状
B. 无横纹
C. 有闰盘
D. 有分支
E. 细胞核居中央
3. 电镜下闰盘包括(　　)
A. 缝隙连接
B. 中间连接
C. 紧密连接
D. 桥粒
E. M 线
4. I 带中存在(　　)
A. 粗肌丝
B. 细肌丝
C. M 线
D. Z 线
E. H 带
5. 平滑肌纤维的结构特点是(　　)
A. 呈长梭形
B. 有横纹
C. 细胞核呈椭圆形
D. 不形成肌原纤维
E. 聚集成层

四、填空题

1. 肌组织主要由__________构成，呈纤维状，故又称__________。
2. 根据结构和功能特点，肌组织可分为__________、__________和__________三种。

3. 肌原纤维所显示的明带和暗带就是__________和__________两种肌丝有规律地平行排列形成的。

4. 肌浆网是肌纤维内的__________，位于相邻横小管之间，环绕在肌原纤维周围，又称__________。

五、简答题

1. 简述肌组织的组成及分类?

2. 骨骼肌纤维的光镜结构如何?

3. 骨骼肌纤维和心肌纤维的光镜结构有何异同?

六、论述题

试述骨骼肌纤维收缩的原理。

七、填图题

骨骼肌纤维超微结构

①____________

②____________

③____________

④____________

⑤____________

⑥____________

⑦____________

⑧____________

⑨____________

⑩____________

⑪____________

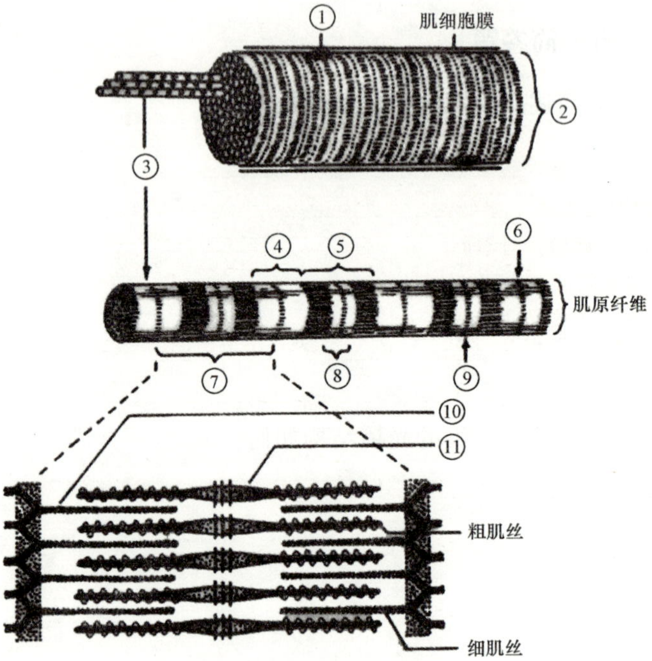

参考答案

一、名词解释

1. 肌组织：指由肌细胞和间质构成的组织。
2. 肌膜：指肌细胞的细胞膜。
3. 肌浆：指肌细胞的细胞质。
4. 肌节：两条相邻 Z 线之间的一段肌原纤维，由½I 带＋A 带＋½I 带组成；是骨骼肌收缩的基本结构单位。
5. 闰盘：心肌细胞相连处细胞膜特化，凹凸相连，呈阶梯状，称闰盘。

二、单项选择题

1. C　2. E　3. C　4. A　5. C　6. A　7. E　8. B　9. B　10. C　11. E　12. C　13. B　14. A　15. B　16. C　17. D

三、多项选择题

1. ABDE　2. ACDE　3. ABD　4. BD　5. ACDE

四、填空题

1. 肌细胞　肌纤维
2. 骨骼肌　心肌　平滑肌
3. 粗　细
4. 特化的滑面内质网　纵小管

五、简答题

1. 解答：肌组织主要由具有收缩能力的肌细胞构成，肌细胞间没有特有的细胞间质，但有少量的结缔组织、血管、淋巴管和神经等。根据结构和功能特点将肌组织分为骨骼肌、心肌和平滑肌三类。

2. 解答：骨骼肌纤维为长圆柱状，有明暗相间的横纹，一条肌纤维内含有十几个甚至上百个细胞核，呈扁椭圆形，位于细胞周边。肌浆内充满肌原纤维。肌原纤维呈细丝状，沿细胞长轴平行排列，每条肌原纤维上都有明暗相间、重复排列的横纹，分别称为明带和暗带。在横切面上，肌纤维呈圆形或多边形，肌浆内的肌原纤维呈点状；细胞核呈圆形，位于周边。

3. 解答：光镜下骨骼肌和心肌纤维上都有明暗相间的横纹，都属于横纹肌。不同点通过下表来描述：

比较内容	骨骼肌纤维	心肌纤维
细胞形态	细长圆柱状	短圆柱状，有分支并连成网
细胞核形态、数量及位置	扁椭圆形，多个，位于肌浆的周边	卵圆形，多见一个，偶见双核，位于细胞中央
闰盘	无	有
横纹	明显	较骨骼肌不明显

六、论述题

解答：骨骼肌纤维收缩的原理为肌丝滑动学说：当肌纤维收缩时，粗肌丝与细肌丝的长度不变，而是细肌丝在粗肌丝之间向 M 线方向滑动。由于细肌丝滑入 A 带内，导致 I 带变短；H 带变窄，甚至消失。A 带宽度不变，两 Z 线靠近，肌节缩短，造成肌纤维收缩。

七、填图题

①肌细胞核　②肌纤维　③肌原纤维　④I 带　⑤A 带　⑥Z 线　⑦肌节　⑧H 带　⑨M 线　⑩细肌丝　⑪粗肌丝

第四节　神经组织

预习指导

一、阅读材料

成体神经干细胞

哺乳动物成体神经干细胞的发现，彻底打破了人们长期以来认为中枢神经组织一成不变的观念，即神经组织中生理性死亡的神经元或因病、伤死亡的神经元，不可能获得新生神经元替换。哺乳动物成体神经干细胞的发现是开展中枢神经组织可塑性及其损伤后再生修复研究的又一个里程碑。

在过去的几十年里，现代生物技术的进步使研究者们得以证实，成年哺乳动物的神经干细胞存在于中枢神经的侧脑室室管膜下区、海马齿状回颗粒层下区和室管膜等部位。可以肯定，这些部位的微生态环境有利于成体神经干细胞的存活、迁移及向有特定功能的神经元的分化。

神经干细胞是一种能够自我更新以及具有多向分化潜能的幼稚细胞。能够在促分裂因子的作用下不断增殖，如应用表皮生长因子和碱性成纤维细胞生长因子作用体外培养的神经干细胞，可促使其分裂增殖，并可将其进行传代，且其数代的子细胞仍保持干细胞的特性。

胚胎发育中的神经干细胞一方面通过自我更新不断产生大量的子代细胞以满足中枢神经组织生长发育的需要，另一方面按照严格的时空顺序迁移至中枢神经组织的不同部位，分化为不同类型的神经元和神经胶质细胞，参与中枢神经组织相关神经元局部回路(或网络)结构的形成。

在成年动物研究中发现，位于侧脑室室管膜下区的成体神经干细胞沿着一条特定的迁移路线迁移至嗅球，并分化为嗅球神经元，不断地实施细胞的生理性置换。新生神经元可能赋予了嗅球特有的适应性，比如对一种新气味产生嗅觉感知。大脑海马齿状回颗粒层下区的成体神经干细胞迁移及分化为不同类型的神经元和神经胶质细胞，维持大脑结构的可塑性，从而参与大脑空间认知和学习记忆等过程。因此，人们已经在思考，高级脑功能的维护是否也需要有神经干细胞分化的细胞参与。

可以利用成体神经干细胞作为中枢神经组织的一种后备细胞去替换自然死亡细胞来维持组织结构动态平衡这一特点，开展神经系统疾病、伤后的修复机制以及治疗神经退行性和创伤性疾病的研究。许多神经退行性和创伤性疾病都伴有神经元的死亡；如肌萎缩性侧索硬化是脊髓前角运动神经元死亡，老年性痴呆主要是胆碱能神经元死亡，帕金森病是多巴胺神经元缺失，脑卒中和脊髓损伤伴有大量神经元死亡等。由于这些病、伤后难以通过神经组织自身的修复机制来替换死亡的神经元，一直以来人们在探索通过激活内源性神经干细胞和移植外源性神经干细胞等新策略来修复病、伤的神经组织。由于被激活的内源性神经干细胞分化成神经元的数量较少，修复病、伤神经组织的力度受到了限制。现在，已经可以将体外培养的神经干细胞移植到有病、伤的神经组织，在一定时间内观察到移植的神经干细胞整合到宿主的神经组织中，并发生迁移和分化，形成神经元、星形胶质细胞和少突胶质细胞，恢复神经组织的功能。

有人曾将神经干细胞移植到大鼠脊髓全横断损伤处 2 个多月后观察到，移植的神经干细胞在受损伤脊髓内能够分化为神经元以及神经胶质细胞，能减轻脊髓继发性损伤，保护受损伤的神经元，促进瘫痪肢体运动功能的恢复。如果对这些神经干细胞实施外源性神经营养因子基因转染，再将其移植入中枢神经组织内，让移植的神经干细胞较长时间合成和分泌外源性神经营养因子，这样一方面通过自分泌或旁分泌方式增强移植的神经干细胞分化能力，另一方面可保护宿主受损伤的神经元，促进其轴突再生。

总而言之，神经干细胞在受损伤中枢神经组织的修复中已经显示出广阔的应用前景。但是，神经干细胞用于治疗人类病、伤之前，仍有许多问题需要解决。对神经干细胞分化调控机制和制备适合的中枢神经组织病、伤模型的深入研究，将为神经干细胞成功应用于临床治疗病、伤铺垫一条光明的道路。

二、填空

1. 突触在电镜下分为__________、__________、__________三部分。
2. 完成知识框架图

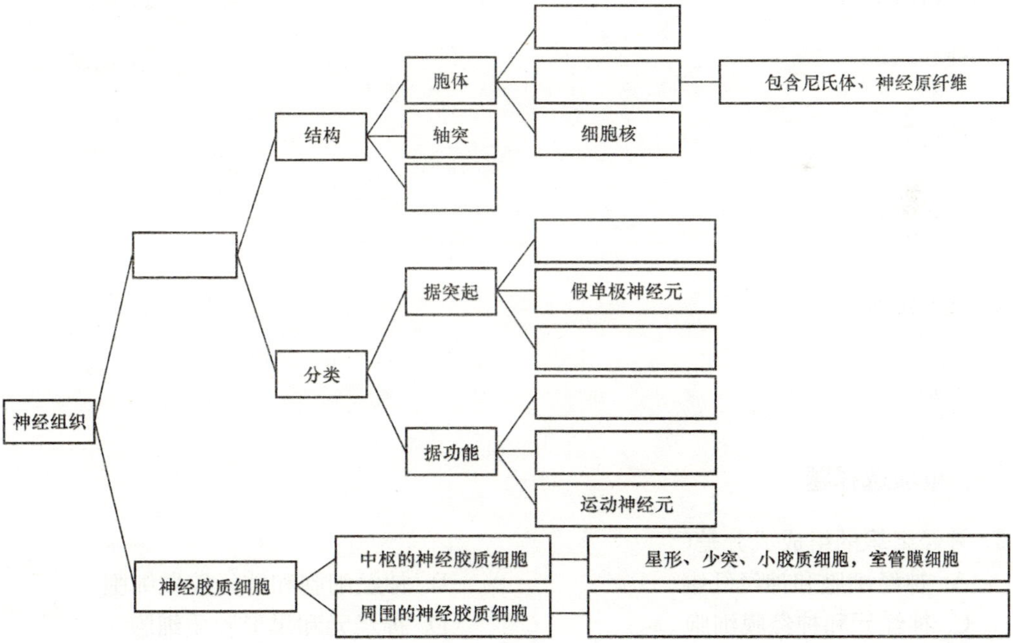

学习思路

1. 神经组织属于基本组织，当然也由两部分构成：细胞与细胞间质。细胞称为神经细胞，由于神经细胞是神经系统活动的最小单元，所以更多时候，人们把神经细胞叫作神经元；细胞间质很特殊，是由另外一种细胞来充当的，即神经胶质细胞。神经胶质细胞的数量几十倍于神经元，对神经元起到支持、营养、保护、绝缘的作用。神经胶质细胞与神经元的关系如同仆人与主人的关系一般，神经胶质细胞是为神经元服务的。学习神经组织的时候，我们主要关注神经元，也要熟悉神经胶质细胞的基本情况。

2. 神经系统主要由神经组织构成。神经系统是人类进化过程中取得的最优秀的产物，能够行使极其复杂的功能，将人体各系统联系成一个统一体，协调全身的生理活动，并产生语言、情感、智慧等更为高级的功能。根据"结构与功能相统一"的观点，构成神经系统的最基本的神经元的结构也将是所有细胞中最复杂的，每个神经元不但有细胞体，还有长长的突起，与其他神经元接触。构成整个神经系统的神经元数目据估计有1 000亿左右，与整个银河系中的恒星数目相当！而且每个神经元又会与其他神经元发生联系（主要通过突触），有的神经元可以与成千上万的神经元发生联系，而其他神经元也会与别的神经元继续发生联系，试想，这是多么庞大的一个神经网络，整个因特网也无法与之比拟！正是神经元如此复杂的结构与联系才造就了人类的辉煌。

课后习题

一、名词解释

1. 神经组织

2. 神经元

3. 神经末梢

4. 施万细胞

5. 突触

二、单项选择题

1. 神经组织的组成成分是（　　）
   A. 神经细胞和神经纤维　　B. 神经细胞和神经胶质细胞
   C. 神经元和神经膜细胞　　D. 神经元和星形胶质细胞
   E. 神经细胞和卫星细胞
2. 下面关于神经元胞体描述错误的是（　　）
   A. 胞体上连有轴突与树突　　B. 细胞核大而圆
   C. 胞质内有神经原纤维　　D. 细胞核核仁明显
   E. 尼氏体是指神经原纤维

3. 树突和轴突在形态结构上的主要区别是(　　)
   A. 细胞膜上有无受体
   B. 有无尼氏体
   C. 有无高尔基复合体
   D. 有无神经原纤维
   E. 有无线粒体
4. 下列叙述，错误的是(　　)
   A. 神经系统是人体主要的调节系统
   B. 神经系统活动的基本方式是反射
   C. 神经系统的基本结构和功能单位是神经元
   D. 神经元的功能就是传导信息
   E. 周围神经纤维终末部分又称神经末梢
5. 根据神经元的功能，神经元可分为(　　)
   A. 双极神经元、多极神经元、假单极神经元
   B. 高尔基Ⅰ型神经元、高尔基Ⅱ型神经元
   C. 感觉神经元、运动神经元、中间神经元
   D. 胆碱能神经元、肾上腺素能神经元、肽能神经元
   E. 兴奋性神经元、抑制性神经元
6. 根据神经元突起的多少，神经元可分为(　　)
   A. 双极神经元、多极神经元、假单极神经元
   B. 高尔基Ⅰ型神经元、高尔基Ⅱ型神经元
   C. 感觉神经元、运动神经元、中间神经元
   D. 胆碱能神经元、肾上腺素能神经元、肽能神经元
   E. 兴奋性神经元、抑制性神经元
7. 具有吞噬功能的神经胶质细胞是(　　)
   A. 少突胶质细胞
   B. 星形胶质细胞
   C. 施万细胞
   D. 小胶质细胞
   E. 卫星细胞
8. 神经系统调节的基本方式是(　　)
   A. 反应　B. 反射　C. 反馈　D. 适应
   E. 刺激
9. 神经元之间及神经元与非神经细胞之间的信息传递，其重要结构是(　　)
   A. 轴丘　B. 轴突　C. 树突棘　D. 突触
   E. 神经内膜
10. 化学突触的结构为(　　)
    A. 突触前部、突触间隙、突触后部
    B. 突触前膜、突触间隙、突触后膜
    C. 突触前膜、突触后膜
    D. 突触前部、突触后部
    E. 突触间隙及两侧的神经细胞膜

11. 最常见的突触方式是(　　)
A. 轴一体突触和轴一树突触
B. 轴一体突触和轴一轴突触
C. 轴一树突触和树一树突触
D. 轴一轴突触和树一树突触
E. 轴一树突触和树一轴突触
12. 神经递质的受体存在于(　　)内。
A. 突触小泡
B. 突触前膜
C. 突触间隙
D. 突触后膜
E. 突触缝隙
13. 突触是传递信息的部位，存在于(　　)
A. 神经元与神经元之间
B. 神经元与神经元之间，或神经元与可兴奋细胞之间
C. 神经元与神经元之间，或神经元与神经胶质细胞之间
D. 神经元与神经元之间，或神经胶质细胞与神经胶质细胞之间
E. 神经元与神经胶质之间
14. 下列哪种不属于感受器(　　)
A. 触觉小体
B. 运动终板
C. 环层小体
D. 肌梭
E. 游离神经末梢
15. 构成尼氏体的是(　　)
A. 高尔基复合体
B. 粗面内质网和游离核糖体
C. 神经原纤维
D. 神经递质
E. 网状结构
16. 化学突触前部内与信息传递直接相关的结构是(　　)
A. 线粒体
B. 微丝
C. 突触小泡
D. 微管
E. 神经丝
17. 神经纤维的组成是(　　)
A. 神经元的轴突和包在外面的神经胶质细胞
B. 神经元的轴突和包在外面的薄层结缔组织
C. 神经细胞的长突起
D. 神经元的轴突和包在外面的胶质细胞及少量结缔组织
E. 神经元的轴突和包在外面的神经内膜
18. 神经元都有(　　)
A. 一条树突和一条轴突
B. 多条树突和一条轴突
C. 一条树突
D. 一条或多条树突和一条轴突
E. 多条树突和多条轴突
19. 形成周围神经系统有髓神经纤维的神经胶质细胞是(　　)
A. 星形胶质细胞
B. 少突胶质细胞
C. 小胶质细胞
D. 施万细胞
E. 卫星细胞

20. 感受痛觉的感觉神经末梢是(　　)
A. 游离神经末梢　B. 触觉小体　C. 环层小体　D. 肌梭
E. 运动终板

三、多项选择题

1. 神经元胞体内含有的特殊结构是(　　)
A. 尼氏体　B. 突触　C. 神经原纤维　D. 运动终极
E. 神经胶质
2. 关于神经元的轴突，描述正确的是(　　)
A. 内有尼氏体　B. 可有侧支　C. 起始部称轴丘　D. 末端分支较多
E. 每个神经元只有一个轴突
3. 感觉神经末梢包括(　　)
A. 环层小体　B. 触觉小体　C. 运动终极　D. 肌梭
E. 游离神经末梢
4. 神经胶质细胞包括(　　)
A. 少突胶质细胞　B. 小胶质细胞　C. 施万细胞　D. 星形胶质细胞
E. 灰质细胞
5. 关于突触的描述哪些正确(　　)
A. 突触间隙宽约 15～30 nm　B. 突触前部内含有突触小泡
C. 突触小泡内含有神经递质　D. 突触后膜富含神经递质受体
E. 突触小泡通过出胞作用释放神经递质

四、填空题

1. 神经组织主要由________和________组成。前者具有________、________和________的能力；后者数量多，它们对前者有________、________、________、________等作用。
2. 神经元按其形态不同可分为________、________和________ 3 类。
3. 神经元分为________和________两部分。
4. 化学突触由________、________和________三部构成。
5. 中枢神经胶质细胞主要包括________、________和________。
6. 神经纤维一般由__________和__________组成，根据是否形成髓鞘可分为________和________两类。

五、简答题

1. 简述神经元的结构特点。

2. 简述化学性突触的电镜下结构。

六、填图题

1. 神经元结构

①____________________

②____________________

③____________________

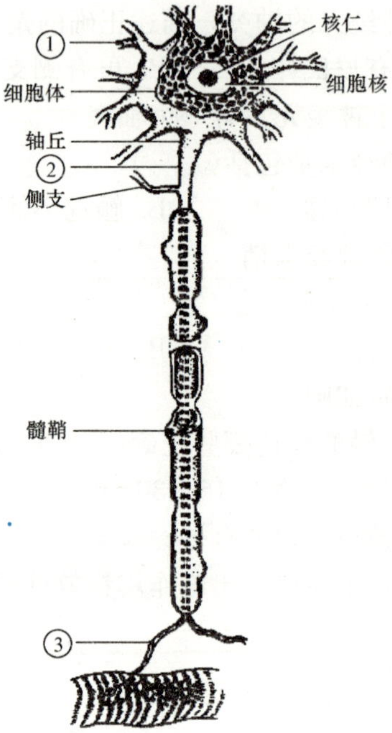

2. 化学性突触的结构

①____________________

②____________________

③____________________

④____________________

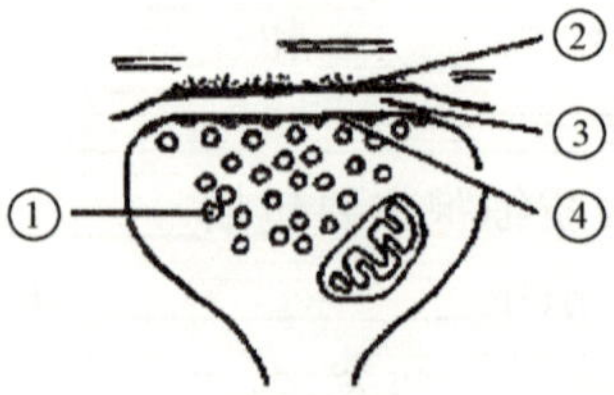

参考答案

一、名词解释

1. 神经组织：由神经细胞和神经胶质细胞组成。

2. 神经元：即神经细胞，是神经系统的结构和功能的基本单位。
3. 神经末梢：是指周围神经纤维终止于其他组织或器官的终末部分。
4. 施万细胞：是周围神经系统的髓鞘形成细胞。
5. 突触：是指神经元与神经元或神经元与可兴奋细胞之间的连接结构。

二、单项选择题

1. B　2. E　3. B　4. D　5. C　6. A　7. D　8. B　9. D　10. A　11. A　12. D　13. B　14. B　15. B　16. C　17. A　18. D　19. D　20. A

三、多项选择题

1. AC　2. BCDE　3. ABDE　4. ABCD　5. ABCDE

四、填空题

1. 神经元　神经胶质细胞　接受刺激　产生兴奋　传导兴奋　支持　营养　保护　绝缘
2. 假单极神经元　双极神经元　多极神经元
3. 胞体　突起
4. 突触前部　突触间隙　突触后部
5. 少突胶质细胞　小胶质细胞　星形胶质细胞
6. 神经元长的突起　神经胶质细胞　有髓神经纤维　无髓神经纤维

五、简答题

1. 解答：神经元是神经系统中结构和功能的基本单位，其形态各异、大小不一，但一般都可分为胞体、树突和轴突三部分。细胞核大而圆，位于胞体中央，核膜明显，常染色质多，故染色浅，核仁明显。细胞质除含有线粒体、高尔基复合体、溶酶体等细胞器外，还含有尼氏体和神经原纤维两种特征性结构。

2. 解答：电镜下化学性突触由三部分组成：

(1)突触前部：一般是前一个神经元的轴突终末膨大部分，有突触小泡，内含神经递质，与下一个神经元接触部位的细胞膜为突触前膜。

(2)突触后部：是后一个神经元或效应细胞与突触前成分相对应的局部区域。该处的细胞膜增厚，为突触后膜，含有能与神经递质特异性结合的受体。

(3)突触间隙：是突触前膜与突触后膜之间的狭窄间隙。

六、填图题

1. ①树突　②轴突　③轴突终末
2. ①突触小泡　②突触后膜　③突触间隙　④突触前膜

第四章 运动系统

第一节 骨和骨连结(一)

预习指导

一、阅读材料

考古时，骨骼能告诉我们什么?

2009年12月27日，河南省安阳县安丰乡的一处东汉大墓的抢救性挖掘成了人们热议的话题，原因在于大墓主人很有可能是三国时期的枭雄曹操。考古学家给出的证据之一就是他们从骨骼中推断出墓中一具遗骸系男性且死亡年龄大约是60岁，这与曹操66岁的享年十分相近。那么人们是如何从骨骼中找到确定性别、年龄等信息的线索呢?

此次挖掘中，除了疑似曹操的骨骸外，专家还发现了两具合葬的女性骨骸。在考古和法医鉴识中，利用骨骼判断性别的方法很多，总体上可分为两类：对比观察法和仪器测量法。

对比观察法是指用肉眼观察骨骼的形态差异来判定性别。一般而言，男性骨骼比较粗大，表面粗糙、肌肉附着处的突起明显，骨密质较厚，骨质重；而女性骨骼比较细弱，骨面光滑，骨质较轻。不过长期从事体力活动的妇女，其骨骼与男性无显著差异。这时可以通过骨盆来判别，由于女性承担了生育的任务，因此骨盆的内部、上口、下口的尺寸要大一些。这种差异自胎儿期就已呈现出来，性成熟后更加明显。除此之外，颅骨、胸骨、锁骨、肩胛骨以及四肢长骨等也存在一定的性别差异。

仪器测量法是指使用骨骼测量仪对遗骸的长、宽、高、角度及厚度进行测量。将所得数据与男性均值及女性均值相比较；或依据相应的数学手段，将数据进行计算，进而判断性别。

在鉴定墓中人的身份时，年龄也是一个重要线索。这一点骨骼也能告诉我们答案，不过鉴于营养、健康状态、地理环境及性别等诸多因素都会对骨骼的形态产生影响，因此从骨骼出发鉴定年龄时，往往要采用多种方法互相印证，以提高结果的准确性。

不少骨骼特征——如骨化中心的出现和骨骺的愈合状况——会随着年龄的增长呈现规律性的变化。比如 30～40 岁时，肋软骨骨化中心增多，胸骨柄与胸骨体出现愈合，40～50 岁时，胸骨体与剑突愈合，喉和肋软骨开始骨化，到了 60 岁以上，全身软骨都会发生骨化。

对于成年骨骸的年龄鉴定，通过观察比较骨骼的形态学变化更为常用。儿童期时，骨组织有机质的成分较多，使得骨骼的韧性大，硬度小。到了成年期，无机质的比例渐渐升高，约占 70%，这时的骨骼不但坚硬，而且弹性韧性都良好，时至老年期，无机成分进一步升高，骨骼变得更脆，同时在骨质增生和吸收的作用下，骨骼的形态也发生了相应的改变。

推测成年期及以后的骨骸的年龄时，观察耻骨联合面是最佳方法之一。以此处的骨骼特征推断年龄，误差可控制在 5 年之内，倘若死亡年龄在 20～40 岁之间的话，误差甚至可以缩窄至两年左右。随着技术的进步，借助数量化模型的手段来分析耻骨联合面的年龄特征还可以让结果更加准确。此外胸骨也具备随年龄增长而规律性变化的特点，据此推断年龄的准确性仅次于耻骨联合面。

在考古挖掘中，颅骨一般保存相对完好，因此从这里也能找到不少鉴别年龄的线索。颅骨是由 29 块骨组成的结构，除下颌骨、犁骨外，其他颅骨间均以骨缝相连。这些微小缝隙的存在允许颅骨可以微量滑动。虽然大部分颅骨骨缝的愈合速度在个体之间差异较大，但依然能为年龄的划分提供宝贵的信息。比如颅骨底部骨缝的愈合时间相对比较稳定，一般在 20～25 岁，通过观察底缝的融合情况可以判断骨骼主人是否为成年人。当人步入老年期(50～60 岁)后，骨缝发生完全融合并消失。因此综合这些信息，有经验的考古专家拿到一具颅骨时，仅凭肉眼就可以大致判断出颅骨主人死亡所处的年龄段。

当然，想要确定安阳大墓中的骨骸是否为曹操，仅凭性别年龄远远不够，还需要许多其他的旁证。事实上，以骨骼为材料，人们还可以从中提取出鉴定某人身份的 DNA 信息。自 20 世纪 80 年代以来，科学家分别从古人类化石、古牙齿、陈旧骨骼中成功提取到了 DNA。以骨骼为例，这里致密坚硬的组织大大减缓了环境因素和微生物对组织结构的破坏，为 DNA 的保存提供较为理想的场所。另外骨骼中存在的羟基磷灰石对 DNA 具有吸附作用，这进一步延缓了 DNA 的降解过程。

2009 年复旦大学历史学和人类学联合课题组正是通过对安阳大墓中疑是曹操的 DNA 与曹氏后人进行 DNA 比对，进行了一次穿越千年的“亲子鉴定”。从 2009 年起，复旦大学在全国征集曹操后人，专家组在全国各地采集了 79 个曹姓家族的 280 名男性和 446 个包括夏侯、操等姓氏男性志愿者的静脉血样本，最终样本总量超过 1000 例。与此同时，复旦大学历史学教授韩昇通过对上海图书馆馆藏家谱等各种历史文献的搜集分析，找出曹操后代可能的线索，近三个月时间内，韩昇对全国各地 258 个曹姓家谱做全面梳理研究，并与史书和地方志参照，找到曹氏迁徙的线索。经过复杂的 Y 染色体 DNA 全序列检测，最终发现其中 6 个家族属于曹操的基因类型。这 6 支类型样本的祖先交汇点在 1800～2000 年前，这正是曹操生活的年代。

二、填空

1. 运动系统由__________、__________和__________组成，具有__________、

__________和__________的功能。

2. 在人体体表可触及的骨性突起或肌性隆起，称之为__________或__________。它们是确定某些器官的位置、判定血管和神经走行、选取手术切口部位等的依据。

3. 完成知识框架

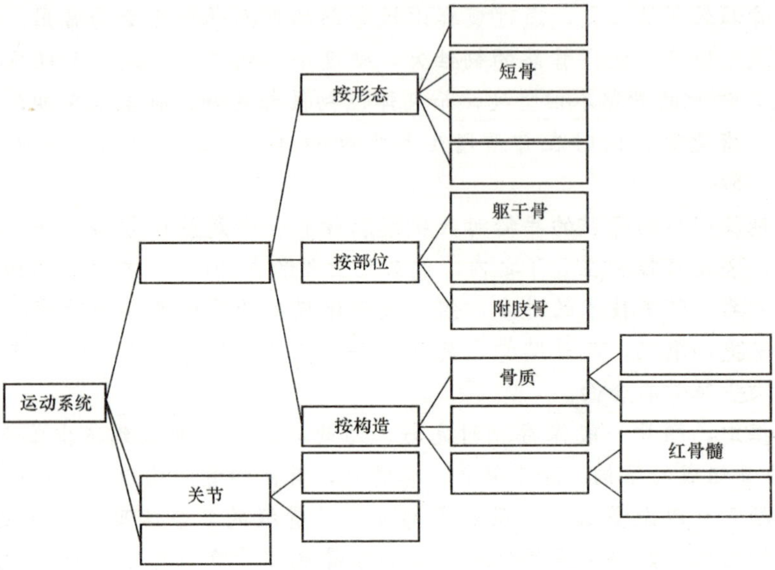

学习思路

1. 骨与骨连结构成人体支架，起支持、保护和运动的作用。支持保护要求稳固，运动要求灵活。骨骼的结构体现了这对矛盾的统一。例如上肢主要是灵活，下肢则为稳固，这就决定了上下肢骨骼结构的特征。同学们应本着此思路，通过分析对比，去理解记忆各部骨骼的结构特征。

2. 骨骼标志名称繁多，教材已做精简，保留下来的有不少是为便于说明肌肉附着点或神经血管的行程位置，标志本身并无临床意义，无须记忆。学习中并非教材所列的每一块骨、每一个连结、每一块肌肉都要求去摸认记忆。

3. 学习重点在于：全身骨块的名称；用来确定诊疗部位的体表标志；一些可造成皮肤或神经血管受压迫的标志或局部；六大关节(肩关节、肘关节、腕关节、髋关节、膝关节、踝关节)名称及其运动方式；脊柱、胸廓、骨盆、足弓的组成和功能。

4. 阅读能力训练和描述训练亦为本章重点，解剖学有自己的“行话”(术语)，具有特色的描述规矩。例如长骨描述，分一体两端，上端名头，头体间名颈；扁骨分面、缘、角。骨标志无论突起或凹陷，均由肌肉韧带附着形成。突起名结节、粗隆、突(乳突、喙突、茎突等)、转子、踝等。线状的突名嵴。凹陷名窝、陷窝。缘上的缺陷名切迹。神经血管穿行处名沟、裂、管、孔。长骨端膨大有关节面名髁(kē)，髁上方的突起名上髁。骨内的空腔名窦、小房。

5. 应注意培养识图能力。每一幅图均应明确是何结构的何侧(左或右)、何面(或何切面)观。若为切面，该属哪一半的前面还是后面，内侧面还是外侧面，上面还是下面。有时同一个图既有整观部分，又有切面部分，甚至不止一个切面，这时应对照标本，训练想象能力，达到面对一纸平面的图，建立起三维的立体形象。形象思维能力是学好形态学科的基本功。

6. 从某种角度来看运动系统是系统解剖学的入门章节。如果能认真学好这一章，不仅可以增强的学习本门课程的兴趣，还能建立起强大的自信心，为后续的学习奠定好基础。

7. 本章的特点是需要识记的知识多；可帮助学习的相关图片、模型、标本等较多；直观性较强，形态结构特点易于理解和掌握。

8. 学习建议要做到四多：多读图、多观察模型标本、多尝试去绘图、多联系实际。

9. 本次课重点：骨的组成结构；关节的构造；躯干骨的组成；椎骨的一般形态和各部椎骨的特征；椎骨间的连结及其临床意义；胸骨的形态、分部及胸骨角的临床意义。

10. 本次课难点：关节沿不同轴所做的运动；胸廓的整体观。

课后习题

一、名词解释

1. 关节

2. 椎间盘

3. 椎间孔

4. 椎管

5. 胸骨角

6. 胸骨下角

7. 胸廓

8. 肋弓

9. 黄韧带

二、单项选择题

1. 下列骨中，属于长骨的是(　　)

A. 肩胛骨　　B. 肋骨　　C. 距骨　　D. 指骨

E. 髋骨

2. 老年人易发生骨折是因为(　　)
   A. 骨中有机质比例较大　　B. 骨中无机质比例较大
   C. 有机质、无机质均较少　　D. 骨松质较多
   E. 有机质、无机质均较多
3. 下列各骨，不属于躯干骨的是(　　)
   A. 骶骨　　B. 胸骨　　C. 椎骨　　D. 肋骨
   E. 肩胛骨
4. 骶管麻醉的穿刺部位正对(　　)
   A. 骶角　　B. 骶管裂孔　　C. 骶管　　D. 岬
   E. 骶后孔
5. 关于第七颈椎的说法，错误的是(　　)
   A. 棘突特长
   B. 有横突孔
   C. 又名隆椎
   D. 是确定椎骨序数的体表标志，末端不分叉
   E. 末端分叉
6. 鉴别胸椎的主要根据是(　　)
   A. 棘突较长　　B. 棘突斜向后下方
   C. 椎体两侧有肋凹　　D. 棘突末端不分叉
   E. 椎体心形
7. 属于短骨的是(　　)
   A. 指骨　　B. 肋骨　　C. 跗骨　　D. 胸骨
   E. 椎骨
8. 计数肋骨序数的标志是(　　)
   A. 乳突　　B. 锁骨　　C. 肋凹　　D. 剑突
   E. 胸骨角
9. 黄韧带连结于相邻椎骨的(　　)之间。
   A. 关节突　　B. 横突　　C. 椎弓板　　D. 棘突
   E. 椎体
10. 关于脊柱的描述，不正确的是(　　)
   A. 脊柱有 4 个生理性弯曲，其中颈曲、腰曲凸向前
   B. 脊柱两侧有椎间孔，孔内有脊神经通过
   C. 脊柱是保护脊髓最重要的结构
   D. 脊柱由 26 块椎骨连结而成
   E. 脊柱相邻椎骨间的运动范围很大
11. 椎体小、横突有孔、棘突短并且分叉是(　　)的特点。
   A. 颈椎　　B. 胸椎　　C. 腰椎　　D. 骶椎
   E. 尾椎

12. 关于胸椎的描述，不正确的是(　　)
A. 椎体侧面有肋凹　　B. 有横突肋凹
C. 参与胸廓构成　　D. 棘突长，水平向后
E. 棘突长，斜向后下方
13. 关于胸廓错误的是(　　)
A. 由 12 块胸椎、12 对肋和 1 块胸骨连结而成
B. 上窄下宽
C. 胸廓下口仅由左、右肋弓围成
D. 肋弓由第 8～10 对肋软骨分别与上位肋软骨连结而成
E. 前后径小于横径
14. 颈静脉切迹位于(　　)
A. 胸骨体　　B. 第 7 颈椎　　C. 锁骨　　D. 剑突
E. 胸骨柄
15. 位于椎管前壁的韧带是(　　)
A. 前纵韧带　　B. 后纵韧带　　C. 黄韧带　　D. 棘上韧带
E. 棘间韧带

三、多项选择题

1. 属于长骨的是(　　)
A. 跖骨　　B. 肱骨　　C. 肋骨　　D. 胸骨
E. 胫骨
2. 计数肋的标志有(　　)
A. 剑突　　B. 肩胛上角　　C. 胸骨角　　D. 颈静脉切迹
E. 肩胛下角
3. 脊柱(　　)
A. 由 24 块椎骨构成　　B. 由 26 块椎骨构成
C. 中央有椎管　　D. 颈曲、腰曲凸向前
E. 胸曲、骶曲凸向后
4. 不与胸骨直接相连的肋是(　　)
A. 第 1 肋　　B. 第 2～7 肋　　C. 第 8～10 肋　　D. 第 11～12 肋
E. 第 7～10 肋
5. 连结椎体的结构有(　　)
A. 黄韧带　　B. 前纵韧带　　C. 后纵韧带　　D. 棘上韧带
E. 椎间盘

四、填空题

1. 按形态骨可分__________、__________、__________和__________等四种。
2. 骨由骨质、__________和__________构成，骨质又包括__________和__________。

3. 关节的基本结构包括__________、__________和__________。

4. 胸廓由__________块胸椎、__________对肋和__________块胸骨连结而成，胸骨角平对第__________肋。

5. 成人椎骨包括__________椎__________块，__________椎__________块，__________椎__________块，__________骨__________块，__________骨__________块。隆椎为第__________颈椎。

6. 相邻椎体之间借__________前纵韧带和__________相连结。

7. 相邻椎弓之间借__________韧带相连，相邻棘突之间借__________韧带相连。

8. 椎间盘的纤维环破裂，髓核可突入__________或__________，压迫脊神经或脊髓，称椎间盘突出症。

9. 椎体后面与椎弓共同围成__________，全部椎孔相连成__________，相邻椎骨的椎弓根共同围成__________。

五、简答题

1. 简述骨的构造。

2. 简述关节的基本结构和辅助结构有哪些。

3. 在第3～4腰椎棘突间进行穿刺时，要依次经过哪些结构针尖才能到达椎管？

4. 概述计数椎骨和肋的骨性标志各有哪些？

5. 从侧面观察脊柱有哪些生理弯曲？有何意义？

6. 简述胸廓的构成及功能。

六、论述题

椎骨的一般形态如何？颈、胸、腰椎各有哪些主要特征？

七、填图题

1. 骨的形态

①____________________

②____________________

③____________________

④____________________

⑤____________________

⑥____________________

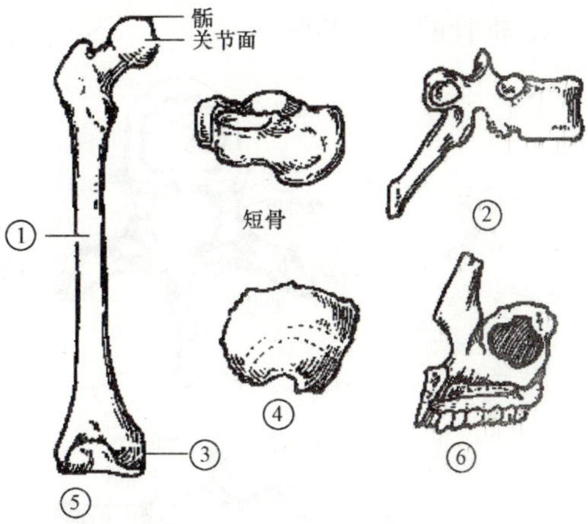

2. 骨的构造

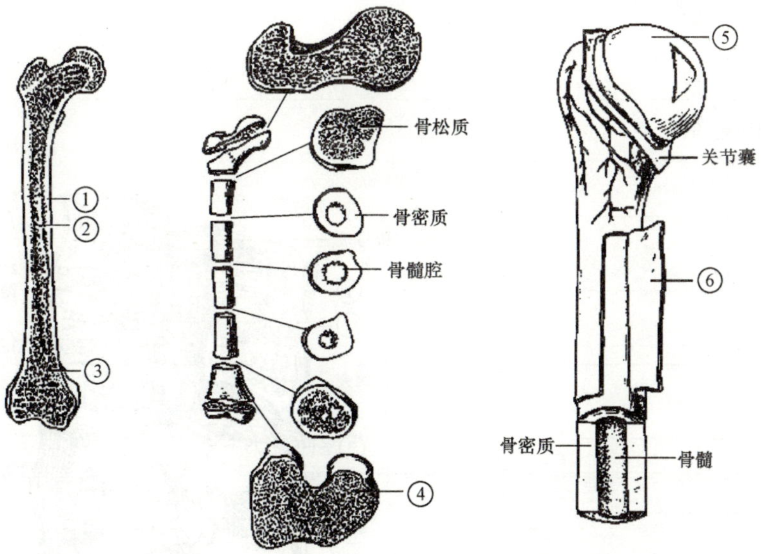

①__________ ②__________ ③__________ ④__________ ⑤__________ ⑥__________

3. 骨连结的类型

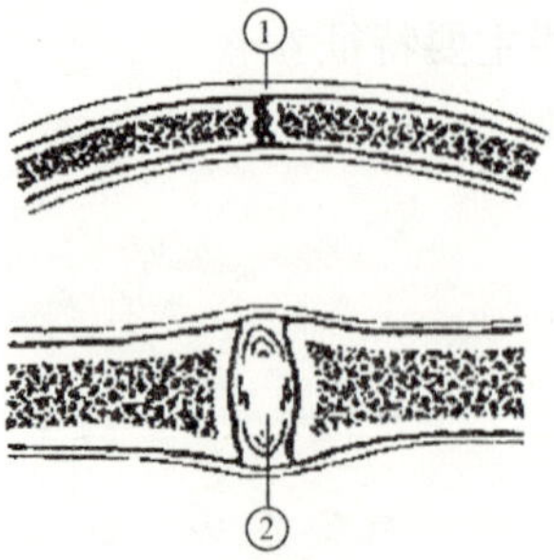

直接连结

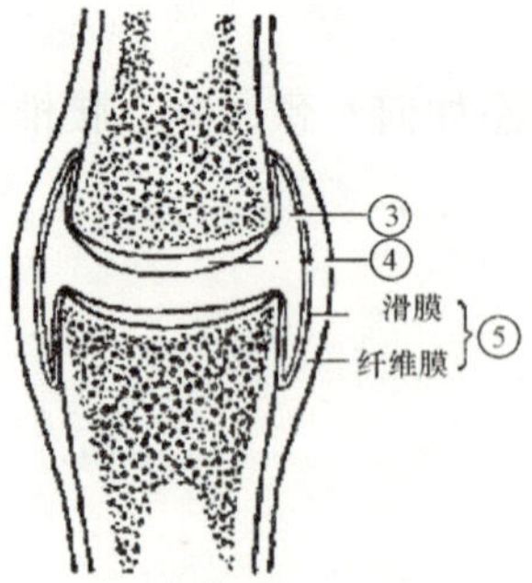

间接连结

①__________ ②__________ ③__________ ④__________ ⑤__________

4. 椎骨的一般形态

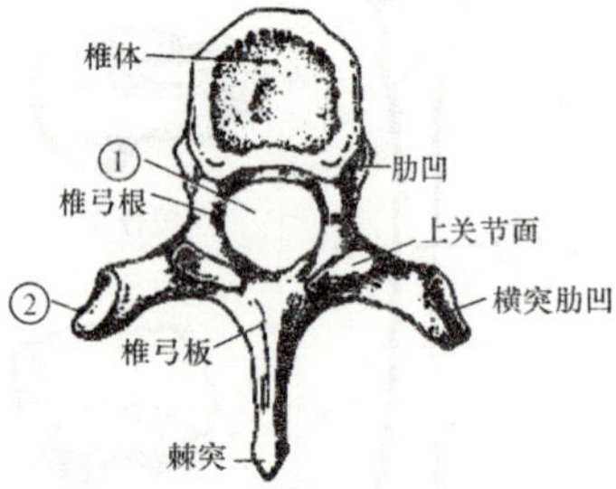

上面

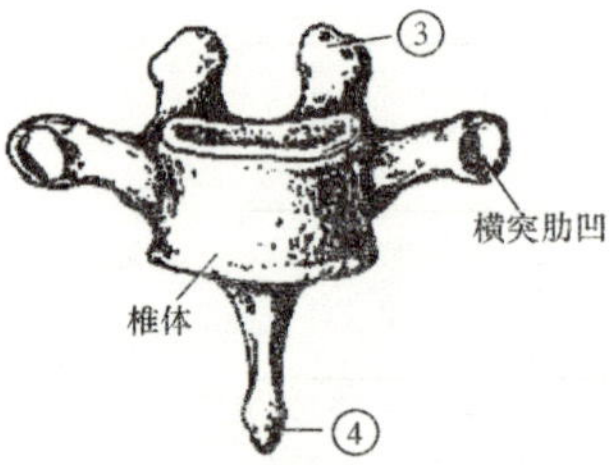

前面

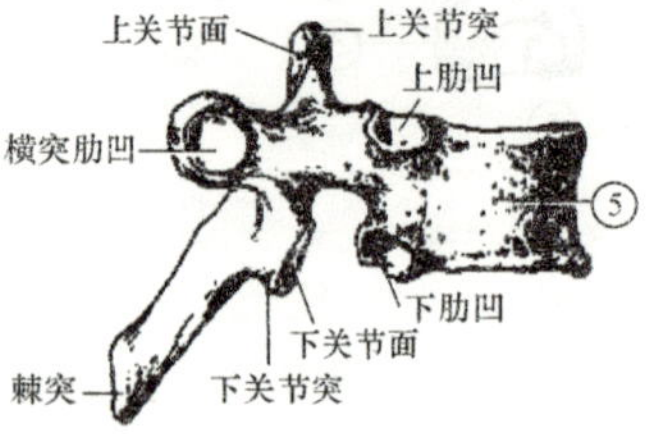

侧面

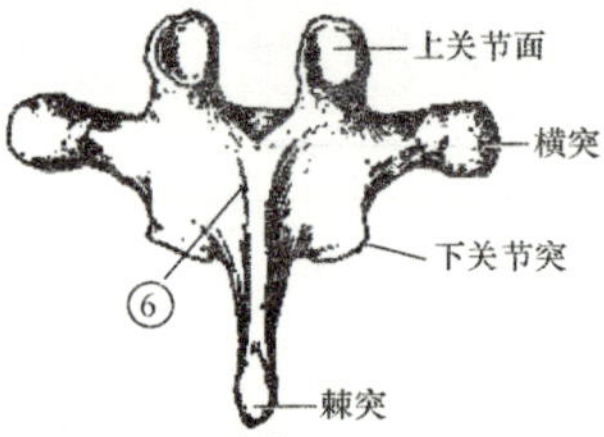

后面

①__________ ②__________ ③__________ ④__________ ⑤__________ ⑥__________

5. 椎骨间的连结

①____________________

②____________________

③____________________

④____________________

⑤____________________

⑥____________________

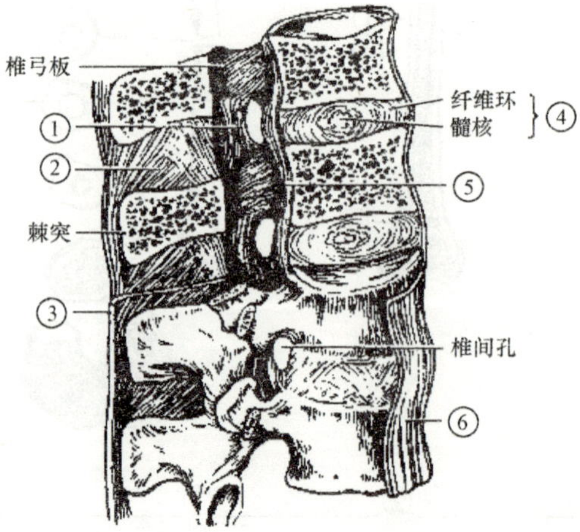

6. 胸廓整体观

①________________

②________________

③________________

④________________

⑤________________

⑥________________

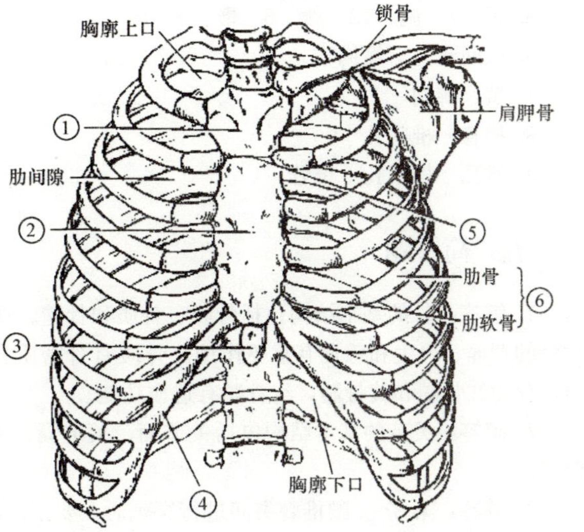

参考答案

一、名词解释

1. 关节：是骨与骨之间借膜性结缔组织相连，在相对的骨面之间有腔隙，能做不同程度运动的结构，包括：关节面、关节囊、关节腔。

2. 椎间盘：位于相邻的两个椎体之间的纤维软骨，包括两部分：周围的纤维环和中央的髓核。

3. 椎间孔：相邻两椎骨的椎弓根之间围成的孔，有脊神经、血管等通过。

4. 椎管：椎骨的椎体与椎弓围成椎孔，所有椎骨的椎孔连成椎管。

5. 胸骨角：胸骨柄和胸骨体连接处，微向前凸。

6. 胸骨下角：两侧肋弓在中线构成的向下开放的角。

7. 胸廓：由 12 块胸椎、12 对肋和 1 块胸骨连结而成。

8. 肋弓：第 8～10 对肋骨不直接与胸骨相连，其前端借助肋软骨和上位肋软骨连结，形成肋弓。

9. 黄韧带：连于相邻的椎弓板之间的韧带，厚而坚韧。

二、单项选择题

1. D 2. B 3. E 4. B 5. E 6. C 7. C 8. E 9. C 10. E 11. A 12. D 13. C 14. E 15. B

三、多项选择题

1. ABE 2. BCE 3. BCDE 4. CD 5. BCE

四、填空题

1. 长骨 短骨 扁骨 不规则骨
2. 骨膜 骨髓 骨松质 骨密质
3. 关节面 关节囊 关节腔

4. 12　12　1　2
5. 颈　7　胸　12　腰　5　骶　1　尾　1　7
6. 椎间盘　后纵韧带
7. 黄　棘间
8. 椎管　椎间孔
9. 椎孔　椎间孔　椎管

五、简答题

1. 解答：骨的基本结构包括骨膜、骨质和骨髓。骨膜由纤维结缔组织构成，含有丰富的神经和血管，对骨的营养、再生和感觉有重要作用。骨质有骨密质和骨松质两种。骨髓填充在骨髓腔和骨松质的空隙内，分为红骨髓和黄骨髓，红骨髓有造血功能。

2. 解答：关节的基本结构包括关节面、关节囊、关节腔；关节的辅助结构包括韧带、滑膜囊、关节盘等。

3. 解答：第3～4腰椎棘突间进行穿刺时，要依次经过皮肤、棘上韧带、棘间韧带、黄韧带、椎管内表面骨膜才能到达椎管。

4. 解答：(1)计数肋骨的标志：胸骨角，肩胛上角，肩胛下角等。

(2)计数椎骨的标志：第七颈椎

5. 解答：从侧面观脊柱有四个生理弯曲：颈曲、胸曲、腰曲、骶曲。可以增加脊柱本身的弹性，缓冲剧烈运动时的震荡，有利于维持人体重心的平衡。

6. 解答：胸廓是由12对肋、1块胸骨、12块胸椎构成。具有构成胸壁支架、保护胸腹腔器官、参与呼吸运动的功能。

六、论述题

解答：(1)椎骨的一般形态：每块椎骨都有椎体和椎弓构成，椎体在前，椎弓在后；椎体和椎弓围成椎孔；所有椎孔连接成椎管，内有脊髓；有7个突起，向后的一个突起叫棘突，两侧的一对突起叫横突，向上的一对突起叫上关节突，向下的一对突起叫下关节突。椎弓与椎体相连处叫椎弓根，当两个椎骨相连结时，形成椎间孔，有脊神经、血管等通过。

(2)各部椎骨的形态特征：

1)颈椎：共7块，特征为有横突孔；第2～6颈椎的棘突短小，而且末端分叉。第一颈椎又名寰椎，无椎体，与颅形成关节；第二颈椎又叫枢椎，椎体上有一向上的齿突；第七颈椎又叫隆椎，棘突特别长。

2)胸椎：共12块，棘突较长，棘突尖斜向后下方，重叠呈叠瓦状排列；椎体与横突上均有肋凹。

3)腰椎：共5块，椎骨最大，棘突呈板状水平位，棘突间缝隙较大。

4)骶椎：5块愈合成一块骶骨，呈倒三角形，前面光滑，后面粗糙，内有骶管纵贯骶骨。

5)尾椎：由3～4块愈合成一块尾骨，略呈三角形。

七、填图题

1. ①骨干　②不规则骨　③骨骺　④扁骨　⑤长骨　⑥含气骨
2. ①骨密质　②骨髓腔　③骨松质　④骨松质　⑤关节软骨　⑥骨膜
3. ①致密结缔组织　②软骨　③关节腔　④关节软骨　⑤关节囊

4. ①椎孔　②横突　③上关节突　④棘突　⑤椎体　⑥椎弓板

5. ①黄韧带　②棘间韧带　③棘上韧带　④椎间盘　⑤后纵韧带　⑥前纵韧带

6. ①胸骨柄　②胸骨体　③剑突　④肋弓　⑤胸骨角　⑥肋

第二节　骨和骨连结(二)

预习指导

一、阅读材料

男、女性骨骼的区别

圣经上讲，上帝用泥土造出亚当以后，感觉亚当一个人孤苦伶仃，于是趁亚当熟睡之际轻轻地抽取了一根肋骨，变作了第一个女人即夏娃。所以，男人应该是少一根肋骨的，可是，这只是圣经上的故事。

事实上，男性并不比女性少一根肋骨，男性与女性的骨在数量上是完全一样的，共206块，其中颅部29块、躯干骨51块、上肢骨64块、下肢骨62块。

一般说来，男性骨比女性骨相比，最大的不同就是在形态上，总体来说，男性的骨粗大些、长些、骨面要粗糙些，凹凸多些，骨质要厚重些，而性别特征的形态差异最突出地体现在骨盆上，其次则为颅骨和四肢骨。

男性骨盆狭小而高，骨盆上口呈心形，盆腔狭且深，呈漏斗状，耻骨下角为70°～75°。女性骨盆宽大且低矮，骨盆上口呈圆形或椭圆形，盆腔宽而浅，呈圆桶状，耻骨下角为90°～100°。造成其差别的主要原因是女性具有生育后代的任务，女性骨盆的结构特点有利于妊娠、分娩。因而鉴别骨骼的性别，以利用骨盆最为可靠。

就颅骨而言，一般说来，男性和女性相比，前者颅骨粗大，骨面粗糙，骨质较重，肌肉附着位置突起明显；颅腔容量较大，额骨前面倾斜度较大；眉间、眉弓突出显著；眼眶较大较深，眶上缘较钝较厚；鼻骨宽大，梨状孔高；颞骨乳突显著，后缘较长，围径较大；颧骨高大，颧弓粗大；下颌骨较高、较厚、较大，下颌角小于125°；颅底大而粗糙。

就四肢骨而言，女性的骨比较纤细，骨面光滑，骨质较轻，骨性突起不明显。

二、填空

1. 上肢骨包括________、________、________、________、________和手骨。

2. 下肢骨包括________、________、髌骨、________、________和足骨。

3. 颅底内面观由前到后可分为________、________、________三个窝。

4. 髋骨由________、________、________三块骨融合而成。

5. 构成髋关节的关节面是股骨的________与髋骨的________。

6. 完成下面的知识框架：

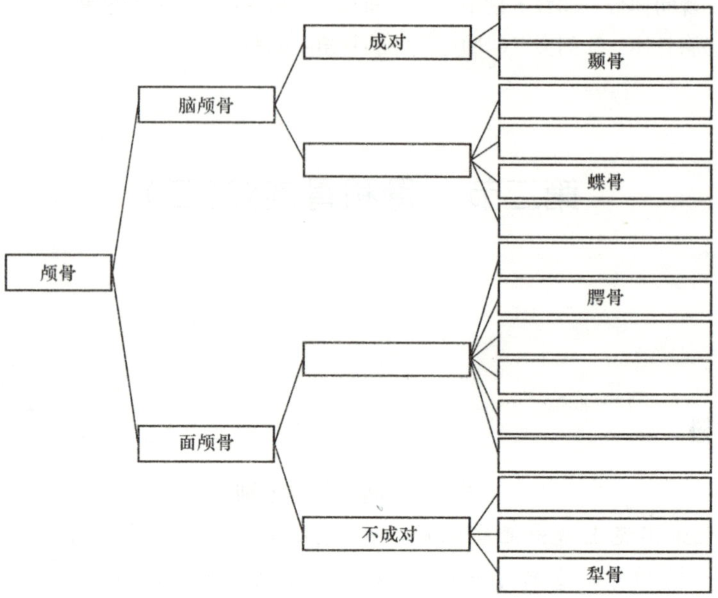

学习思路

1. 颅骨 23 块，其中 8 块是脑颅骨，15 块是面颅骨。如果是说颅部的骨，应该是 29 块，因为每一侧的中耳鼓室内各容纳 3 块听小骨(详见感觉器一章)，共 6 块。

头部是人体最为重要的部位，容纳着脑、眼、耳等重要的器官，同时也是消化、呼吸系统的起始端。颅骨的一个主要作用就是用其坚硬的结构将众多重要的结构保护起来。如形成颅腔保护脑；形成眼眶保护眼球；形成骨性鼻腔保证呼吸通畅；形成骨性口腔容纳舌、牙齿。所以，颅骨虽然有 23 块之多，但是其中 21 块都非常紧密地连接在一起，形成一个坚固的整体，只有两块是可以活动的，即下颌骨与舌骨。

所以，对于护理专业来说，把颅骨看作是一个整体，学习也许更为合理、有效。这样，我们就可以从不同的方位去观察颅了，即顶面观、侧面观、前面观、颅底内面观、颅底外面观。

2. 颅骨结构名称繁多，教材上保留下来的也是为便于说明肌肉附着点或神经血管的行程位置。并非每一块骨上的结构都要去记忆，最好的办法就是去观察整体的颅。学习重点在于：构成颅的每一块骨的名称、位置；颅骨可触摸到的骨性标志；颅顶面观、侧面观、前面观、颅底内面观、颅底外面观的主要结构；鼻旁窦的位置、开口；新生儿颅囟的位置。

3. 附肢骨是人体数目最多的骨。每侧上肢骨 32 块，两侧 64 块；每侧下肢 31 块，两侧 62 块。所以附肢骨共 126 块。虽然数目众多，但是一定要能说出每一块骨的名称，重要的骨要能描述其形态、结构。

4. 上肢主要特点是灵活，所以，上肢骨纤细小巧；下肢的主要特点为稳固，所以，下肢骨粗大结实。学习的时候要注意二者的不同点。

5. 附肢骨的学习较之颅骨、躯干骨有了一个很大的不同点：附肢骨有了左右之分！同学们思考一下，如果你手里有一块附肢骨，你怎样判断它是左侧的还是右侧的。

6. 本次课学习的重点：脑颅的组成；上、下肢带骨的结构特点及临床意义；上、下肢骨的组成；颅及四肢骨的骨性标志。

7. 本次课学习的难点：颅的整体观；颅及四肢骨的骨性标志。

课后习题

一、名词解释

1. 翼点

2. 外科颈

3. 骨盆

4. 界线

5. 足弓

二、单项选择题

1. 全身运动最灵活的关节是(　　)
   A. 肩关节　B. 肘关节　C. 髋关节　D. 膝关节　E. 指间关节
2. 下列不属于脑颅骨的是(　　)
   A. 蝶骨　B. 颧骨　C. 额骨　D. 筛骨　E. 枕骨
3. 下颌骨在体表易触及的是(　　)
   A. 牙槽　B. 下颌切迹　C. 下颌角　D. 冠突　E. 颏孔
4. 肩部最高的骨性标志是(　　)
   A. 肱骨头　B. 锁骨　C. 喙突　D. 肩峰　E. 冈上窝
5. 肩关节最常见的脱位部位是(　　)
   A. 上壁　B. 下壁　C. 前壁　D. 后壁　E. 后下壁
6. 位于颅后窝的结构是(　　)
   A. 筛孔　B. 视神经管　C. 枕骨大孔　D. 垂体窝　E. 卵圆孔

7. 不属肱骨下端结构的是(　　)
A. 外科颈
B. 鹰嘴窝
C. 内上髁
D. 外上髁
E. 肱骨小头

8. 肱骨较易发生骨折的部位是(　　)
A. 肱骨头
B. 大结节
C. 肱骨下端
D. 外科颈
E. 肱骨颈

9. 人体最长的长骨是(　　)
A. 肱骨　B. 胫骨　C. 股骨　D. 腓骨
E. 尺骨

10. 在颅底外面不能看见(　　)
A. 筛板　B. 牙槽弓　C. 枕骨大孔　D. 骨腭
E. 乳突

11. 前囟闭合时间是在出生后(　　)
A. 3～6 个月
B. 6～12 个月
C. 0～6 个月
D. 2～3 岁
E. 1～2 岁

12. 与胫、腓骨下端相关节的骨是(　　)
A. 跟骨　B. 距骨　C. 舟骨　D. 骰骨
E. 髌骨

13. 在体表不可触及的结构是(　　)
A. 乳突　B. 弓状线　C. 髂嵴　D. 坐骨结节
E. 髂前上棘

14. 关节腔内有半月板的关节是(　　)
A. 肩关节　B. 髋关节　C. 膝关节　D. 肘关节
E. 胸锁关节

15. 关于骨盆的描述，不正确的是(　　)
A. 由左右髋骨、骶骨、尾骨构成
B. 骨盆具有性别差异
C. 界线即骨盆上口
D. 女性骨盆耻骨下角为 70°～75°
E. 男性骨盆高而窄

三、多项选择题

1. 构成翼点的骨有(　　)
A. 蝶骨　B. 顶骨　C. 额骨　D. 颧骨
E. 颞骨

2. 参与髋骨构成的骨(　　)
A. 髂骨　B. 耻骨　C. 坐骨　D. 尾骨
E. 骶骨

3. 髌骨(　　)

A. 是人体最大的籽骨
B. 位于股骨下端前面
C. 位于胫骨上端前面
D. 后面有关节面
E. 可在体表触及

四、填空题

1. 颅由__________颅和__________颅组成，前者由__________块颅骨构成，后者由__________块颅骨构成。

2. 颅骨之间的连结多数为__________连结，能够运动的颅骨连结是__________关节。

3. 脑颅中，成对的有____________和____________；面颅中，单块的有__________、__________和__________。

4. 新生儿最大的颅囟在两顶骨与额骨之间，称__________，呈菱形；在两顶骨与枕骨之间的颅囟称__________，呈三角形。

5. 鼻旁窦包括____________、____________、____________和__________四对，其中__________最大。

6. 骨性鼻腔的外侧壁有 3 块卷曲的骨片，由上向下依次为__________、__________和__________，在它们下方的间隙分别称为__________、__________和__________。

7. 肩胛骨呈__________形，其上角平对第__________肋，下角平对第__________肋。

8. 骨盆由________骨________骨和左右________骨构成。骨盆以________为界，可分为大、小骨盆。界线即________，由________、________、________和________围成。

五、简答题

1. 简述肩关节的结构特点和运动。

2. 简述骨盆的组成，女性骨盆的特点。

3. 简述膝关节的构成及运动。

4. 简述足弓的构成及意义。

六、论述题

1. 说出颅及四肢骨主要的骨性标志。

2. 骨性突起浅面的皮肤受体重压迫 4 小时以上就有可能因毛细血管闭塞、营养不良而坏死，形成压迫性溃疡(褥疮)。因而对卧床不能翻身的病人，每 4 小时即需要被动翻身一次。请考虑人体什么部位的褥疮最为常见？有哪些骨性突起可能形成褥疮(应考虑不同的坐卧体位：仰卧位、侧卧位、半坐仰卧位、坐轮椅位、俯卧位)？

七、填图题

1. 下颌骨

①____________________

②____________________

③____________________

④____________________

⑤____________________

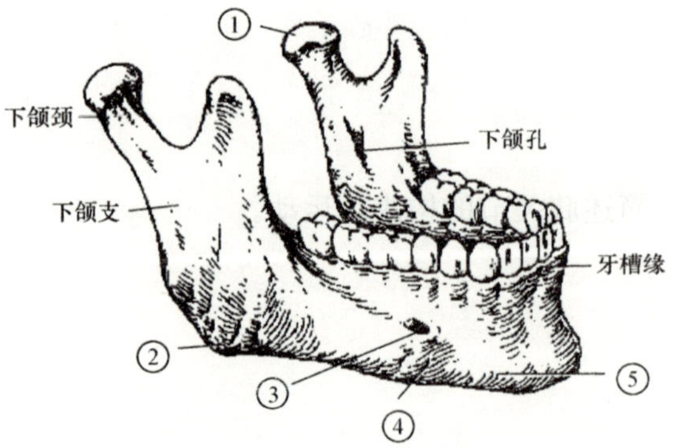

2. 肩胛骨

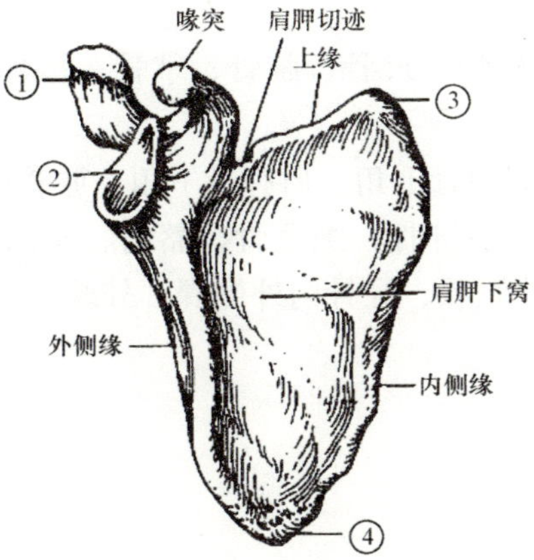

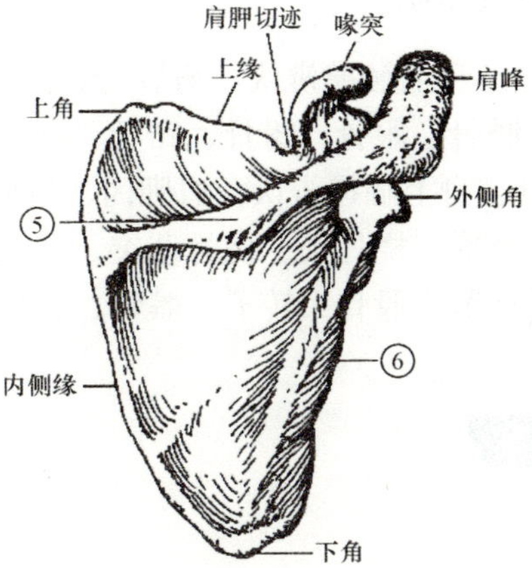

①＿＿＿＿＿ ②＿＿＿＿＿ ③＿＿＿＿＿ ④＿＿＿＿＿ ⑤＿＿＿＿＿ ⑥＿＿＿＿＿

3. 髋骨

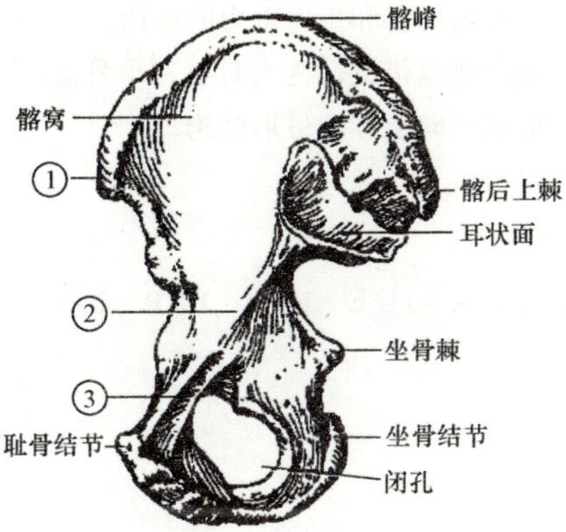

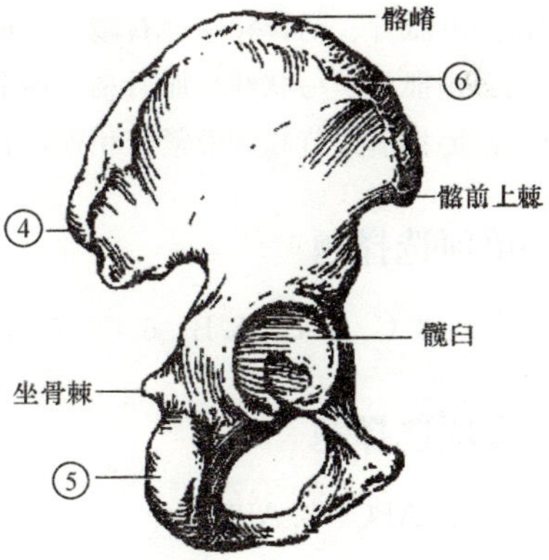

①＿＿＿＿＿ ②＿＿＿＿＿ ③＿＿＿＿＿ ④＿＿＿＿＿ ⑤＿＿＿＿＿ ⑥＿＿＿＿＿

4. 膝关节

①＿＿＿＿＿＿＿＿

②＿＿＿＿＿＿＿＿

③＿＿＿＿＿＿＿＿

④＿＿＿＿＿＿＿＿

⑤＿＿＿＿＿＿＿＿

⑥＿＿＿＿＿＿＿＿

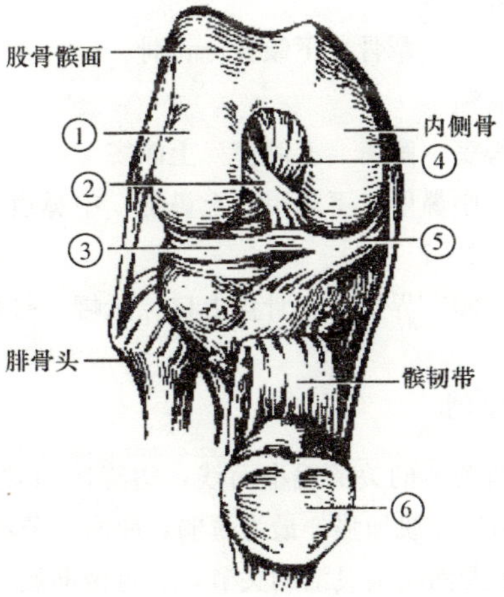

八、实践作业

1. 在自己身上触摸辨认：肩胛骨、肱骨、桡骨、尺骨、腕骨、掌骨、指骨、髋骨、股骨、胫骨、腓骨、跟骨、跗骨、跖骨、趾骨。

2. 在自己身上触摸辨认：肩胛冈、肩峰、肩胛骨上角、肩胛骨下角、肱骨内、外上髁、尺神经沟、鹰嘴、桡骨头、桡骨茎突、尺骨头、手舟骨、豌豆骨、髂嵴、髂前上棘、耻骨结节、坐骨结节、股骨大转子、髌骨、股骨内外侧髁、胫骨内外侧髁、外踝、内踝。

参考答案

一、名词解释

1. 翼点：在颞窝内侧壁有额、顶、颞、蝶四骨汇合处形成的一个“H”形骨缝。
2. 外科颈：肱骨上端移行于体处稍细称外科颈。
3. 骨盆：由骶骨、尾骨和左、右髋骨围成，具有保护盆腔内器官和传递重力的作用。
4. 界线：由骶岬、弓状线、耻骨梳、耻骨联合上缘构成，骨盆借此分为大骨盆和小骨盆。
5. 足弓：足骨借关节和韧带紧密相连，在纵、横方向形成凸向上方的弓形结构。

二、单项选择题

1. A　2. B　3. C　4. D　5. B　6. C　7. A　8. D　9. C　10. A　11. E　12. B　13. B　14. C　15. D

三、多项选择题

1. ABCE　2. ABC　3. ABDE

四、填空题

1. 脑　面　8　15
2. 直接　颞下颌
3. 顶骨　颞骨　犁骨　下颌骨　舌骨
4. 前囟　后囟
5. 额窦　蝶窦　筛窦　上颌窦　上颌窦
6. 上鼻甲　中鼻甲　下鼻甲　上鼻道　中鼻道　下鼻道
7. 三角形　2　7
8. 骶　尾　髋　界线　小骨盆上口　骶岬　弓状线　耻骨梳　耻骨联合上缘

五、简答题

1. 解答：肩关节的关节盂小而浅，边缘附有盂唇；关节囊薄而松弛，囊内有肱二头肌长头腱通过；关节囊下部无韧带和肌加强，最为薄弱，故肩关节脱位时，肱骨头常从下部脱出，脱向前下方。肩关节是人体运动范围最大而又最灵活的关节，它可做前屈、后伸、内收、外展、内旋、外旋以及环转等运动。

2. 解答：骨盆由骶骨、尾骨和左、右髋骨围成。女性骨盆的特点：骨盆宽而短，上口圆形，下口宽大，盆腔呈圆桶状，耻骨下角 90°～100°。

3. 解答：膝关节由股骨下端、胫骨上端以及髌骨构成，为人体最大且构造最复杂的关节。主要做屈、伸运动。

4. 解答：足骨借关节和韧带紧密相连，在纵、横方向形成凸向上方的弓形结构，称足弓。足弓具有弹性，在行走、跳跃和负重时，有重要的缓冲作用；同时还有保护足底的血管和神经免受压迫的作用。

六、论述题

1. 解答：(1)颅骨的骨性标志：眉弓、眶上缘、眶下缘、眶上孔、眶下孔、颧弓、颞窝、下颌头、下颌角、乳突、枕外隆凸。

(2)上肢骨的骨性标志：锁骨、肩峰、肩胛上角、肩胛下角、肱骨内上髁、肱骨外上髁、桡骨茎突、尺骨茎突。

(3)下肢骨的骨性标志：髂嵴、髂前上棘、髂结节、坐骨结节、股骨大转子、股骨内、外侧髁、髌骨、内踝、外踝。

2. 解答：(1)人体最容易形成褥疮的是骶尾部，因此部在仰卧的时候受压最明显。

(2)不同体位易形成褥疮的情况如下：

1)仰卧位：枕部、肩胛部、骶尾部、足跟部。

2)侧卧位：耳郭、肩部大结节部、髂结节部、大转子、外踝。

3)半坐仰卧位：骶尾部。

4)坐轮椅位：坐骨结节。

5)俯卧位：胸骨部、耻骨部、膝盖、足尖。

七、填图题

1. ①髁突　②下颌角　③颏孔　④下颌体　⑤下颌底
2. ①肩峰　②关节盂　③上角　④下角　⑤肩胛冈　⑥外侧缘
3. ①髂前上棘　②弓状线　③耻骨梳　④髂后上棘　⑤坐骨结节　⑥髂结节
4. ①外侧髁　②前交叉韧带　③外侧半月板　④后交叉韧带　⑤内侧半月板　⑥髌骨

八、实践作业

1. 略
2. 略

第三节　骨 骼 肌

预习指导

一、阅读材料

小腿为什么会“抽筋”

谁没有过半夜被“纠结”的小腿三头肌“叫”醒的经历呢！我们俗称其为“抽筋”，其实就是小腿三头肌的痉挛。小腿三头肌也称为腓肠肌，它是人体最容易发生痉挛的骨骼肌。“抽筋”总是突如其来，让人防不胜防。那么，我们的身体为什么会“抽筋”呢？

抽筋，特别是小腿抽筋时，很容易摸到肌肉痉挛得硬似石头。那到底是什么原因引起的呢？有的人说是缺钙，只要补钙就好；也有的人说是受凉，只要保暖就好。这些都有道理，不过，原因还不只是这些。

要弄明白肌肉为什么会“抽筋”，我们先从肌肉是怎么运动说起：身体在感受到外界各种信息后，通过感觉神经上报至大脑，大脑对信息进行综合分析后发出命令，再由运动神经通知肌肉，肌肉听话地按规定收缩，于是人们就能做各种动作。但这其中任何一个环节出现问题，都可能导致肌肉异常收缩，发生痉挛和疼痛。

(1)缺钙：确实是一个主要原因，钙离子能够维持肌肉正常的兴奋程度，但又必须维持在适当范围内，多了少了都不行。血液中钙离子正常浓度范围为：2.25～2.75 mmol/L(毫摩尔/升)，超过2.75 mmol/L，则肌肉兴奋性下降，若低于2.25 mmol/L，肌肉就变得不安分起来，轻微的刺激就容易发生痉挛，也就是抽筋。

(2)低血糖：肌肉还有个坏脾气，就是不能“饿肚子”，“饿”了肌肉也会发飙的。葡萄糖为肌肉的运动提供能量。低血糖(血糖＜2.8 mmol/L)时，肌细胞的细胞膜兴奋性增高，“饿肚子”的肌肉就不再老实工作，而要抽筋示威了。这时最简单快捷的缓解方法是吃块糖，为肌肉补充足够的能量。

(3)水、电解质紊乱：肌肉对体内的水、电解质环境也很挑剔。水、钠、钾、氯等共同组成了体内的水、电解质环境，这个环境的紊乱，也会导致肌肉的兴奋性异常，引起痉挛。腹泻、肺炎、大汗发热、肿瘤等都是比较常见的引发体内水、电解质失衡的原因。比如，洗桑拿浴或者长跑后可能因为大量出汗而引发水、电解质失衡，这时容易发生抽筋，补充适量的淡盐水后就可好转。此外在老人中，由于长期使用利尿剂或液体摄入不足同样可以出现失水导致的抽筋。

(4)寒冷、疲劳：不要认为“着凉”是没有科学依据的“老话”。人在寒冷时大脑会发出信号让全身骨骼肌阵发性收缩，以产生更多的热量维持体温。当肌肉因为其他原因，比如代谢产物聚集(如乳酸)、血管痉挛、缺钙等导致细胞兴奋性升高，若再加以寒冷刺激，就很容易发生痉挛。这时候，寒冷就是主要的诱发因素。而疲劳正是引起代谢废物聚集的常见原因。肌肉长时间工作不仅大量消耗肌肉内糖原的能量储备，还会产生大量肌酐、乳酸等代谢产物，就像长时间连轴转的工人一样，积蓄了很多不满，一旦有导火索，就会通过抽筋的形式罢工。

寒冷和疲劳容易引发腿抽筋，在游泳时体现得淋漓尽致。我们的身体在长时间游泳后，腿部肌肉疲劳，导致肌细胞内外代谢产物聚集，再加上冷水的刺激，大脑频繁发动肌肉收缩以产生热量，肌肉不堪重负，于是只能以痉挛来抗议。

长时间保持一个不良姿势或重复运动所造成的肌疲劳，也是导致抽筋的原因。另外运动前没有充分做热身，肌肉对突然的收缩或对突然的温度改变不能适应，也会造成肌肉抽筋。

抽筋可以在运动的时候发生，也可以在运动完之后，甚至可以在运动后数小时才发生。所以，如果你白天运动很激烈，晚上又很不巧地让小腿伸出了被子的覆盖范围，半夜被痉挛的小腿肌肉“叫”醒也就不那么意外了。

二、填空

1. 肌通常以两端附于两块或两块以上的骨面，通常把位于躯干的内侧或四肢近侧的一端称为__________，另一端称为__________。

2. 每块骨骼肌都由________和________两部分构成，其中__________具有收缩能力。

3. 完成知识框架：

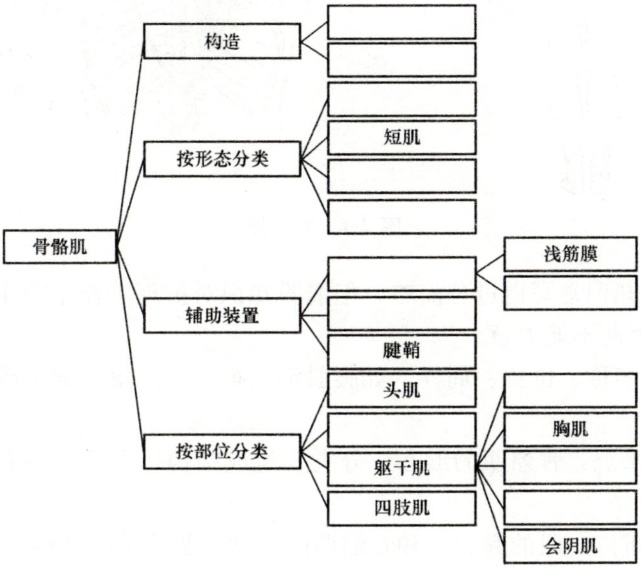

学习思路

1. 本节内容的主体是各肌的名称、位置、起止及功能。全身大大小小 640 多块骨骼肌，是否每块肌都需要观察记忆？回答当然是否定的。在学习中选择一块典型的骨骼肌，详细对其进行分析，包括起点、止点、肌束走行方向与功能之间的关系，理解协同肌、拮抗肌等概念。然后举一反三学习其他骨骼肌，会起到事半功倍的效果。如图 4-1 斜方肌起于枕外隆凸、项韧带、颈 7～胸 12 棘突，止于锁骨外侧、肩峰、肩胛冈，其肌纤维可以分为上部纤维、中部纤维、下部纤维。上部纤维收缩可以上提肩胛骨，中部纤维收缩可以使肩胛骨靠近脊柱，下部纤维收缩可以下降肩胛骨。

细致而确切的单块肌肉的知识对临床专科医生来说是必要的。他可借以推断骨折时两折端在肌的牵拉下会怎样错开和重叠；关节脱位时两骨会怎样移位，从而确定复位的方向和措施。在某肌瘫痪之后，医生可以将另一肌的一个附着点断开，移植过来代替瘫痪肌。但对其他科医生及护理工作人员，普通单块肌肉全面知识就不必要了。

2. 本节知识要点如下

(1)肌可反映神经系统功能正常与否，神经系统病变透过肌的症状(张力降低或升高、颤抖、瘫痪等)来表现。因此哪些动作不能做就说明哪些肌组瘫痪，哪些肌组由哪些神经支配等就成了诊断有关疾病的重要基础知识。

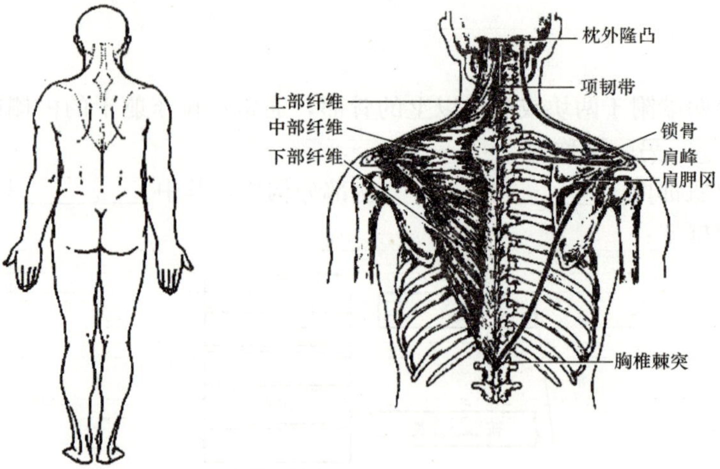

图 4-1　斜方肌

(2)教材对筋膜知识常写得过分简略，但筋膜知识对护理工作十分重要。不知、不识可能造成医疗事故，因此不能大意。

(3)局部记载的名称、位置、周界，如腹股沟三角、股三角、腘窝等，临床常用，应能摸认。

3. 本次课学习重点：骨骼肌的形态、分类及组成结构；主要肌的起止点和功能；肌性标志及临床应用。

4. 本次课学习难点：肌的起止点和骨骼肌的运动；肌的辅助结构。

5. 全身主要骨骼肌列表：

表 4-1　全身主要骨骼肌

名称			起点	止点	作用
头肌	表情肌	眼轮匝肌	颅骨各处	面部皮肤	牵动面部皮肤，产生各种表情
		口轮匝肌			
		枕额肌			
	咀嚼肌	颞肌	颞窝	下颌骨的冠突	上提下颌骨
		咬肌	颧弓	咬肌粗隆	
颈肌		胸锁乳突肌	胸骨柄和锁骨内侧 1/3	颞骨乳突	双侧收缩头后仰
背肌		斜方肌	枕外隆凸、项韧带、颈 7～胸 12 棘突	锁骨外侧、肩峰、肩胛冈	上提、下降肩胛；使肩胛向脊柱靠拢
		背阔肌	胸 7～腰 5 棘突	肱骨上端	内收、旋内等
		竖脊肌	骶骨背面、髂嵴后部	肋骨、椎骨、颞骨乳突	维持人体直立；后伸或侧屈脊柱
胸肌		胸大肌	锁骨内侧半、胸骨、1～5 肋软骨	肱骨	使肩关节前屈、内收、旋内
		肋间内肌	下位肋骨的上缘	上位肋骨的下缘	降肋，助呼气
		肋间外肌	上位肋骨的下缘	下位肋骨的上缘	提肋，助吸气
膈			胸廓下口	中心腱	呼吸、增加腹压

续表

名称		起点	止点	作用
腹肌	腹直肌	耻骨联合	5～7肋软骨、剑突	降胸廓、屈脊柱
	腹外斜肌	5～12肋	白线、腹股沟韧带、	缩小腹腔，增加腹压；前屈、侧屈或旋转脊柱
	腹内斜肌	胸腰筋膜、髂嵴	白线、耻骨梳	
	腹横肌	7～12肋、胸腰筋膜	白线、耻骨梳	
上肢肌	三角肌	锁骨外1/3段、肩峰、肩胛冈	肱骨肌粗隆	外展、屈、伸肩关节
	肱二头肌	肩关节盂、肩胛骨喙突	桡骨粗隆	屈肘
	肱三头肌	肩关节盂、肱骨后面	尺骨鹰嘴	伸肘
下肢肌	髂腰肌	腰椎、髂窝	股骨小转子	屈髋关节
	臀大肌	髂骨外面、骶尾骨背面	股骨臀肌粗隆	髋关节后伸、旋外
	股四头肌	髂前下棘	胫骨粗隆	伸膝关节
	小腿三头肌	股骨内外侧髁	跟骨后端	屈踝关节、屈膝关节

6. 肌的命名原则

骨骼肌可根据其形状、大小、位置、起止点、纤维方向和作用等命名。依形态命名的如斜方肌、菱形肌、三角肌、梨状肌等；依位置命名的如肩胛下肌、冈上肌、冈下肌、肱肌等；依位置和大小综合命名的有胸大肌、胸小肌、臀大肌等；依起止点命名的如胸锁乳突肌、肩胛舌骨肌等；依纤维方向和部位综合命名的有腹外斜肌、肋间外肌等；依作用命名的如旋后肌、咬肌等；依作用结合其他因素综合命名的如旋前圆肌、长收肌、指浅屈肌等。

课后习题

一、名词解释

1. 肌的起点

2. 浅筋膜

3. 肘窝

4. 腹股沟管

5. 股三角

二、单项选择题

1. 肌的形态分类不包括(　　)
A. 长肌　B. 短肌　C. 扁肌　D. 轮匝肌
E. 开大肌
2. 属于肌的结构的是(　　)
A. 浅筋膜　B. 深筋膜　C. 腱膜　D. 腱鞘
E. 滑膜囊
3. 颈部常用作肌性标志的肌是(　　)
A. 颈阔肌　B. 咬肌　C. 斜方肌　D. 胸锁乳突肌
E. 下颌舌骨肌
4. 关于膈的描述错误的是(　　)
A. 为向上膨隆的扁肌　B. 外周为肌性结构，中心为腱膜
C. 有三个裂孔　D. 收缩时膈顶上升，胸腔缩小
E. 收缩时膈顶下降，胸腔增大
5. 助呼气的肌肉是(　　)
A. 肋间内肌　B. 肋间外肌　C. 胸大肌　D. 胸小肌
E. 膈肌
6. 三角肌的作用是使肩关节(　　)
A. 屈　B. 伸　C. 环转　D. 内收
E. 外展
7. 全身体积最大的肌肉是(　　)
A. 三角肌　B. 斜方肌　C. 股四头肌　D. 小腿三头肌
E. 胸大肌
8. 股四头肌的主要作用是(　　)
A. 伸髋关节　B. 伸膝关节　C. 屈膝关节　D. 屈髋关节
E. 伸踝关节
9. 能伸髋关节的肌主要是(　　)
A. 梨状肌　B. 臀小肌　C. 臀中肌　D. 臀大肌
E. 髂腰肌
10. 左侧胸锁乳突肌收缩时面部转向(　　)
A. 左侧　B. 右侧　C. 下方　D. 上方
E. 后方

三、多项选择题

1. 属于肌辅助结构的是(　　)
A. 浅筋膜　B. 滑膜囊　C. 腱鞘　D. 肌腱
E. 深筋膜

2. 咀嚼肌包括(　　)

A. 颞肌　B. 咬肌　C. 面肌　D. 舌肌　E. 表情肌

3. 腹股沟韧带附着于(　　)

A. 髂前上棘　B. 髂结节　C. 耻骨结节　D. 耻骨联合上缘　E. 髂嵴

4. 属于呼吸肌的是(　　)

A. 肋间外肌　B. 膈　C. 胸大肌　D. 腹肌　E. 肋间内肌

5. 股四头肌的四个头包括为(　　)

A. 股直肌　B. 股内侧肌　C. 股外侧肌　D. 缝匠肌　E. 股中间肌

四、填空题

1. 膈为扁肌，其__________由肌束构成，__________为腱膜，称__________。膈的裂孔有__________、__________和__________。

2. 上肢肌按其所在部位分为__________、__________、__________和__________。

3. 手肌外侧群较发达，共同形成的丰满隆起称__________，内侧群共同形成__________。

4. 位于腹前壁正中线两侧的肌为__________。腹前外侧壁的扁肌由浅入深分别为__________、__________和__________。

5. 腹股沟管男性主要有__________通过，女性主要有__________通过。

6. 下肢肌按其所在部位分为__________、__________、__________和__________。

五、简答题

1. 浅筋膜位于何处？内含哪些结构？

2. 皮内注射部位最常选择在哪里？

3. 简述主要呼吸肌的位置和作用。

六、论述题

全身可用于肌内注射的骨骼肌主要有哪些？如何定位(查阅相关资料)？

七、填图题

背肌

①____________

②____________

③____________

④____________

⑤____________

⑥____________

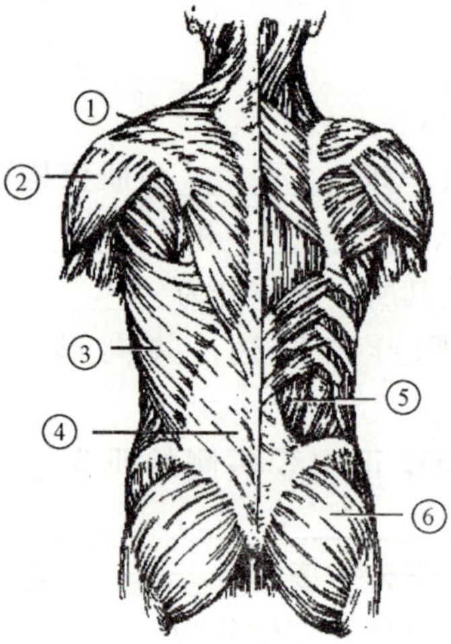

参考答案

一、名词解释

1. 肌的起点：肌肉靠近身体正中面或在肢体近端的附着处。
2. 浅筋膜：是皮肤深面的疏松结缔组织，也称皮下组织，有较多浅静脉及皮神经走行。
3. 肘窝：位于肘关节前方的三角形浅窝，内有肱动脉、肱静脉和正中神经通过。
4. 腹股沟管：是腹股沟内侧半的肌间裂隙，是腹壁的薄弱点；是腹壁疝的好发部位。
5. 股三角：大腿内上部由腹股沟韧带、缝匠肌及长收肌围成的三角形区域。在腹股沟韧带深面由外向内依次排列着股神经、股动脉和股静脉。

二、单项选择题

1.E 2.C 3.D 4.D 5.A 6.E 7.C 8.B 9.D 10.B

三、多项选择题

1. ABCE 2. AB 3. AC 4. ABE 5. ABCE

四、填空题

1. 外周 中间 中心腱 腔静脉孔 主动脉裂孔 食管裂孔
2. 肩肌 臂肌 前臂肌 手肌
3. 大鱼际 小鱼际
4. 腹直肌 腹外斜肌 腹内斜肌 腹横肌
5. 精索 子宫圆韧带
6. 髋肌 大腿肌 小腿肌 足肌

五、简答题

1. 解答：浅筋膜一般是位于真皮和深筋膜之间的一层脂肪膜性结构。内含脂肪、浅血管、淋巴管、皮神经等。

2. 解答：皮肤试验时选用皮内注射法，常选前臂前面下段。因该处皮肤较薄，皮色较淡，易于注射和辨认。预防接种时，常选用三角肌下缘部位注射，如卡介苗、百日咳疫苗等。

3. 解答：人体主要的呼吸肌有分布于肋间隙的肋间肌和封闭胸廓下口的膈肌。肋间肌又分浅层的肋间外肌和深层的肋间内肌。肋间外肌收缩能提肋，帮助吸气，肋间内肌则能降肋，帮助呼气。膈肌收缩时，膈顶下降，胸腔容积扩大，引起吸气；膈舒张时，膈顶升复原位，胸腔容积缩小，引起呼气。

六、论述题

解答：肌内注射最常用的注射部分为臀大肌，其次为臀中肌、臀小肌、股外侧肌及三角肌。

(1)臀大肌注射定位：

1)十字法：从臀裂顶点向左或右划一水平线，从髂嵴最高点向下作一垂直平分线，将臀部分为四个象限，其中外上象限为注射区。

2)连线法：从髂前上棘到尾骨连线的外、中三分之一为注射部位。

(2)臀中肌、臀小肌注射定位：

1)以食指尖和中指尖分别置于髂前上棘和髂嵴下缘处，在髂嵴、食指、中指之间构成一个三角形区域。注射部位在食指和中指构成的角内。

2)髂前上棘外侧三横指处。病儿应以其手指的宽度为标准。

(3)股外侧肌注射定位：位置为大腿中段外侧，一般成人可取髋关节下 10 cm 至膝上 10 cm 的一段范围，该处大血管、神经干很少通过，且部位较广，可供多次注射。

(4)三角肌注射定位：上臂外侧，肩峰下 2～3 横指处。此处肌肉较臀部肌肉薄，只能做小剂量注射。

七、填图题

①斜方肌 ②三角肌 ③背阔肌 ④胸腰筋膜 ⑤竖脊肌 ⑥臀大肌

第五章 消化系统

第一节 概述与消化腺

预习指导

一、阅读材料

班廷和胰岛素的发现

1922年，一位叫弗雷德里克·格兰特·班廷的加拿大人，发现了一种称为胰岛素的物质，它能够降低血糖，从而控制糖尿病。这一发现很快引起了全世界的轰动，近半个世纪以来困扰着生理学界、医学界的难关终于被攻破了，它为全世界的糖尿病人带来了福音。为了表彰班廷的这一杰出贡献，诺贝尔基金会授予他和另一位研究者麦克劳德1923年诺贝尔生理学或医学奖。但对班廷而言，胰岛素的发现却是偶然的、一瞬间的灵感。

1920年10月底，在安大略省西方大学医学院任实验助教的班廷，为了准备给学生讲授胰腺机能而查阅文献。在这个过程中，他遇到了一些当时还无法解释的难题。在当时，已经有人推测糖尿病的病因可能与胰岛有关。但实验中口服胰腺制成的试剂却对治疗糖尿病毫无裨益，所以这种推测不成立。这一推测引起了班廷的兴趣，他进一步查阅资料，了解到胆结石阻塞胰导管会引起除胰岛之外所有胰腺萎缩，这种胰脏不能分泌消化液，却不会使机体患糖尿病。

这一发现给了班廷很大的启示，它一方面证实了胰岛的特殊作用，另一方面让班廷想到了这样一个假设。胰腺的提取物之所以对治疗糖尿病无效，可能是因为制剂过程中胰腺酶将这种抗糖尿病激素破坏了。另外口服的过程中，消化酶也会将激素分解。这一推测是否正确，只要用胰腺萎缩(不含胰酶，只有胰岛)的胰腺制成药剂，用注射来对糖尿病进行治疗，看结果是否有效即可证明。

1921年4月，经过班廷的多次求助，苏格兰生理学教授麦克劳德终于同意资助班廷实验。5月，在助手白斯特帮助下，班廷开始实验。他们先给狗做胰管结扎，使其发生和胆结石堵塞胰导管造成的相同的胰腺萎缩症状。接着，他们摘除了另一条健康狗的胰脏，造成实验性糖尿病。到了7月27日，班廷从结扎的狗身上取出萎缩得只剩胰岛的胰腺，制成药剂，注入除去胰脏而患病的狗身上。他们发现，狗血糖量迅速下降，经数天治疗后，恢复了正常。之后，班廷又成功地用胰岛制剂降低了糖尿病人的血糖，证明了它对糖尿病的疗效。多年来许多学术权威未办到的事，被两位无名的青年在一个暑假内做到了。班廷将这种提取物称为胰岛素，从那一刻起，有数千万糖尿病人因为它获得了新生。

班廷这位无名的外科医生，能解决半个世纪以来许多学者、权威都束手无策的难题，绝不是凭运气。他有一种善于发现问题，敢于尝试用新方法解决问题的能力，他那种知难而上，不达目的不言放弃的精神是值得每一个人学习、借鉴的。

二、填空

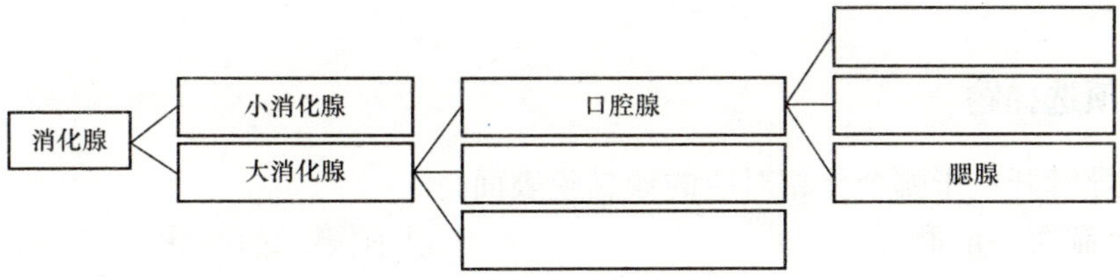

学习思路

1. 消化、呼吸、泌尿、生殖四个系统总称内脏，它们有共同的机能，即直接参加新陈代谢活动，因而有共同的结构特征：都由管道与腺体组成；管道与外界相通，腺体开口于管道。学习应善于抓共性，然后分析特性，促进理解记忆。

2. 内脏器官的位置是学习的重点之一。器官位于体内，故需明确其体表投影位置。特别需注意大部分内脏器官会随体位、本身的机能状态、邻近器官的机能状态、年龄等的变化而变化。

3. 食物消化分机械性消化(磨碎、搅拌、推送、括约)和化学性消化(营养素的分解吸收)两种方式，消化道头端还有重要的语言功能。完成这些机能的结构分别成为消化道各段的特征，这是理解消化系统的一把钥匙。

4. 插胃管和肛门插管是常用的诊治及护理技术。操作不当，后果严重。对咽、食管、直肠的立体形象必须十分熟悉。

5. 本节重点：胸、腹部标志线及腹部分区；肝的位置、形态及微细结构。输胆管道的组成；胰的位置、形态和微细结构。

6. 本节难点：肝的微细结构；肝的血循环。

课后习题

一、名词解释

1. 咽淋巴环

2. 胃小凹

3. 肝小叶

4. 窦周间隙

5. 肝门管区

6. 胰岛

二、单项选择题

1. 腮腺导管开口于哪个牙相对应的颊黏膜表面(　　)
   A. 上颌第一前磨牙　　B. 上颌第二前磨牙
   C. 上颌第一磨牙　　D. 上颌第二磨牙
   E. 上颌第三磨牙
2. 下颌下腺导管开口于(　　)
   A. 舌下襞　　B. 舌下阜　　C. 舌系带　　D. 舌乳头
   E. 舌黏膜
3. 胃底腺的壁细胞分泌(　　)
   A. 盐酸　　B. 胃蛋白酶　　C. 钠离子　　D. 黏液
   E. 溶菌酶
4. 关于胃底腺主细胞的描述，哪项为错(　　)
   A. 又称胃酶细胞　　B. 分布在腺的中、下部
   C. 胞质嗜碱性　　D. 数量较多
   E. 能分泌胃蛋白酶
5. 从肝门出入的结构不包括(　　)
   A. 神经　　B. 肝门静脉　　C. 肝固有动脉　　D. 肝静脉
   E. 肝管
6. 关于肝门管区的三种管道的描述，下述哪项为错(　　)
   A. 小叶间动脉来自肝固有动脉　　B. 小叶间静脉来自肝静脉
   C. 小叶间胆管汇合成肝管　　D. 三种管道相互伴行
   E. 小叶间动、静脉的分支通肝窦
7. 下列关于成人肝的位置和体表投影的描述，哪项是错误的(　　)
   A. 大部分位于右季肋区和腹上区
   B. 肝上界的最高点在左侧相当于左锁骨中线与第 5 肋间隙的交点
   C. 肝上界的最高点在右侧相当于右锁骨中线与第 5 肋的交点
   D. 成人肝下界可达右肋弓下方 2 cm 处
   E. 平静呼吸时，肝可上、下移动 2～3 cm

8. 与肝的防御功能有关的细胞是(　　)
A. 肝细胞　B. 肝窦的内皮细胞
C. 小叶间血管的内皮细胞　D. 肝巨噬细胞
E. 贮脂细胞
9. 胆囊底的体表投影在(　　)
A. 左锁骨中线与第 5 肋交点处稍下方　B. 右锁骨中线与第 5 肋交点处稍下方
C. 右锁骨中线与右肋弓交点处稍下方　D. 左锁骨中线与左肋弓交点处稍下方
E. 剑突的稍下方
10. 关于胆总管的说法正确的是(　　)
A. 由胆小管和小叶间胆管汇合而成　B. 由小叶间胆管和肝管汇合而成
C. 由肝左管和肝右管汇合而成　D. 由肝左管、肝右管和胆囊管汇合而成
E. 由肝总管和胆囊管汇合而成

三、多项选择题

1. 胃底腺的壁细胞可分泌(　　)
A. 黏液　B. 胃蛋白酶　C. 盐酸　D. 胃蛋白酶原
E. 内因子
2. 进出肝门的结构是(　　)
A. 肝固有动脉　B. 肝静脉　C. 肝门静脉　D. 肝管
E. 神经
3. 下列关于胆囊的描述，正确的是(　　)
A. 位于肝的膈面
B. 分底、体、颈和管四部分
C. 有分泌、贮存和浓缩胆汁的功能
D. 胆囊底的体表投影在右锁骨中线与右肋弓交点的稍下方
E. 胆囊管与肝左、右管汇合成肝总管
4. 胆总管(　　)
A. 由左、右肝管汇合而成　B. 由肝总管和胆囊管汇合而成
C. 在肝十二指肠韧带内下行　D. 其末端与胰管合并形成肝胰壶腹
E. 开口于十二指肠大乳头
5. 胰(　　)
A. 为腹膜内位器官　B. 横卧于腹后壁
C. 分为头、体、尾三部分　D. 胰头被十二指肠所环抱
E. 胰管与胆总管汇合形成肝胰壶腹，开口于十二指肠大乳头

四、填空题

1. 肝大部分位于＿＿＿＿＿＿和＿＿＿＿＿＿，小部分位于＿＿＿＿＿。成人在＿＿＿＿＿不能触及肝脏。

2. 7 岁以下儿童，肝的下界可超过肋弓下缘，但一般不会超过__________。

3. 胆囊位于__________内，有__________和__________胆汁的作用。

4. 胆囊可分为__________、__________、__________和__________四部分。

5. 胆囊底的体表投影在__________与__________交点的稍下方。

6. 胰位于__________，在__________的水平。胰分为__________、__________、__________三部分。

7. 胃底腺的壁细胞分泌__________和__________，主细胞分泌__________。

8. 肝的基本结构和功能单位是__________，其中央有一条沿其长轴走行__________；肝细胞以其为中心呈放射状排列称__________；其间有__________；相邻的肝细胞之间还有__________。

9. 胰岛的 A 细胞可分泌__________，胰岛素是由__________细胞分泌的。

10. 肝门管区内含__________、__________和__________。

五、简答题

1. 胰位于何处？外形上可分为哪几部分？

2. 胃腺包括哪几种，简述胃底腺的组成和功能。

3. 请说明肝小叶的结构。

六、论述题

1. 试述肝的位置、形态及成人肝上、下界的体表投影。

2. 胆汁由何处分泌？何谓输胆管道？胆汁在平时和进食时的排出途径。

3. 试述三对唾液腺的名称、位置及导管开口部位。

七、填图题

1. 肝的膈面

①________________

②________________

③________________

④________________

⑤________________

⑥________________

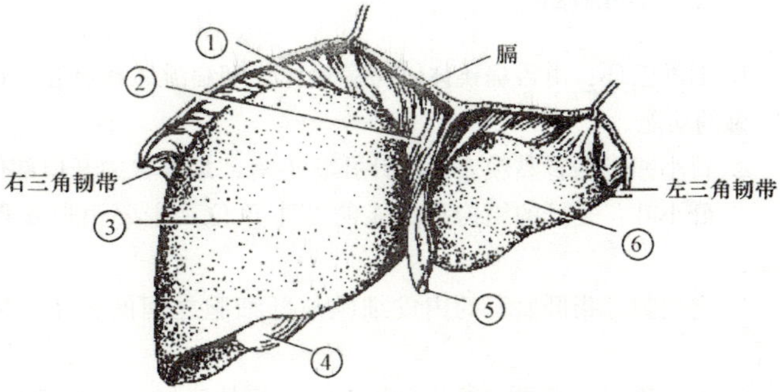

2. 肝的微细结构

①________________

②________________

③________________

④________________

⑤________________

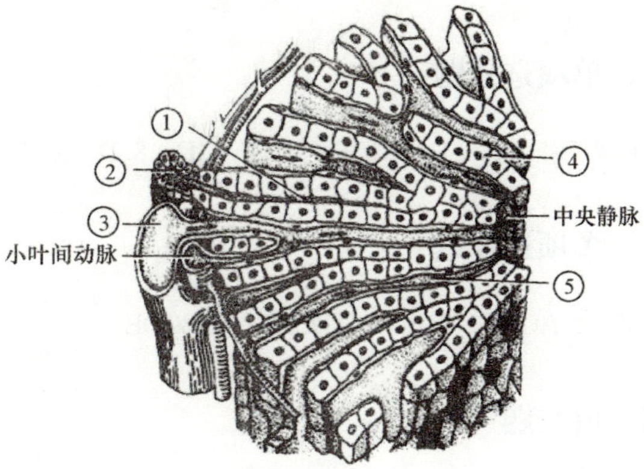

3. 胆汁的产生及排出途径

①________________

②________________

③________________

④________________

⑤________________

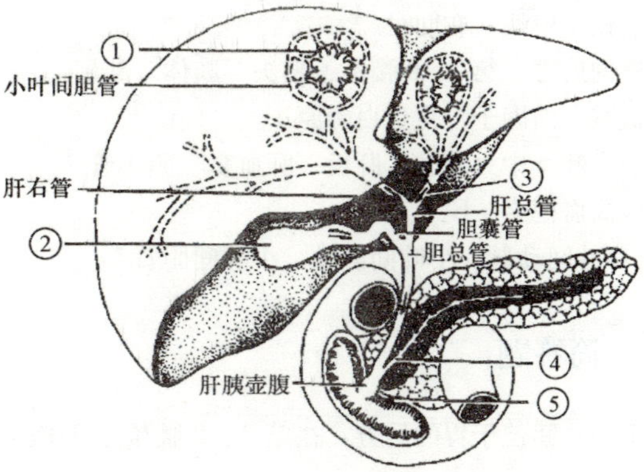

参考答案

一、名词解释

1. 咽淋巴环：由舌扁桃体、腭扁桃体、咽扁桃体在鼻腔、口腔的通咽处，共同形成的淋巴组织环，具有防御的功能。

2. 胃小凹：为胃黏膜表面的针孔状小窝，是胃腺的开口部位。

3. 肝小叶：是肝的结构和功能的基本单位，主要由肝细胞组成，包括中央静脉、肝板（肝索）和肝血窦。

4. 窦周隙：指肝血窦的内皮细胞与肝细胞之间的狭小间隙，是肝细胞与血液之间进行物质交换的场所。

5. 肝门管区：是指相邻几个肝小叶之间的区域，含有较多的结缔组织，并有小叶间胆管、小叶间动脉和小叶间静脉通过。

6. 胰岛：为散于胰外分泌部之间的内分泌细胞团，属于胰的内分泌部，可分泌胰岛素等多种激素。

二、单项选择题

1. D　2. B　3. A　4. E　5. D　6. B　7. D　8. D　9. C　10. E

三、多项选择题

1. CE　2. ACDE　3. BD　4. BCDE　5. BCDE

四、填空题

1. 右季肋区　腹上区　左季肋区　右肋弓下缘
2. 2 cm
3. 肝脏面的胆囊窝　贮存　浓缩
4. 胆囊底　胆囊体　胆囊颈　胆囊管
5. 右锁骨中线　右肋弓
6. 胃的后方　第1、2腰椎　胰头　胰体　胰尾
7. 盐酸　内因子　胃蛋白酶原
8. 肝小叶　中央静脉、肝板　肝血窦　胆小管
9. 胰高血糖素　B
10. 小叶间动脉　小叶间静脉　小叶间胆管

五、简答题

1. 解答：胰位于胃的后方，在第1、2腰椎水平横贴于腹后壁。外形上可分为胰头、胰体和胰尾三部分。

2. 解答：胃腺包括贲门腺、幽门腺和胃底腺。胃底腺由主细胞、壁细胞和颈黏液细胞组成，主细胞分泌胃蛋白酶原，壁细胞分泌盐酸和内因子，颈黏液细胞分泌黏液。

3. 解答：肝小叶的中轴为贯穿其中的中央静脉；肝细胞以中央静脉为中心，呈放射状排列形成肝板；相邻肝板之间的间隙为肝窦，内有血液和肝巨噬细胞；肝窦内皮细胞与肝细胞之间的间隙为窦周间隙，内有血浆和贮脂细胞；在肝板内，相邻肝细胞之间的小管为胆小管，内有胆汁。

六、论述题

1. 解答：(1)位置：肝大部分位于右季肋区和腹上区，小部分位于左季肋区。

(2)形态：呈楔形，分上下两面，前后两缘。上面与膈相邻，称膈面，借镰状韧带分成肝左叶和肝右叶。下面称脏面。脏面有呈“H”形的沟，横沟称肝门，是肝固有动脉、肝门静脉、肝管及神经、淋巴管出入肝的部位。右纵沟前部称胆囊窝，容纳胆囊；右纵沟后部称腔静脉沟，内有下腔静脉通过。左纵沟前部有肝圆韧带，后部有静脉韧带。肝的脏面借“H”形的沟分为肝左叶、肝右叶、方叶和尾状叶四部分。

(3)体表投影：上界一般与膈的穹隆一致，最高点在右侧相当于右锁骨中线与第 5 肋的交点，左侧相当于左锁骨中线与第五肋间隙的交点。下界在右侧大致与右肋弓一致，在腹上区则可达剑突下约 3 cm。7 岁以下儿童，肝下界可超过肋弓下缘，但不会超过 2 cm

2. 解答：胆汁由肝细胞分泌。将胆汁输送到十二指肠或胆囊的管道称为输胆管道。平时，因为肝胰壶腹括约肌处于收缩状态，肝分泌的胆汁经胆小管→小叶间胆管→肝左、右管→肝总管→胆囊管→胆囊贮存与浓缩。进食时肝胰壶腹括约肌舒张，肝分泌的胆汁经胆小管→小叶间胆管→肝左、右管→肝总管→胆总管→肝胰壶腹→十二指肠大乳头→十二指肠腔内。同时，胆囊收缩，胆囊内胆汁经胆囊管→胆总管→肝胰壶腹→十二指肠大乳头→十二指肠腔内。

3. 解答：腮腺位于耳的前下方，并伸至下颌支与胸锁乳突肌之间的窝内，腮腺导管开口于上颌第 2 磨牙所对应的颊黏膜表面。下颌下腺位于下颌体的深面，腺管开口于舌下阜。舌下腺位于舌下襞的深面，腺管开口于舌下阜与舌下襞。

七、填图题

1. ①冠状韧带 ②镰状韧带 ③肝右叶 ④胆囊 ⑤肝圆韧带 ⑥肝左叶
2. ①胆小管 ②小叶间胆管 ③小叶间静脉 ④肝索 ⑤肝血窦
3. ①胆小管 ②胆囊 ③肝左管 ④胰管 ⑤十二指肠大乳头

第二节 消化管与腹膜

预习指导

一、阅读材料

(一)胃的“天敌”——幽门螺旋杆菌

千百年来，人类遭受着诸如胃炎、胃溃疡乃至胃癌的折磨。病根何在呢？早先，医学专家将目光锁定在精神压力与生活方式不健康导致的胃酸分泌异常上，有的学者甚至提出“无酸不溃疡”的观点。然而，20 世纪 80 年代，两位澳大利亚医生破天荒地打破了这一医学教条，革命性地改变了医学界对胃病的传统理念与治疗方法，为全球数以亿计的患者带来了福音。他们本人也因之获得了2005年诺贝尔生理或医学奖。

两位医生的最大贡献，就在于先驱性地发现了胃病的真凶——幽门螺旋杆菌。早在1982年，供职于澳大利亚珀斯的沃伦与马歇尔，在对死者进行尸检时发现，近一半死者的胃下部寄生着一种细菌，而寄生细菌的部位总是存在着发炎现象。于是他们采集样本培养出了这种细菌，起名为幽门螺旋杆菌。其后，为获得这种细菌致病的证据，马歇尔还以身"试"菌，服食了培养的幽门螺旋杆菌，结果果然患上了胃炎。接下来，两人又借助于胃镜对100例胃病患者进行了观察，发现所有胃溃疡病人的胃内都有这种细菌繁衍。

这一发现至少有两大意义：一是找到了导致胃病的真凶，从而将原先人们眼中的生活方式病，变成了一种感染性疾病，而感染性疾病人类可利用抗生素治愈；二是为某些疑难疾病开辟了新的研究途径。自从幽门螺旋杆菌问世以来，全球范围内的相关研究急剧升温，科学家已将视野从胃炎、胃溃疡等扩展到了癌症(如胃癌、淋巴癌)、风湿性关节炎等病种，力争找到对付这些疑难杂症的办法。正如诺贝尔奖评审委员会的评价：幽门螺旋杆菌的发现加深了人类对慢性感染、炎症和癌症之间关系的认识。

(二)胃为什么不会把自己消化掉?

人的胃能消化所有的食物，但是，正常情况下它却不会将自身消化掉，这是为什么呢?

首先得益于胃黏膜上皮表层存在一种碱性黏液物质，足以抵抗盐酸与胃蛋白酶的伤害。其次，胃壁黏膜上皮细胞经常更新，旧的上皮细胞不断地从表面脱落，新生的上皮细胞取而代之。有人估计，人的胃每分钟约有50万个细胞脱落，胃黏膜上皮每3天就全部更新1次，即使胃的黏膜受到了伤害，也可以在几天甚至几小时内完全修复。可见人的胃并不是不会"消化"自己，而是在被"消化"到某种程度后就会立即自我更新。胃就是依靠这种神奇的自我防御、修复机制保护了自身的。

那么，既然胃有如此神奇的自我修复功能，为什么又会发生溃疡病呢? 可以这样来理解：胃的自我修复功能是有限度的，正常情况下可以能够做到；但如果破坏的因素太大，超过了自我修复的能力，胃溃疡就产生了。比如幽门螺旋杆菌的感染、空腹服用阿司匹林等刺激性强的药物，或某些精神因素导致胃酸分泌过多，胃就可能发生难以修复的自我消化，进而形成溃疡病。

总的说来，人类目前对胃的认知还很有限，胃可能存在着其他防止自伤的机制，等待人们进一步去挖掘。

二、填空

1. 大肠的特征性结构包括__________、__________和__________。
2. 人的一生有__________和__________两套牙。
3. 完成知识框架图

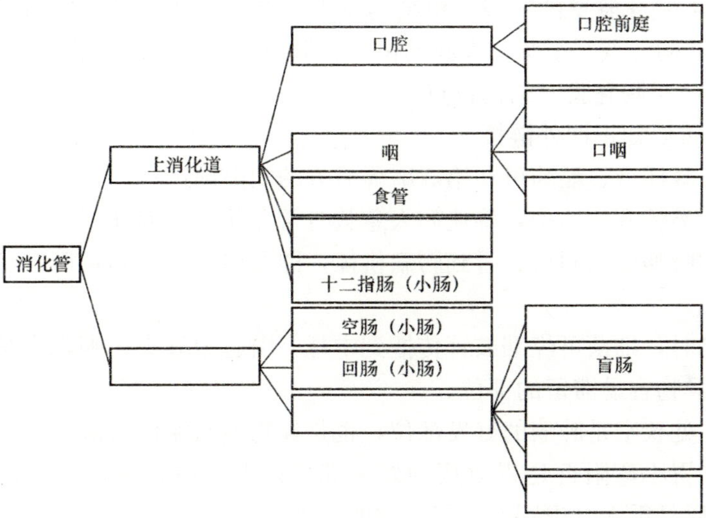

学习思路

1. 食物的消化是从口腔开始的，食物在口腔内以机械性消化（食物被磨碎）为主，因为食物在口腔内停留时间很短，故口腔内的消化作用不大。食物从食道进入胃后，即受到胃壁肌肉的机械性消化和胃液的化学性消化作用，此时，食物中的蛋白质被胃液中的胃蛋白酶（在胃酸参与下）初步分解，胃内容物变成粥样的食糜状态，小量地多次通过幽门向十二指肠推送。食糜由胃进入十二指肠后，开始了小肠内的消化。小肠是消化、吸收的主要场所。食物在小肠内受到胰液、胆汁和小肠液的化学性消化以及小肠的机械性消化，各种营养成分逐渐被分解为简单的、可吸收的小分子物质在小肠内吸收。因此，食物通过小肠后，消化过程已基本完成，只留下难以消化的食物残渣，从小肠进入大肠。大肠内无消化作用，仅具一定的吸收功能，吸收少量水、无机盐和部分维生素。

2. 腹膜作为浆膜之一，由间皮及其下薄层结缔组织构成，因此它具有上皮组织所具有的功能（保护、分泌、吸收）。浆膜适应器官活动的需要而产生。没有活动度的器官没有浆膜覆盖。受别的活动器官摩擦时，被摩擦的一面即有浆膜覆盖。器官容积改变而位置不变时，腹膜覆盖其大部分表面。因机能需要，摆动位移明显的器官如胃、肠、输卵管等则全体被浆膜覆盖，但由于神经血管进出，覆盖不可能完全，而且进而形成覆盖成排的神经血管的双层浆膜襞。该襞联于腹壁者名为系膜、韧带；联于器官与器官之间者名为网膜。空回肠全长均连有系膜，总长达 5 米，但附于腹后壁的系膜根总长只有 15 cm 左右，可见它像折扇那样展开散布。通过腹膜的学习应对器官的位置和功能有更深的了解。

3. 对腹膜的配布，教材中有两个相互垂直的切面图，让学生想象理解，这是一个典型的形象思维操练方法。想象是解剖学习所必须，同学们应刻苦练习，提高自己形象思维的水平。

4. 利用腹膜血运丰富，能行双向渗透的特点，临床上设计了大网膜远距离移植，让腹腔血流灌溉大脑；大网膜填塞胸部慢性脓腔；腹膜透析等，值得对此感兴趣的同学做进一步了解。

5. 本节重点：消化管壁的一般组织结构特点；食管的狭窄及临床意义；胃的位置、形态、分部和胃壁结构特点。小肠、大肠的位置、形态、分部及黏膜的结构特点。

6. 本节难点：小肠黏膜的结构特点。

7. 消化系统重要知识课外链接

(1)临床上急救插管、灌药可在第 3 磨牙后方的间隙内进行。

(2)人中是人类特有的结构，昏迷病人急救时常在此指压或针刺。

(3)腭舌弓和腭咽弓之间可以看到腭扁桃体，即习惯上说的扁桃腺，常因感染引起扁桃体炎。

(4)咽部感染时，细菌可经咽鼓管传播到中耳，引起中耳炎；咽隐窝是鼻咽癌的好发部位；梨状隐窝是异物容易滞留的部位。

(5)食管的 3 处狭窄是肿瘤的好发部位，也是异物容易滞留的部位。

(6)幽门部和胃小弯附近是胃溃疡的好发部位；十二指肠球是十二指肠溃疡的好发部位；十二指肠悬肌是手术时识别空肠起始端的标志。

(7)盲肠的 3 条结肠带汇集处与阑尾根部相连，是阑尾手术时寻找阑尾的重要标志。麦氏点是确定手术切口的标志。

(8)做直肠镜或乙状结肠镜检查时，应注意直肠的两个弯曲和直肠横襞，以免造成直肠损伤。

(9)肛窦内容易积存粪屑，引起肛窦炎；齿状线是黏膜和皮肤的分界线，齿状线以上的黏膜深面和以下的皮下组织中都含有丰富的静脉丛，由于病理原因，静脉丛曲张突起形成痔，齿状线以上称内痔，齿状线以下称外痔。

(10)在站立和半卧位时，男性的直肠膀胱陷凹和女性的直肠子宫陷凹是腹膜腔最低部位，如腹腔内有积液，常首先集聚于此处。上述陷凹是穿刺引流常选择的部位，男性可经直肠穿刺，女性可经阴道后穹穿刺。

课后习题

一、名词解释

1. 上消化道

2. 下消化道

3. 口腔前庭

4. 咽峡

5. 十二指肠球

6. 回盲瓣

7. 麦氏点

8. 肛窦

9. 齿状线

10. 肝门

11. 肝胰壶腹

12. 腹膜腔

13. 直肠子宫陷凹

二、单项选择题

1. 关于胸部标志线的描述，哪项不正确(　　)
   A. 前正中线是通过人体前面正中所作的垂线
   B. 胸骨线是通过胸骨外侧缘最宽处所作的垂线
   C. 锁骨中线是通过锁骨中点所作的垂线
   D. 腋中线是通过腋前、后线之间中点的垂线
   E. 肩胛线是通过肩胛骨上角所作的垂线
2. 上消化道是指下列哪段消化管(　　)
   A. 从口腔到食管　　B. 从口腔到胃
   C. 从口腔到十二指肠　　D. 从口腔到空肠
   E. 从口腔到回肠
3. 消化管一般结构由内向外依次为(　　)
   A. 上皮、固有层、肌层、外膜　　B. 上皮、黏膜下层、肌层、外膜
   C. 黏膜、肌层、浆膜　　D. 上皮、黏膜下层、纤维膜
   E. 黏膜、黏膜下层、肌层、外膜
4. 消化管的肌层(　　)
   A. 全部由平滑肌构成　　B. 全部由骨骼肌构成
   C. 大部分由平滑肌构成　　D. 大部分由骨骼肌构成
   E. 大部分由平滑肌和骨骼肌混合构成
5. 牙的形态包括(　　)
   A. 牙根、牙颈、牙冠　　B. 釉质、牙骨质、牙质
   C. 牙腔、牙髓、牙槽　　D. 牙槽骨、牙周膜、牙龈
   E. 牙根、牙质、牙腔

6. 下列关于口腔的描述，哪项是错误的(　　)
   A. 是消化管的起始部
   B. 前壁是上、下牙弓
   C. 经咽峡与咽相通
   D. 以腭与鼻腔相隔
   E. 分为口腔前庭和固有口腔
7. ⌈6表示(　　)
   A. 左下颌第 1 磨牙
   B. 右下颌第 1 乳磨牙
   C. 右下颌第 1 磨牙
   D. 左下颌第 2 乳磨牙
   E. 左下颌第 3 磨牙
8. 关于咽的描述，哪项是错误的(　　)
   A. 为前后略扁的肌性管道
   B. 是消化道和呼吸道共用的通道
   C. 长约 25 cm
   D. 下端移行为食管
   E. 借咽峡与口腔相通
9. 咽(　　)
   A. 为各壁完整的器官
   B. 分为鼻咽和喉咽两部分
   C. 上端附于颅底
   D. 下端在第 6 颈椎平面接气管
   E. 其后方为食管
10. 咽鼓管咽口的位置在(　　)
   A. 鼻咽的侧壁
   B. 鼻咽的后壁
   C. 口咽的侧壁
   D. 口咽的后壁
   E. 喉咽的侧壁
11. 有关咽交通的描述，错误的是(　　)
   A. 借鼻后孔向前通鼻腔
   B. 借咽峡向前通口腔
   C. 借喉的入口向前接气管
   D. 经咽鼓管通中耳
   E. 向下通食管
12. 黏膜上皮为复层扁平上皮的消化管是(　　)
   A. 食管
   B. 胃
   C. 十二指肠
   D. 回肠
   E. 结肠
13. 食管的第一狭窄处距切牙(　　)
   A. 15 cm
   B. 25 cm
   C. 35 cm
   D. 45 cm
   E. 55 cm
14. 食管的第二个狭窄位于(　　)
   A. 与右支气管交叉处
   B. 穿膈处
   C. 行经胸廓上口处
   D. 距中切牙 25 cm 处
   E. 与主动脉交叉处
15. 食管第三个狭窄距切牙距离是(　　)
   A. 20 cm
   B. 40 cm
   C. 15 cm
   D. 50 cm
   E. 35 cm
16. 胃中等充盈时，大部分位于(　　)
   A. 右季肋区
   B. 左季肋区
   C. 腹上区
   D. 脐区
   E. 左季肋区和腹上区

17. 角切迹(　　)
A. 是食管和胃底之间的夹角
B. 是幽门管和幽门窦的分界
C. 位于贲门部和胃体之间
D. 是胃体和幽门部的分界
E. 为胃大弯的最低处

18. 胃壁的组织结构从内到外依次为(　　)
A. 黏膜、肌层、外膜
B. 黏膜、黏膜下层、外膜
C. 黏膜、外膜
D. 黏膜、肌层、黏膜下层、外膜
E. 黏膜、黏膜下层、肌层、浆膜

19. 胃可分为哪几部分(　　)
A. 胃底、胃体、胃窦
B. 胃体、胃小弯、胃大弯、胃底
C. 胃底、胃体、幽门部、贲门部
D. 胃大弯、幽门部、贲门部、胃体
E. 胃小弯、贲门部、幽门管、胃底

20. 十二指肠大乳头位于(　　)
A. 十二指肠球
B. 降部的后内侧壁
C. 水平部的前壁
D. 上部的前壁
E. 升部的后壁

21. 有关空、回肠错误的说法是(　　)
A. 空肠位于左上腹，回肠在右下腹
B. 空肠占空、回肠全长的 3/5
C. 空肠管径大，回肠管径小
D. 空肠壁厚，回肠壁薄
E. 空肠血管丰富，回肠血管较少

22. 有关回肠的说法，何者错误(　　)
A. 是小肠的末端
B. 环状壁高而密
C. 全长有系膜
D. 管壁比空肠细
E. 表面无肠脂垂

23. 组成肠绒毛中轴的结构不包括(　　)
A. 吸收细胞和杯形细胞
B. 散在的平滑肌纤维
C. 毛细淋巴管
D. 毛细血管
E. 结缔组织

24. 关于小肠微细结构的描述，下列哪项是错误的(　　)
A. 环状襞、绒毛、微绒毛扩大了小肠吸收表面积
B. 绒毛是黏膜上皮和固有层向肠腔的突起
C. 固有层内有肠腺
D. 黏膜的上皮内不含杯形细胞
E. 固有层内有淋巴组织

25. 小肠内与脂肪吸收有关的结构是(　　)
A. 毛细血管
B. 中央乳糜管
C. 肠腺
D. 结缔组织
E. 平滑肌纤维

26. 具有结肠带、结肠袋、肠脂垂的消化管是（　　）

A. 大肠　　B. 阑尾

C. 空肠与回肠　　D. 直肠与肛管

E. 盲肠与结肠

27. 没有结肠带、结肠袋、肠脂垂的是（　　）

A. 直肠　　B. 升结肠

C. 降结肠　　D. 盲肠

E. 横结肠

28. 麦氏点位于（　　）

A. 脐与右髂结节连线的中、外 1/3 交点处

B. 脐与右髂前上棘连线的中 1/3 处

C. 脐与右髂嵴连线的中 1/3 处

D. 脐与右髂结节连线的中、内 1/3 交点处

E. 脐与右髂前上棘连线的中、外 1/3 交点处

29. 关于直肠的描述正确的是（　　）

A. 在骨盆腔内垂直下行　　B 穿过尿生殖膈止于肛门

C. 直肠下端膨大称直肠壶腹　　D 直肠内有环行皱襞

E. 表面有结肠带、结肠袋和肠脂垂

30. 临床上区别内、外痔的标志是（　　）

A. 肛柱　　B. 肛瓣　　C. 肛窦　　D. 齿状线

E. 白线

31. 腹膜腔（　　）

A. 内含大量浆液

B. 由衬于腹、盆腔脏器表面的脏腹膜相互移行而成

C. 由衬于腹、盆腔内面的壁腹膜相互移行而成

D. 由壁腹膜与脏腹膜相互移行围成

E. 男、女性的腹膜腔都是密闭的腔隙

三、多项选择题

1. 下消化道包括（　　）

A. 空肠　　B. 胃　　C. 回肠　　D. 十二指肠

E. 结肠

2. 关于舌的说法正确的是（　　）

A. 分为舌尖和舌体两部分

B. 舌下面有舌系带

C. 舌下面的黏膜深面含有丰富的静脉丛，某些药物可经此迅速吸收

D. 舌乳头能感受味觉和触觉

E. 一侧颏舌肌损伤，伸舌时舌尖偏向对侧

3. 咽的描述正确的是(　　)
   A. 是消化道和呼吸道的共用通道
   B. 位于颈椎前方，上附颅底
   C. 在第六颈椎下缘平面与气管相续
   D. 可分为鼻咽、口咽和喉咽
   E. 与中耳鼓室相通
4. 关于胃的说法何者正确(　　)
   A. 胃有两口、两缘和两壁
   B. 可分胃底、胃体、贲门部和幽门部
   C. 幽门部可分为左侧的幽门管和右侧的幽门窦
   D. 胃大部分位于右季肋区
   E. 胃小部分位于腹上区
5. 关于十二指肠的描述，正确的是(　　)
   A. 是小肠的起始段，长约 15 厘米
   B. 呈“C”形包绕胰头
   C. 十二指肠球(十二指肠壶腹)是十二指肠溃疡的好发部位
   D. 降部的后内侧壁有十二指肠大乳头
   E. 十二指肠空肠曲被十二指肠悬肌固定于腹后壁
6. 有关空、回肠的说法，正确的是(　　)
   A. 空肠位于腹腔的右上部，回肠位于腹腔的左下部
   B. 空肠占空、回肠全长近侧的 2/5
   C. 空肠管径较粗，管壁较厚，血管较多
   D. 回肠管径较细，管壁较薄，血管较多
   E. 空肠有孤立淋巴滤泡，回肠有孤立淋巴滤泡和集合淋巴滤泡
7. 组成小肠绒毛中轴的结构有(　　)
   A. 杯状细胞　　B. 吸收细胞　　C. 毛细血管　　D. 中央乳糜管
   E. 平滑肌纤维
8. 阑尾(　　)
   A. 连于盲肠的后内侧壁
   B. 多位于右髂窝内
   C. 三条结肠带汇集于阑尾根部
   D. 阑尾根部体表投影点称麦氏点
   E. 麦氏点位于脐与髂前上棘连线的中、内 1/3 的交点处
9. 有结肠带、结肠袋和肠脂垂的消化管是(　　)
   A. 回肠　　B. 盲肠　　C. 结肠　　D. 阑尾
   E. 直肠
10. 直肠(　　)
    A. 直肠位于盆腔内，上接乙状结肠
    B. 直肠上部的弯曲凸向前称骶曲，下部的弯曲凸向后称会阴曲
    C. 齿状线由肛柱下端和肛瓣的边缘共同围成
    D. 齿状线与白线之间的环行带称痔环
    E. 肛门外括约肌可括约肛门，控制排便

11. 构成小网膜的结构是(　　)
A. 肝胃韧带　　B. 肝圆韧带　　C. 镰状韧带　　D. 脾胃韧带
E. 肝十二指肠韧带

四、填空题

1. 消化系统由__________和__________组成。
2. 口腔以上、下颌牙弓为界，分为前外侧的__________和后内侧的__________两部分。
3. 舌的上面称__________，其前2/3称__________，后1/3称__________。
4. 舌乳头分为__________、__________、__________和__________四种，其中__________乳头内没有味蕾。
5. 两侧颏舌肌同时收缩，可使舌__________，一侧收缩使舌尖伸向__________。
6. 牙的外形可分为__________、__________、__________三部分。
7. 牙的构造由__________、__________、__________和__________四部分构成。
8. 牙周组织包括__________、__________和__________三部分
9. 咽是__________和__________的共用通道，自上而下分为__________、__________和__________三部分。
10. 在鼻咽部的侧壁上有__________，可与__________相通。
11. 咽隐窝位于__________是__________的好发部位。
12. 在口咽部的外侧壁有__________，位于__________和__________之间的隐窝(扁桃体窝)内。
13. 食管全长约__________ cm，以胸骨颈静脉切迹、膈为界分为__________、__________和__________三段。
14. 胃分为4部分：__________、__________、__________和__________。
15. 胃在中度充盈时，大部分位于__________，小部分位于__________。
16. 小肠上接__________，下续__________，成人全长__________ m。
17. 小肠可分为__________、__________和__________三部分。
18. 十二指肠呈“C”形包绕__________，分为__________、__________、__________和__________四部分。
19. 大肠的起始段续接__________，末端止于__________，全长约__________。
20. 大肠可分为__________、__________、__________、__________和__________五部分。
21. 盲肠和结肠具有三种特征性结构：__________、__________、__________。
22. 阑尾根部的体表投影在__________与__________连线的__________交点处。
23. 直肠位于__________内，直肠并非直管，在矢状面上有两个弯曲，上部称__________；下部称__________。
24. 在直肠壶腹内有2～3个半月形的皱襞称__________。
25. 肛管内面有6～10条纵行的黏膜皱襞称__________，其下端之间彼此借半月形黏膜皱襞相连称__________，两者之间围成向上开口的凹窝称__________。
26. 腹膜形成的系膜有__________、__________、__________和__________。

27. 腹膜腔的最低部位在男性有__________；在女性有__________和__________。

28. 消化管的管壁由内向外依次由__________、__________、__________和__________组成。

29. 食管的黏膜上皮是__________，食管的肌层在其上 1/3 段为__________；下 1/3 段为__________。

30. 胃黏膜表面可见许多针孔状小凹称__________，是__________的开口。

31. 小肠绒毛的上皮为__________上皮，主要由__________和__________构成。

32. 小肠绒毛中轴为__________，内有 1～2 条纵形的毛细淋巴管称__________，其周围有丰富的__________和散在的__________。

33. 可扩大小肠吸收表面积的结构为__________、__________和__________。

五、简答题

1. 咽分为哪几部？各部分别通向何器官？

2. 简述食管三处狭窄的位置及其与中切牙的距离。

3. 十二指肠的形态如何？分为几部分？十二指肠大乳头位于何处？

4. 简述小肠黏膜的结构特点。

六、论述题

1. 试述胃的位置、形态和分部。

2. 试述直肠的位置、形态特点及其临床意义。

七、填图题

1. 胃形态与分部

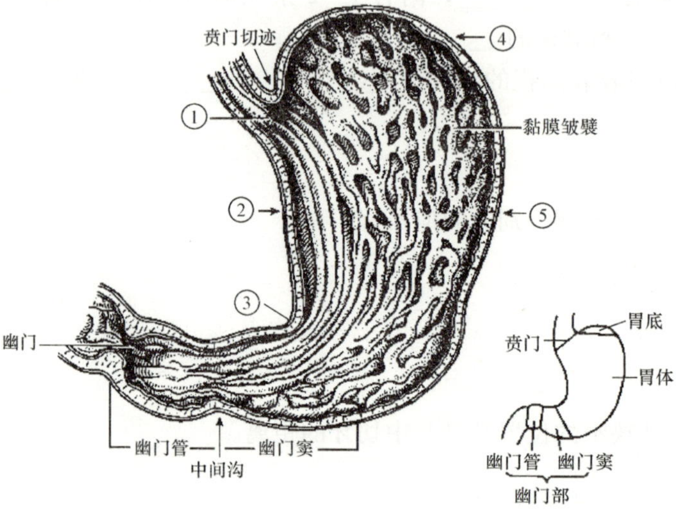

①__________ ②__________ ③__________ ④__________ ⑤__________

2. 小肠环形皱襞及小肠绒毛

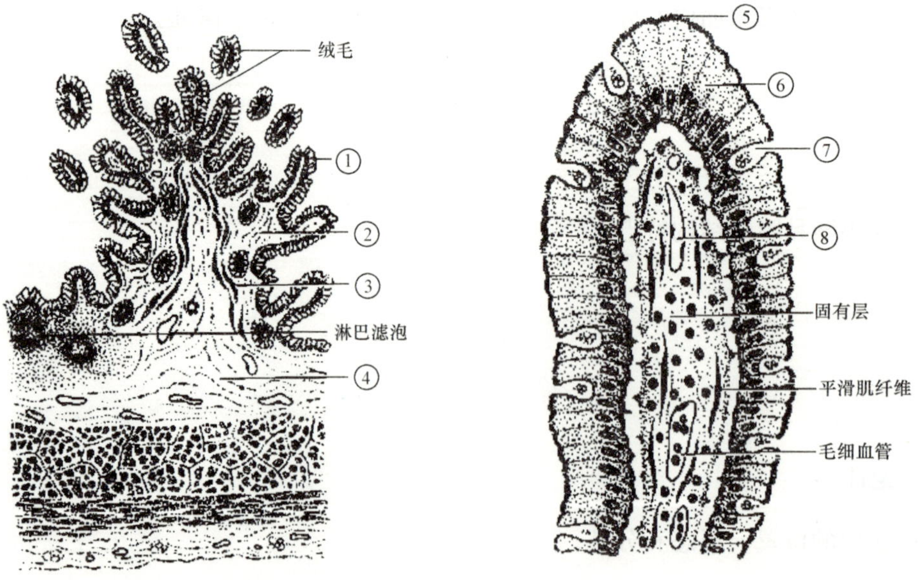

①__________ ②__________ ③__________ ④__________

⑤__________ ⑥__________ ⑦__________ ⑧__________

参考答案

一、名词解释

1. 上消化道：临床上常把口腔至十二指肠(包括十二指肠)这一段消化管称为上消化道。

2. 下消化道：临床上指空肠(包括空肠)以下的消化管。

3. 口腔前庭：口腔借上、下牙弓(包括牙列)分为前外侧和后内侧两部分，前外侧部称为口腔前庭。

4. 咽峡：是口腔与咽分界，由腭垂、两侧的腭舌弓和舌根共同围成。

5. 十二指肠球：十二指肠起始处管壁较薄，黏膜平滑无环状皱襞，称十二指肠球，是十二指肠溃疡的好发部位。

6. 回盲瓣：为回肠末端突入盲肠内连同其表面的黏膜所形成的上、下两个半月形(唇样)皱襞，可防止回肠内容物过快地流入盲肠，又可防止大肠内容物逆流入回肠。

7. 麦氏点：为脐与右髂前上棘连线的中、外 1/3 交点处，此点为阑尾根部的体表投影，急性阑尾炎时此处有明显的压痛。

8. 肛窦：为肛瓣和肛柱之间围成的向上开口的凹窝，因常积存有粪屑而易引发感染。

9. 齿状线：所有肛柱的下端与肛瓣的边缘共同连成锯齿状的环行线，称为齿状线。此线是黏膜和皮肤的分界线，也是临床区分内、外痔的分界线，在此线上、下部分肠管的动脉来源、静脉回流、淋巴引流和神经支配等方面都不相同。

10. 肝门：肝下面(脏面)的横沟称肝门，是肝固有动脉、肝门静脉、肝左右管和神经、淋巴管出入肝的部位。

11. 肝胰壶腹：在十二指肠降部的后内侧壁上，胆总管与胰管汇合形成的膨大处，称为肝胰壶腹。

12. 腹膜腔：是脏腹膜和壁腹膜相互移行所围成的潜在性腔隙。在男性是密闭的；在女性则可经输卵管腹腔口、输卵管、子宫腔、阴道与外界相通。

13. 直肠子宫陷凹：由覆盖在直肠与子宫之间的腹膜形成，其底部的腹膜遮盖在阴道穹后部上面。此处为女性腹膜腔的最低部位。

二、单项选择题

1. E　2. C　3. E　4. C　5. A　6. B　7. A　8. C　9. C　10. A　11. C　12. A　13. A　14. D　15. B　16. B　17. D　18. E　19. C　20. B　21. B　22. B　23. A　24. D　25. B　26. E　27. A　28. E　29. C　30. D　31. D

三、多项选择题

1. ACE　2. BCD　3. ABDE　4. ABE　5. BCDE　6. BCE　7. CDE　8. ABCD　9. BC　10. ACDE　11. AE

四、填空题

1. 消化管　消化腺

2. 口腔前庭　固有口腔

3. 舌背　舌体　舌根

4. 丝状乳头　菌状乳头　轮状乳头　叶状乳头　丝状乳头
5. 伸向前下方　对侧
6. 牙冠　牙颈　牙根
7. 釉质　牙本质　牙骨质　牙髓
8. 牙周膜　牙龈　牙槽骨
9. 消化道　呼吸道　鼻咽　口咽　喉咽
10. 咽鼓管咽口　中耳鼓室
11. 咽鼓管咽口的后上方　鼻咽癌
12. 腭扁桃体　腭舌弓　腭咽弓
13. 25　颈部　胸部　腹部
14. 贲门部　胃底　胃体　幽门部
15. 左季肋区　腹上区
16. 幽门　盲肠　5～7
17. 十二指肠　空肠　回肠
18. 胰头　上部　降部　水平部　升部
19. 回肠　肛门　1.5 米
20. 盲肠　阑尾　结肠　直肠　肛管
21. 结肠带　结肠袋　肠脂垂
22. 脐　右髂前上棘　中、外 1/3 交点处
23. 盆腔　骶曲　会阴曲
24. 直肠横襞
25. 肛柱　肛瓣　肛窦
26. 肠系膜　阑尾系膜　横结肠系膜　乙状结肠系膜
27. 直肠膀胱陷凹　膀胱子宫陷凹　直肠子宫陷凹
28. 黏膜　黏膜下层　肌层　外膜
29. 复层扁平上皮　骨骼肌　平滑肌
30. 胃小凹　胃腺
31. 单层柱状上皮　吸收细胞　杯状细胞
32. 固有层　中央乳糜管　毛细血管　平滑肌纤维
33. 环形皱襞　绒毛　微绒毛

五、简答题

1. 解答：分为鼻咽、口咽、喉咽三部。鼻咽向前分别借鼻后孔通向鼻腔；口咽借咽峡通向口腔；喉咽借喉口通喉腔；向下通食管；鼻咽部尚可借咽鼓管咽口、咽鼓管通向中耳鼓室。

2. 解答：第一处狭窄位于食管起始处，距中切牙 15 cm；第二处狭窄在食管与左主支气管交叉处，距中切牙 25 cm；第三处狭窄在食管穿膈处，距中切牙 40 cm。

3. 解答：十二指肠是小肠的起始段，长约 25 cm，呈“C”形包绕胰头，可分为上部、降部、水平部和升部四个部分。十二指肠大乳头位于降部的后内侧壁黏膜表面。

4. 解答：小肠黏膜表面形成许多环形皱襞、绒毛、微绒毛，极大地增加了小肠的吸收面积；绒毛的表面为单层柱状上皮，主要由吸收细胞组成，有较好的吸收能力；绒毛中轴内含有中央乳糜管、毛细血管和平滑肌纤维有助于物质吸收后的转运；小肠黏膜内还含有大量的肠腺，可分泌大量消化液，以助食糜的进一步消化。

六、论述题

1. 解答：(1)位置：胃在中度充盈时，大部分位于左季肋区，小部分位于腹上区。

(2)形态：胃有两口、两缘和两壁。两口为出、入口。入口叫贲门，续食管，出口叫幽门，接十二指肠；两缘为上、下缘。上缘凹向右上方，叫胃小弯，胃小弯的最低处有一切迹叫角切迹；下缘凸向左下方，叫胃大弯；两壁即前壁和后壁。

(3)分部：胃可分为四部：①贲门部：为靠近贲门的部分。②胃底：为胃的左上方，高出贲门的部分。③胃体：为胃底和角切迹之间的部分。④幽门部，为角切迹与幽门之间的部分。

2. 解答：(1)位置：位于盆腔内，沿骶、尾骨的前面下行，穿过盆膈续于肛管。

(2)形态特点：在矢状面上有两个弯曲，上部凸向后，称骶曲；下部凸向前，称会阴曲。在冠状面上三个凸向左或右侧的弯曲。直肠内面有 2～3 个半月形的皱襞，称直肠横襞，是由环行肌和黏膜共同构成。

(3)临床意义：当做直肠镜或乙状结肠镜检查时，应注意直肠的弯曲和皱襞，以免损伤肠管。

七、填图题

1. ①贲门　②胃小弯　③角切迹　④胃底　⑤胃大弯

2. ①上皮　②固有层　③黏膜肌层　④黏膜下层　⑤纹状缘　⑥单层柱状上皮　⑦杯状细胞　⑧中央乳糜管

第六章 呼吸系统

预习指导

一、阅读材料

(一)吸烟对健康的危害

提到吸烟，人们首先想到的是对呼吸系统的危害。事实也确实如此，吸烟受害的首当其冲是呼吸系统。吸烟是慢性支气管炎、肺气肿和慢性气道阻塞的主要诱因之一。吸烟可引起支气管、肺泡及毛细血管结构及功能发生改变，同时对肺的免疫系统产生影响，从而导致肺部疾病的产生。

吸烟不但是肺癌的重要致病因素之一(吸烟者患肺癌的危险性是不吸烟者的 13 倍)，同时，吸烟与唇癌、舌癌、口腔癌、食道癌、胃癌、结肠癌、胰腺癌、肾癌和子宫颈癌的发生都有一定关系。研究表明，烟雾中的致癌物质还能通过胎盘影响胎儿，致使其子代的癌症发病率显著增高。

吸烟不仅会诱发肺部疾病，同时也会诱发心血管疾病。研究表明吸烟者的冠心病、高血压病、脑血管病及周围血管病的发病率明显高于不吸烟者，吸烟促发心血管疾病的发病机理则主要是吸烟使血管内皮功能紊乱，血栓生成增加，炎症反应加强。

研究调查表明，长期吸烟者的精子受精能力较不吸烟者下降了 75%。罪魁祸首仍然是香烟中的尼古丁，因为精子可以识别尼古丁，并对它产生反应。长期吸烟使得人精子中尼古丁受体超载，从而使得受精的能力下降。

吸烟的人睡眠时间比不吸烟的人要少，并且睡眠质量也较差。其中尼古丁是影响睡眠的罪魁祸首，睡眠质量差不仅会让人在清醒后精神状态差，一些研究还显示，如果习惯性睡眠质量差，还会产生肥胖、糖尿病、心脏病等健康问题。

孕妇吸烟不仅危害自己的健康，同时还可能对肚子里胎儿造成伤害，香烟中所含的尼古丁会造成全身血管病变，子宫血管因此受累。

(二)PM2.5 对人体的健康危害

近年来，我国多地雾霾频发，尤其是京津冀地区。雾霾中对人体危害最大的就是 PM2.5，那么到底什么是 PM2.5 呢？PM2.5 是指颗粒直径在 2.5 μm 以下的细颗粒物。其主要来源，是日常发电、工业生产、汽车尾气排放等过程中经过燃烧而排放的残留物，大多含有重金属等有毒物质。

一般而言，颗粒直径在 2.5 μm 至 10 μm 的粗颗粒物主要来自道路扬尘等；PM2.5 则主要来自化石燃料的燃烧(如机动车尾气、燃煤)、挥发性有机物等。

PM2.5 主要对呼吸系统和心血管系统造成伤害，包括呼吸道受刺激、咳嗽、呼吸困难、降低肺功能、加重哮喘、导致慢性支气管炎、心律失常、非致命性的心脏病、心肺病患者的过早死。老人、小孩以及心肺疾病患者，是 PM2.5 污染的敏感人群。

由 PM2.5 造成的雾霾天气对人体健康的危害要比沙尘暴更大。粒径 10 μm 以上的颗粒物，会被挡在人的鼻子外面；粒径在 2.5 μm 至 10 μm 之间的颗粒物，能够进入上呼吸道，但部分可通过痰液等排出体外，另外也会被鼻腔内部的纤毛阻挡，对人体健康危害相对较小；而粒径在 2.5 μm 以下的细颗粒物，直径不足人类头发丝的 1/20 大小，不易被阻挡。被吸入人体后会直接进入支气管，干扰肺部的气体交换，损害肺部免疫功能，引发包括哮喘、支气管炎和心血管病等方面的疾病。

进入肺泡的 PM2.5 可迅速穿过肺泡、不经过肝脏解毒直接进入血液循环分布到全身；其次，会损害血红蛋白输送氧的能力。对贫血和血液循环障碍的病人来说，可能产生严重后果。例如可以加重呼吸系统疾病，甚至引起充血性心力衰竭和冠状动脉等心脏疾病。其中有害气体、重金属等溶解在血液中，对人体健康的伤害更大。人体的生理结构决定了人类对 PM2.5 没有任何过滤、阻拦能力，而 PM2.5 对人类健康的危害却随着医学技术的进步，逐步暴露出其恐怖的一面。

1. 容易引发呼吸道阻塞或炎症

吸入人体的 PM2.5 有 75%在肺泡内沉积。我们可以想象，眼睛里进了沙子，眼睛会发炎。呼吸系统的深处，也是一个敏感的环境，细颗粒物作为异物长期停留在呼吸系统内，同样会让呼吸系统产生炎症，耗尽肺部的免疫能力

2. 致病物质搭“顺风车”入体内致癌

流行病学的调查发现，城市大气颗粒物中的多环芳烃与居民肺癌的发病率和死亡率相关。多环芳烃进入人体的过程中，细颗粒物扮演了“顺风车”的角色，大气中的大多数多环芳烃吸附在颗粒物的表面，尤其是 PM2.5 上，大颗粒物上的多环芳烃很少。也就是说，空气中细颗粒物越多，我们接触致癌物——多环芳烃的机会就越多。

3. 影响胎儿发育造成缺陷

近年的一些报告显示，人类的生殖能力正在明显下降，环境污染被认为是罪魁祸首。一项调查，对接触高浓度 PM2.5 的孕妇进行了研究，发现高浓度的 PM2.5 污染可能会影响胚胎的发育。更多的研究发现，大气颗粒物质的浓度与围产儿、新生儿死亡率的上升，低出生体重、宫内发育迟缓，以及先天功能缺陷具有相关性。

4. PM2.5 颗粒物可通过气血交换进入血管

北京大学医学部公共卫生学院教授潘小川发表论文称，2004 年至 2006 年间，当北京大学校园观测点的 PM2.5 日均浓度增加时，在约 4 公里以外的北京大学第三医院，心血管病急诊患者数量也有所增加。PM2.5 每立方米浓度增加 10 μg，医院高血压类的急诊病人就会增加 8%，心血管疾病也会增多。

5. 对人体寿命的影响

世界卫生组织的报告显示，即使在监控标准最严格的欧洲，386 000 人每年还是会在

PM2.5 的阴霾下致之死地，而且欧盟国家人均期望寿命也因此减少 8.6 个月。

6. 容易引起的疾病

PM2.5 颗粒物引起的三类疾病值得重视，传染病：包括流感、肺结核和肺炎等；过敏：包括由自然过敏源引起的哮喘和肺泡炎；肺癌等。

(三)海姆立克急救法

急性呼吸道异物堵塞在生活中并不少见，由于气道堵塞后患者无法进行呼吸，故可能致人因缺氧而意外死亡。海姆立克腹部冲击法(Heimlich Maneuver)也称为海氏手技，是美国医生海姆立克先生发明的。1974 年他首先应用该法成功抢救了一名因食物堵塞了呼吸道而发生窒息的患者，从此该法在全世界被广泛应用，拯救了无数患者，其中包括美国前总统里根、纽约前任市长埃德、著名女演员伊丽莎白·泰勒等。因此该法被人们称为“生命的拥抱”。

其步骤是：急救者将双臂分别从患者两腋下前伸并环抱患者。左手握拳，右手从前方握住左手手腕，使左拳虎口贴在患者胸部下方、肚脐上方的上腹部中央，形成“合围”之势，然后突然用力收紧双臂，用左拳虎口向患者上腹部内上方猛烈施压，迫使其上腹部下陷。这样由于腹部下陷，腹腔内容上移，迫使膈肌上升而挤压肺及支气管，这样每次冲击可以为气道提供一定的气量，从而将异物从气管内冲出。施压完毕后立即放松手臂，然后再重复操作，直到异物被排出。

其原理为：可以将人的肺部设想成一个气球，气管就是气球的气嘴儿，假如气嘴儿被异物阻塞，可以用手捏挤气球，气球受压球内空气上移，从而将阻塞气嘴儿的异物冲出，这就是海氏腹部冲击法的物理学原理。

二、填空

1. 呼吸系统包括__________和__________。
2. 肺的呼吸部包括__________、__________、__________和__________。
3. 请完成下图

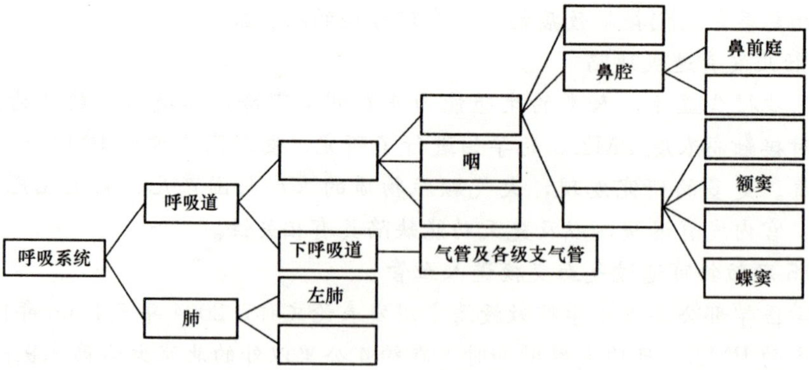

学习思路

1. 机体在进行新陈代谢过程中，经呼吸系统不断地从外界吸入氧，由循环系统将氧运送至全身的组织和细胞，同时将细胞和组织所产生的二氧化碳再通过循环系统运送到呼吸系统排出体外。

2. 鼻是气体出入的门户，又是感受嗅觉的感受器官；咽不仅是气体的通道，还是食物的通道；喉兼有发音的功能。呼吸道要很好地完成气体通行的任务，必须保持通畅，这是怎样实现的呢？它是依靠骨和软骨做支架来保证的。例如，鼻腔就是由骨和软骨围成的；喉的支架全部由软骨构成；气管和支气管的壁上也少不了软骨。由于有软骨的支撑，使呼吸道的每一部分都不至于塌陷，使气体得以畅通无阻，因此，如果呼吸道的某一部位发生狭窄或阻塞都会影响气体的通行，使病人发生呼吸困难。呼吸管壁在机能上不需要有力的蠕动，必须保证绝对通畅和清除随空气进入的异物，因而结构上与消化道有较大的差异。保持或恢复呼吸道的通畅常是医疗的急务。哪些是可能阻塞呼吸道的因素，何处是可以复通的途径，自然是学习的重点所在。

3. 咽是呼吸道又是消化道的上端，无论是食物进入还是空气进出均经过咽，故咽是消化道和呼吸道的交叉处。如果插入的胃管误入了气管，这是可能致命的医疗事故，掌握准确的解剖知识是避免事故的根本条件。

4. 体位排痰(脓)和体位给药是呼吸系统疾病护理的重要措施。将病人放在什么体位才利于脓液的自动流出？什么体位才便于药液自动流入病变部位？学生在学习鼻旁窦及肺段支气管时应带着这个问题思考，以便在原则上弄懂，今后在临床工作中遇到实际病例时会灵活处理。

5. 人类由于劳动和语言的影响，呼吸器官发展到了更高级更完备的阶段。它不仅执行着气体通行和交换的任务，而且具有嗅觉和协助语言等多种功能。

6. 本节重点：临床上气管切开常用的部位；左右主支气管的特点及临床意义；肺的形态；肺导气部的组成；气血屏障的结构。

7. 本节难点：气血屏障的结构。

课后习题

一、名词解释

1. 上呼吸道

2. 下呼吸道

3. 声门裂

4. 肺门

5. 肺根

6. 纵隔

7. 胸膜腔

8. 肋膈隐窝

9. 肺小叶

10. 气血屏障

11. 肺泡隔

二、单项选择题

1. 成对的喉软骨是(　　)
   A. 甲状软骨　B. 杓状软骨　C. 会厌软骨　D. 环状软骨
   E. 舌骨
2. 喉腔最狭窄的部位是(　　)
   A. 喉口　B. 喉前庭　C. 前庭裂　D. 声门裂
   E. 喉中间腔
3. 喉炎时容易水肿的部位(　　)
   A. 喉口黏膜　B. 喉前庭黏膜　C. 喉中间腔黏膜　D. 声门下腔黏膜
   E. 喉室黏膜
4. 气管(　　)
   A. 位于前纵隔内　B. 由完整的气管软骨环构成
   C. 在胸骨角平面分为左右主支气管　D. 上端与甲状软骨相连
   E. 下端与舌骨相连
5. 肺(　　)
   A. 位于胸膜腔内　B. 左肺被斜裂分为上、下两叶
   C. 右肺被斜裂分为上、下两叶　D. 大致呈圆柱状
   E. 右肺较狭长，左肺较宽短
6. 胸膜(　　)
   A. 壁胸膜和脏胸膜形成胸膜腔，在肺根处开放
   B. 壁胸膜衬在胸壁内并覆盖肺表面
   C. 胸膜下界与肺下缘一致
   D. 纵隔胸膜是壁胸膜的一部分
   E. 胸膜顶是脏胸膜的一部分
7. 气管黏膜上皮是(　　)
   A. 假复层纤毛柱状上皮　B. 单层立方上皮

C. 单层柱状上皮　　D. 复层扁平上皮
E. 变移上皮

8. 肺的实质是指(　　)
A. 小支气管的分支和肺泡　　B. 细支气管各级分支和肺泡
C. 呼吸性细支气管和肺泡　　D. 肺内各级支气管和肺泡
E. 肺内支气管各级分支、肺泡、血管和淋巴管

9. 肺的呼吸部包括肺泡和(　　)
A. 肺泡管、呼吸性细支气管、肺泡囊　　B. 肺泡管、细支气管
C. 终末细支气管　　D. 呼吸性细支气管、细支气管、肺泡囊
E. 肺泡管、终末细支气管、肺泡囊

10. 血一气屏障的构成是(　　)
A. 毛细血管内皮、内皮基膜、肺泡上皮
B. 毛细血管内皮及其基膜、结缔组织、弹性纤维
C. 毛细血管内皮及其基膜、结缔组织、肺泡上皮及其基膜
D. 肺泡上皮、弹性纤维、上皮基膜
E. 肺泡隔、肺泡上皮、上皮基膜、尘细胞

11. Ⅱ型肺泡细胞(　　)
A. 细胞形态扁平　　B. 肺泡腔面大部分由此型细胞覆盖
C. 构成气体交换的广大面积　　D. 又称尘细胞
E. 分泌物有降低肺泡表面张力的作用

三、多项选择题

1. 鼻旁窦(　　)
A. 额窦开口于中鼻道　　B. 上颌窦开口于上鼻道
C. 蝶窦开口于蝶筛隐窝　　D. 筛窦前中群开口于上鼻道
E. 筛窦后群开口于中鼻道

2. 开口于中鼻道的有(　　)
A. 额窦　　B. 上颌窦　　C. 筛窦前群　　D. 筛窦后群
E. 筛窦中群

3. 上颌窦(　　)
A. 其黏膜与鼻腔黏膜相延续　　B. 开口于下鼻道
C. 开口位置高于窦底　　D. 是最大的一对鼻旁窦
E. 在直立时最宜引流

4. 喉腔侧壁黏膜上有(　　)
A. 前庭裂　　B. 声门裂　　C. 前庭襞　　D. 声襞
E. 喉中间腔

四、填空题

1. 呼吸系统由__________和__________两部分组成。

2. 喉腔分为________、________和________三部分。
3. 右肺被________和________分为上、中、下三叶。
4. 壁胸膜分为________、________、________和________四部分。
5. 下纵隔以心包为界分为________、________和________。
6. 气管与支气管的管壁可分三层，由内向外是________、________和________。
7. 肺实质根据其功能不同分为________部和________部。
8. 肺的导气部包括________、________、________、________和________。
9. 肺的呼吸部包括________、________、________和________等。
10. Ⅰ型肺泡细胞为________细胞，参与________的构成。Ⅱ型肺泡细胞为________细胞，可分泌________，以________肺泡张力。

五、简答题

1. 鼻旁窦有哪些？有何临床意义？

2. 气管异物易坠入哪侧主支气管？为什么？

3. 比较左、右肺在形态结构上有什么不同？

4. 简述肋膈隐窝的组成及临床意义。

5. 简述纵隔的分部。

六、论述题

1. 试述气体由外界进入到血液所需要经过的结构。

2. 气管异物急救的有效方法为“海姆立克手法”。查阅资料，请阐述此手法的步骤及原理。

七、填图题

1. 肺实质

①________________

②________________

③________________

④________________

⑤________________

⑥________________

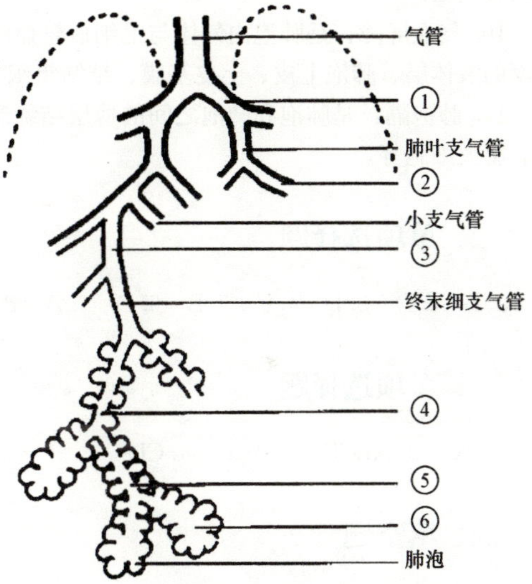

2. 胸膜和胸膜腔

①________________

②________________

③________________

④________________

⑤________________

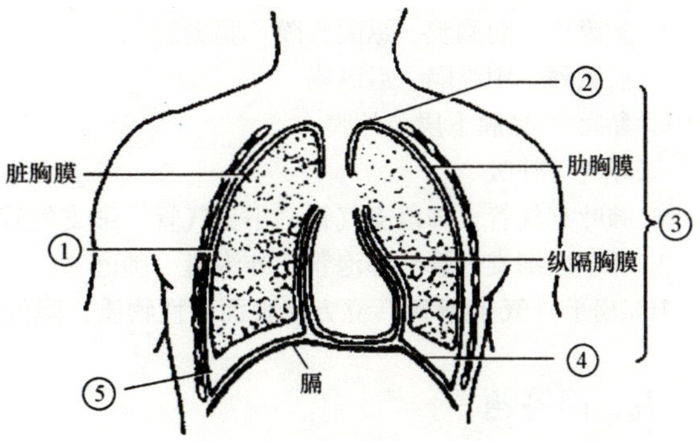

参考答案

一、名词解释

1. 上呼吸道：鼻、咽和喉称上呼吸道。

2. 下呼吸道：气管和各级支气管称下呼吸道。

3. 声门裂：左右声襞及杓状软骨基底部之间的裂隙，称声门裂。

4. 肺门：肺的内侧面紧贴纵隔，亦称纵隔面，此面中部凹陷处，称肺门，是主支气管、肺动脉、肺静脉，淋巴管和神经等进出之处。

5. 肺根：进出肺门的主支气管、肺动脉、肺静脉，淋巴管和神经等结构被结缔组织包绕，构成肺根。

6. 纵隔：是左、右侧纵隔胸膜之间全部器官、结构和结缔组织的总称。

7. 胸膜腔：是由脏胸膜与壁胸膜在肺根处相互移行形成封闭的潜在性的腔隙。

8. 肋膈隐窝：是在肋胸膜和膈胸膜相互转折处，是胸膜腔的最低部位。

9. 肺小叶：由每根细支气管连同它的各级分支和肺泡组成肺小叶，肺小叶呈锥形，尖朝向肺门，底朝向肺表面。

10. 气血屏障：是肺泡内气体与毛细血管血液之间进行气体交换的屏障，也称呼吸膜，包括肺泡腔内表面的液体层、肺泡上皮、上皮基膜、结缔组织、毛细血管内皮基膜和内皮等6层结构。

11. 肺泡隔：是肺泡和肺泡之间的薄层结缔组织，内容毛细血管、弹性纤维、成纤维细胞、肺巨噬细胞、肥大细胞等。

二、单项选择题

1. B　2. D　3. D　4. C　5. B　6. D　7. A　8. D　9. A　10. C　11. E

三、多项选择题

1. AC　2. ABCE　3. ACD　4. CD

四、填空题

1. 呼吸道　肺
2. 喉前庭　喉中间腔　声门下腔
3. 斜裂　水平裂
4. 胸膜顶　肋胸膜　纵隔胸膜　膈胸膜
5. 前纵隔　中纵隔　后纵隔
6. 黏膜　黏膜下层　外膜
7. 导气　呼吸
8. 肺叶支气管　肺段支气管　小支气管　细支气管　终末细支气管
9. 呼吸性细支气管　肺泡管　肺泡囊　肺泡
10. 扁平　气-血屏障　立方　表面活性物质　降低

五、简答题

1. 解答：(1)鼻旁窦包括上颌窦、额窦、蝶窦和筛窦。

(2)意义：由于鼻旁窦黏膜是鼻黏膜的延续，因此。鼻腔炎症常蔓延到鼻旁窦，引起鼻旁窦炎症。上颌窦的窦腔较大，开口高于窦腔底，分泌物不易排出，因此上颌窦的慢性炎症最为多见。

2. 解答：因右主支气管较左主支气管粗、短，走行方向较为垂直，故气管异物容易坠入右主支气管。

3. 解答：右肺因肝的影响较为粗短，左肺因心偏左而较为狭长；左肺被自后上斜向前下的斜裂分为上下两叶，右肺除有与左肺相应的斜裂外，还有一条起自斜裂，向前呈水平走向的水平裂，因此右肺被斜裂和水平裂分为上中下 3 叶。

4. 解答：肋膈隐窝是胸膜腔在肋胸膜和膈胸膜的折返处所形成的半环形深隙。临床意义：肋膈隐窝是胸膜腔的最低部分，胸膜炎的渗出液首先积聚于此。是临床上胸膜穿刺抽液的常选部位。

5. 解答：纵隔是两侧纵隔胸膜之间的所有器官和组织的总称。其上界为胸廓上口，下界为膈，前界为胸骨，后界为脊柱的胸部，两侧界为纵隔胸膜。纵隔可以通过胸骨角的平面分为上纵隔和下纵隔两部分。下纵隔又以心包为界，分为前纵隔、中纵隔和后纵隔三部分。

六、论述题

1. 解答：气体由外界进入到人体血液中依次经过的结构有鼻、咽、喉、气管、左右主支气管、肺叶支气管、肺段支气管、小支气管、细支气管、终末细支气管、呼吸性细支气管、肺泡管、肺泡囊、肺泡、液体分子层、肺泡上皮细胞及其基膜、薄层结缔组织和毛细血管的基膜及内皮。

2. 解答：急救者将双臂分别从患者两腋下前伸并环抱患者。左手握拳，右手从前方握住左手手腕，使左拳虎口贴在患者胸部下方、肚脐上方的上腹部中央，形成“合围”之势，然后突然用力收紧双臂，用左拳虎口向患者上腹部内上方猛烈施压，迫使其上腹部下陷。这样由于腹部下陷，腹腔内容物上移，迫使膈肌上升而挤压肺及支气管，这样每次冲击可以为气道提供一定的气量，从而将异物从气管内冲出。施压完毕后立即放松手臂，然后再重复操作，直到异物被排出。

七、填图题

1. ①主支气管　②肺段支气管　③细支气管　④呼吸性细支气管　⑤肺泡管　⑥肺泡囊

2. ①胸膜腔　②胸膜顶　③壁胸膜　④膈胸膜　⑤肋膈隐窝

第七章 泌尿系统

预习指导

一、课外阅读

泌尿道感染

尿液在正常健康的泌尿系统中是无菌的，但是因为我们的尿道口是人体对外的自然开口之一，难免会有细菌或其他微生物由此进入泌尿道。尿道口离肛门很近，因此从肛门来的大肠杆菌很容易逆行至膀胱造成泌尿系统的细菌感染。就像感冒一样，每个人都有可能会得到，所以泌尿道感染并不是什么难言之隐的疾病。另外导尿或长期放置导尿管等在泌尿系统内也会引起膀胱炎、尿道炎等。细菌也可以由血液循环系统导致肾脏感染。总而言之，泌尿系统的细菌感染主要来自尿道口的上行性感染，但是也还有其他不同的感染途径。

1. 正视泌尿道感染的严重性

对于一般健康的成人而言，泌尿道感染或许不是严重的疾病，只会因身体不适造成生活的不方便。但若是儿童或老人发生泌尿道感染，就需要积极治疗，因为很可能会造成肾脏发炎。例如儿童的尿路逆流，多次急性肾盂肾炎则可能会造成“急性肾盂肾炎”，留下肾脏疤痕，影响肾脏发育或造成青年期的高血压。老人、长期卧床病人，或糖尿病患者的泌尿道感染，如果未做适当的处理，可能会引发败血症，甚至有致命危险。

2. 什么样的人容易发生泌尿道感染

妇女、孩童、老年人、长期卧床病人，或是患有先天性泌尿道或神经系统疾病、泌尿道结石，肾病、糖尿病等的病人，都是泌尿道感染的高危险群。有些人因为工作不能随时去上厕所，例如司机、营业员、教师、护士、销售员等，也都是泌尿道感染的高危险群。此外，经常便秘的人也是泌尿道感染的高危险群之一，妥善处理便秘，也有助于预防泌尿道感染。

3. 生活习惯不佳容易导致泌尿道感染

有不良生活习惯，例如非常在意公厕清洁而常憋尿、少喝水的人都是泌尿道感染的高危险族群，女性因先天尿道短，尿道口与肛门的距离很近，更容易有泌尿道感染问题。所以日常清洁的方向应该由前面尿道口往后面肛门的方向擦拭，避免将肛门附近的大肠杆菌带到尿道而造成感染。

4. 养成正确的就医态度

由于泌尿道感染的复发率相当高，倘若小看了这个不舒服的征兆，不好意思或置之不理而没有及时就医治疗，很可能会使得症状变本加厉，引发尿道炎、膀胱炎、前列腺炎、尿路结石，甚至引发排尿困难及肾脏发炎。因此，日常的泌尿系统保健是相当重要的。

5. 预防方法

首先要摄取足够的水分，依据个人的工作性质、场所、每天排汗量等水分消耗量而调整饮水量，一般而言成人约每日饮水 1 500～2 000 ml。其次，不要常常憋尿，减少尿液停留在膀胱里的时间，并借着排尿冲出泌尿道里的细菌，降低感染概率。如果常常憋尿，就会使尿液一直停留在膀胱里，而成为病菌生长的温床。

二、填空

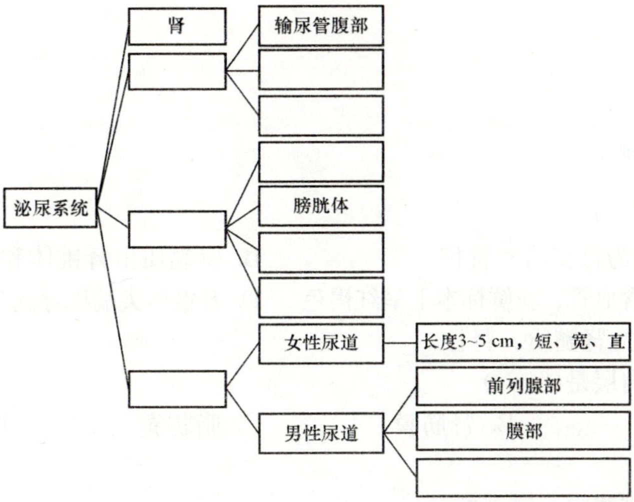

学习思路

1. 泌尿系统是排泄代谢废物，维持内环境稳定的主要系统(此外还有呼吸系统和皮肤)。有关知识分为泌尿和排尿两大部分。泌尿部分重在概念与理解；排尿部分则重在结构及其临床应用，对其形态位置及毗邻关系需准确掌握。临床上导尿时插破了尿道，按摩时压破了膀胱，剖腹产弄到阴道流尿的事故时有所闻，同学们应引以为鉴。

2. 本章重点：肾的剖面结构和微细结构；滤过屏障的构成；膀胱三角及其临床意义。

3. 本章难点：滤过屏障的组成结构；输尿管的形态、分部和狭窄。

课后习题

一、名词解释

1. 肾门

2. 滤过屏障

3. 肾单位

4. 膀胱三角

5. 肾区

6. 球旁细胞

7. 致密斑

二、单项选择题

1. 肾的结构(　　)
   A. 肾实质分为肾皮质、肾柱　B. 肾髓质由肾锥体和肾柱构成
   C. 肾髓质富含血管、新鲜标本上呈红褐色　D. 肾锥体尖端称肾乳头
   E. 肾实质分为肾髓质、肾柱
2. 肾被膜的最内层是(　　)
   A. 腹膜　B. 肾筋膜　C. 脂肪囊　D. 胸膜
   E. 纤维囊
3. 下列对肾的描述中，错误的是(　　)
   A. 内侧缘有肾门　B. 左肾低于右肾半个椎体
   C. 肾门在腹后壁体表投影称肾区　D. 肾的上方有肾上腺
   E. 为实质性器官
4. 属于肾皮质的结构是(　　)
   A. 肾小盏　B. 肾盂　C. 肾乳头　D. 肾柱
   E. 肾大盏
5. 肾单位是由(　　)组成。
   A. 肾小体和肾小管　B. 血管球和肾小囊　C. 血管球和肾小管　D. 肾小管和肾小囊
   E. 肾小管和集合管
6. 肾乳头周围包有(　　)
   A. 肾小盏　B. 肾大盏　C. 肾皮质　D. 肾盂
   E. 输尿管
7. 关于肾脏血液循环的特点的叙述，下列哪项是错误的(　　)
   A. 肾脏血流量大　B. 肾血流量具有自身调节功能
   C. 血管球压力比较高　D. 肾血流直接来源于腹主动脉
   E. 入球微动脉细长，出球微动脉粗短

8. 滤过血液形成原尿的结构是(　　)
A. 髓袢　B. 肾小管　C. 肾小体　D. 集合管
E. 肾小囊
9. 肾小球滤液中大部分溶质的重吸收部位是(　　)
A. 近曲小管　B. 髓袢细段　C. 远曲小管　D. 集合管
E. 细段
10. 膀胱的正确描述是(　　)
A. 空虚时呈圆形
B. 膀胱尖向下
C. 其壁由黏膜、肌层和外膜三层构成
D. 空虚时，整个黏膜可形成许多不规则的皱襞
E. 膀胱由膀胱尖、膀胱体、膀胱颈三部分构成
11. 关于膀胱三角的描述何者错误(　　)
A. 在膀胱底的内面
B. 膀胱充盈时呈平滑状，收缩时则皱缩
C. 是膀胱肿瘤、结核好发部位
D. 位于两输尿管口与尿道内口三者连线之间
E. 膀胱充盈时呈平滑状，收缩时也呈平滑状
12. 有关女性尿道，何者错误(　　)
A. 较男性尿道直　B. 长约 3～5 cm　C. 仅有排尿功能　D. 开口于阴道后方
E. 较男性尿道短
13. 输尿管的第二处狭窄位于(　　)
A. 输尿管的起始处　B. 腰大肌前缘处　C. 跨越髂血管处　D. 穿膀胱壁处
E. 与输精管交叉处
14. 男性膀胱下方紧邻的是(　　)
A. 精囊　B. 直肠　C. 前列腺　D. 尿生殖膈
E. 盆膈
15. 肾小管包括(　　)
A. 近端小管曲部、髓袢、远端小管曲部　B. 近端小管直部、细段、远端小管直部
C. 近端小管曲部、细段、远端小管曲部　D. 近端小管、髓袢、远端小管
E. 近端小管、集合管、远端小管
16. 能分泌肾素的细胞是(　　)
A. 集合管壁细胞　B. 足细胞　C. 致密斑细胞　D. 近曲小管细胞
E. 球旁细胞

三、多项选择题

1. 在肾的冠状切面上，可见(　　)
A. 肾锥体　B. 肾柱　C. 肾小盏　D. 肾大盏
E. 输尿管

2. 构成肾单位髓袢的是(　　)
A. 近端小管直部　B. 远端小管直部　C. 近端小管曲部　D. 细段
E. 近端小管曲部
3. 由单层扁平上皮构成的结构是(　　)
A. 肾小囊外层　B. 细段　C. 肾小囊内层　D. 集合管
E. 近端小管
4. 球旁复合体(　　)
A. 由球旁细胞、致密斑组成　B. 球旁细胞来自上皮细胞
C. 球旁细胞分泌物肾素释放入血　D. 致密斑细胞来自远曲小管
E. 致密斑可感受小管液中钠离子的浓度变化
5. 男性膀胱后邻(　　)
A. 精囊　B. 前列腺　C. 输精管　D. 直肠
E. 尿道
6. 关于肾小囊，下列哪些错误(　　)
A. 膨大凹陷而形成的双层囊状结构　B. 肾小囊的脏层包在血管球的外面
C. 肾小囊的壁层是单层立方细胞　D. 全部参与形成滤过屏障
E. 肾小囊中的滤液除不含大分子的蛋白质外，其成分与血浆相似

四、填空题

1. 泌尿系统由__________、__________、__________和__________组成。
2. 肾的被膜由内到外依次为__________、__________和__________。
3. 在肾的冠状切面上可见肾实质分__________和__________两部分。
4. 滤过屏障包括__________、__________和__________ 3 层。
5. 肾单位包括__________和__________。肾小体包括__________和__________。
6. 球旁复合体主要包括__________和__________。
7. 输尿管起自______________，终于____________，有 3 个狭窄位于______________、__________、__________。

五、简答题

1. 肾脏的血液循环有何特点及其意义。

2. 写出尿的产生及由尿道排出的途径(用箭头表示)。

3. 女性尿道的特点及临床意义。

4. 某医生在偏远山区医疗时遇一老妇，她解不出小便已 4 天，不敢吃喝，胀痛难忍。该医生未带导尿管和穿刺针，你考虑如何解决困难？

六、填图题

1. 男性泌尿生殖系统

①____________________

②____________________

③____________________

④____________________

⑤____________________

⑥____________________

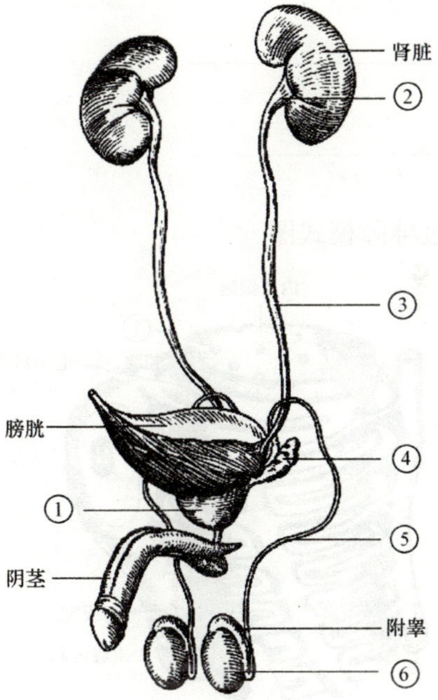

2. 肾的冠状切面

①____________________

②____________________

③____________________

④____________________

⑤____________________

⑥____________________

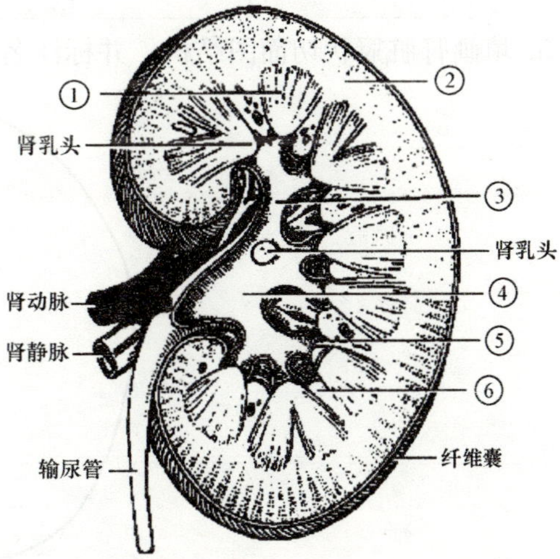

3. 泌尿小管的组成

①____________________

②____________________

③____________________

④____________________

⑤____________________

⑥____________________

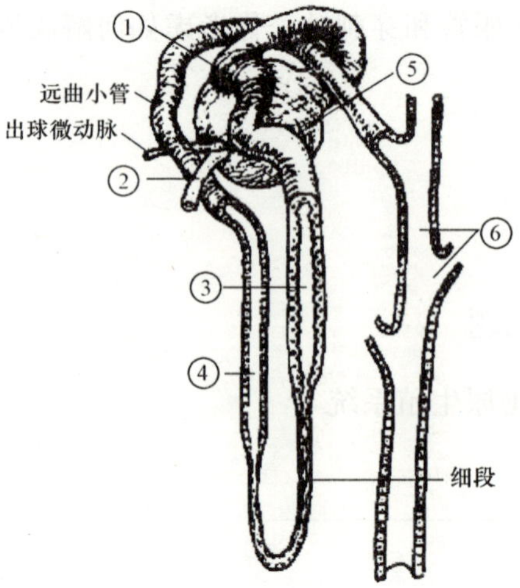

4. 滤过屏障模式图

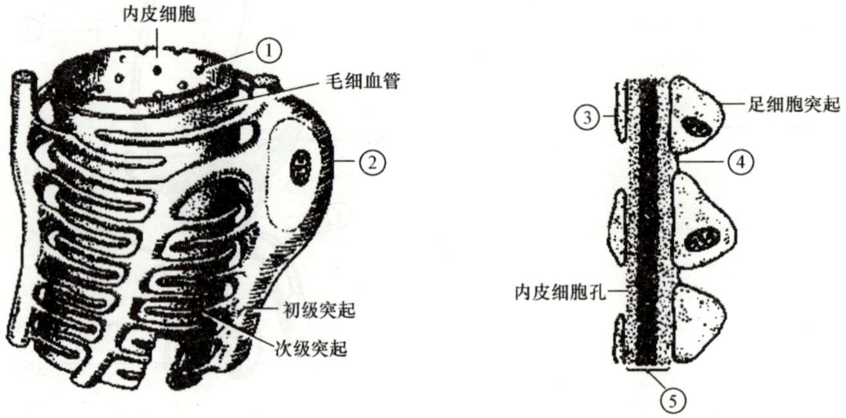

①__________ ②__________ ③__________ ④__________ ⑤__________

5. 填画肾脏冠状切面图结构，并标注名称

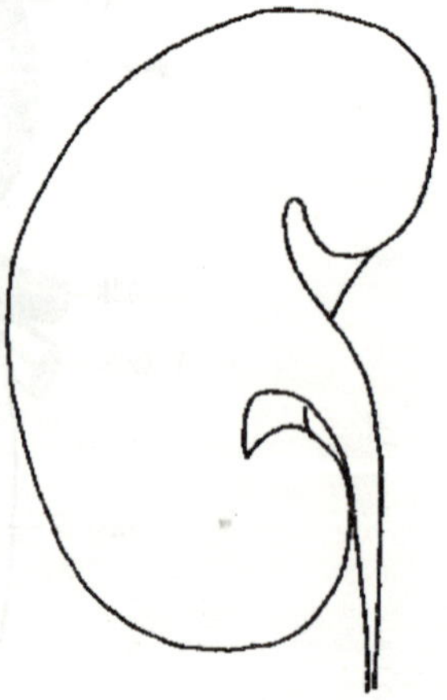

参考答案

一、名词解释

1. 肾门：肾内侧缘中部凹陷，是肾血管、淋巴管、神经和肾盂出入部位。

2. 滤过屏障：位于肾小体内，是血液从血管球的毛细血管滤入肾小囊形成原尿所通过的结构。包括毛细血管有孔内皮细胞、基膜和裂孔膜三层结构。

3. 肾单位：由肾小体和肾小管组成，是肾结构和功能的基本单位。

4. 膀胱三角：在膀胱底的内面，两输尿管口与尿道内口之间的三角区域，无论膀胱空虚还是充盈时，黏膜表面始终光滑无皱襞，称膀胱三角。此区是肿瘤、结核和膀胱炎的好发部位，也是膀胱镜检的重要标志。

5. 肾区：肾门在腹后壁的体表投影，一般在竖脊肌外侧缘与第 12 肋所形成的夹角内，临床上称肾区。

6. 球旁细胞：是在近血管球处，入球微动脉管壁中膜的平滑肌细胞特化而成的上皮样细胞，较大，呈立方形，能分泌肾素。

7. 致密斑：在远端小管曲部靠近血管球一侧，管壁上皮细胞由立方形变为柱状，高而窄，紧密排列形成一个椭圆形的结构，称为致密斑，是 Na^+ 感受器，并能调节球旁细胞分泌肾素。

二、单项选择题

1.D 2.E 3.B 4.D 5.A 6.A 7.E 8.C 9.A 10.C 11.B 12.D 13.C 14.C 15.A 16.E

三、多项选择题

1.ABCD 2.ABD 3.AB 4.ACDE 5.ACD 6.CD

四、填空题

1. 肾 输尿管 膀胱 尿道
2. 纤维囊 脂肪囊 肾筋膜
3. 肾皮质 肾髓质
4. 毛细血管有孔内皮细胞 基膜 裂孔膜
5. 肾小体 肾小管 肾小囊 血管球
6. 球旁细胞 致密斑
7. 肾盂 膀胱 输尿管起始处 输尿管跨越髂血管处 穿膀胱壁处

五、简答题

1. 解答：①肾动脉直接发自腹主动脉，血管粗短，压力高，血流量大；②入球微动脉粗短，出球微动脉细长，所以血管球内压力高，有利于血浆滤出生成原尿；③两次形成毛细血管，第一次是入球微动脉与出球微动脉形成血管球，有利于原尿形成；第二次是出球微动脉在肾小管周围形成球后毛细血管，有利于肾小管对原尿的重吸收。

2. 解答：血浆→血管球→滤过屏障→肾小囊腔→肾小管→集合管→肾乳头→肾小盏→肾大盏→肾盂→输尿管→膀胱→尿道→体外。

3. 解答：女性尿道具有短、宽、直的特点，后方又邻阴道和肛门，容易引起逆行性尿路感染。给女病人导尿插导尿管时，要注意尿道外口的位置。

4. 解答：可用注射器沿耻骨上缘进针刺入膀胱进行排尿急救。

六、填图题

1. ①前列腺　②肾盂　③输尿管　④精囊　⑤输精管　⑥睾丸
2. ①肾锥体　②肾皮质　③肾大盏　④肾盂　⑤肾小盏　⑥肾柱
3. ①近曲小管　②入球微动脉　③近直小管　④远直小管　⑤肾小体　⑥集合管
4. ①内皮细胞孔　②足细胞体　③内皮细胞　④裂孔膜　⑤基膜
5. 略

第八章 生殖系统

第一节 男性生殖系统

预习指导

一、阅读材料

超级英雄——睾丸

正常男性有两个睾丸，分别位于阴囊左右侧，呈卵圆形，灰白色。一般左侧比右侧低 1 厘米。意大利著名雕像大卫的睾丸就很清楚地展现了这一特点。成人睾丸上下高度约 3.5～4.5 cm，前后宽 2～3 cm，左右厚 1～2 cm，成年男性一侧睾丸的质量约 10～15 g，与鹌鹑蛋大小相似。

在胎儿早期，睾丸在腹腔内，出生之前，才降到阴囊内。有些男孩在出生后，睾丸还没有降到阴囊，则为“隐睾症”，危害很大，应及早发现、治疗。新生儿的睾丸相对来说较大，生后约 1～2 个月有所缩小。在性成熟之前，睾丸基本处于静止状态，进入青春期后发育迅速。到 50 岁左右，它又逐渐退缩变小。

睾丸有两种功能：一是制造精子，二是分泌雄激素。

成年人睾丸内，每时每刻都在产生精子，有人估算过，成年人每克睾丸组织在每秒钟内可产生 300～600 个精子，每天双侧睾丸就可产生上亿个精子。有人测算，男性一生平均射精次数 7200 次，每次射精的精液量 3～5 ml，这样计算的话，男性一生射精总量约为 28 L。

那么睾丸何以有这么强大的生精能力呢？我们还是先来了解一下睾丸的组织结构吧。睾丸的外表面被覆一层稍厚而韧性强的白膜，对睾丸实质起着重要的保护作用。如果切开白膜，睾丸组织就瘫成一堆，不能维持它的原有形态了。白膜向内延伸，把每个睾丸从内部又分成约 200～300 个间隔，我们把它们称为“睾丸小叶”，每一小叶内盘旋着弯弯曲曲的微细管道，叫作“生精小管”。在成人，它的管径为 150～250 μm，长短不一，多在 30～70 cm 之间，最长可达 150 cm。每个睾丸内约有 300～1 000 条这样的小管子，若把它们通通连接起来，大概会有 200～300 米长。精子就是在生精小管中源源不断产生的，小小的睾丸内部结构这么细致、复杂，使得睾丸发挥生精作用的面积很大，这也就是睾丸每天能生成那么多精子的原因。

肉眼是看不到精子的，所以，非常不理解为什么有人将精子称为“精虫”。如果在显微镜下观察精子，一定会让你惊叹不已！密密麻麻的精子，很像蝌蚪，头很小(长 6 μm)，而尾巴却很长(60 μm)，长长的尾巴奋力摆动，驱动精子争先恐后地去寻找卵子，并与之结合。精子穿进卵子的情景更让人震撼，数百个精子一律把头贴附在比它大得多的卵子(直径约 150 μm)上，尾巴向外，拼命摆动，奋力向里钻！由于精子的运动，受精卵及其周围的其他精子迅速转动起来，转个不停，它们是在跳生命之舞。

睾丸的另一功能是产生雄激素。雄激素 95%都是睾丸的产物，仅有 5%左右来源于肾上腺。正常的男子汉每天由睾丸与肾上腺分泌雄激素 7～8 mg，看起来微不足道，“神通”却了不得，一个充满阳刚之气的男子全靠它的塑造与成全。雄激素是如何来打造男子汉的呢？众所周知，儿童时期男女差异不大，一旦到了青春期，雄激素与雌激素便驱动人体沿着性别的“快车道”分道扬镳、突飞猛进。例如男人声带增厚，嗓音浑厚而低沉，并开始冒出胡须、亮出喉结，塑造并壮大生殖器官，维持性欲与繁衍能力。至此，一个浑身散发着男子汉气息的男人立于天地之间。

实际上，雄激素的本领远不止于此，在维护男人的健康方面也功不可没。主要有合成蛋白质、促进钙盐向骨骼沉积、参与红细胞的生成等。以合成蛋白质为例，如果没有雄激素的贡献，人体蛋白质的合成就可出现故障，故障之一即表现为中老年人的肌肉萎缩与脂肪堆积。再说骨骼生长，离不开钙的参与，而雄激素恰能促进骨基质合成增多，有利于钙盐的沉积，使骨骼代谢保持正常的密度与硬度；而中老年人最易出现的骨骼脱钙，甚至出现骨质疏松等病理变化，正是缘于体内雄激素的亏损。至于老年时期经常光顾的贫血症，除了营养不良外，雄激素含量减少也难辞其咎。

由此可见，雄激素对于男子何等宝贵。雄激素对于性功能的维持也有重要的作用，由于种族、遗传、年龄、营养等因素影响，各人的睾丸大小可有一定的差异，有的大些，有的稍小些，产生的雄激素的量有一定差异，性功能的强弱也有一定差异。

男性老年以后，睾丸虽然有一定萎缩，功能降低，但是生殖能力却可能会维持一生。2012 年 10 月 15 日，印度 96 岁老汉拉加夫对外宣布，10 月 5 日，他 52 岁的妻子诞下两人的第二个儿子，早在 2010 年 94 岁的拉加夫已经第一次当爹了。

男性的性功能和生育力到什么时候停止，并没有明确的时间表。从生理角度上看，男性睾丸的精子生成功能在 30 岁以后就逐渐下降，但这个过程很缓慢；50 岁以后，随着精子数量、质量下降，老年男性的生育能力进一步下降；一般情况下，50%的老年人，在 70 岁以前会有自发性的睾丸输出管道梗阻。但在临床上对于老年人的睾丸活检发现，睾丸生精比较正常的老年人也大有人在。有一部分 70 岁以上的老年男性，性功能还很好！许多老年男性不能生育的原因在于，衰老期后，其性欲、性功能的改变，让他不能够去完成整个性生活的过程。也就是说，案例中的印度老汉，只要他能完成性爱过程，完全有可能“生到 100 岁”。所以，从理论上讲，精子生成，贯穿男性一生，直到死亡为止。

二、填空

1. 男性生殖器包括__________和__________两部分。

2. 男性尿道三个狭窄分别位于__________、__________和__________。

3. 完成下面知识框架图

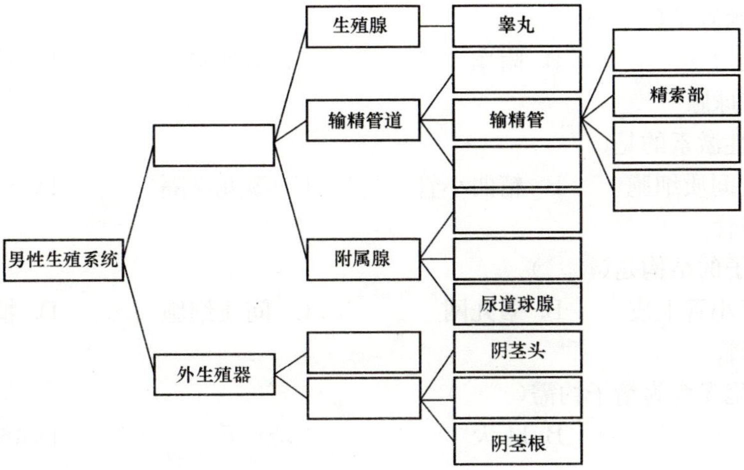

学习思路

1. 保证精子的产生、成熟，并有效地进入女性生殖器官；保证男性激素的分泌。这是男性生殖系统的两大机能。精子在睾丸内产生，通过附睾管到达输精管内才成熟，才具有活动能力。精囊腺液、前列腺液构成精浆的主体，它们在射精前期才在尿道中与精子混合成精液的。这些液体是精子活动和形成受精能力的主要条件。

2. 排精管道与排尿管道共用，尿道即精道，这是男性的特征。前列腺肥大、肿瘤等可造成尿道的阻塞。由尿道传入的感染，前列腺、精囊腺亦波及。临床上男性生殖系统的疾病往往归泌尿外科诊治。解剖学的学习中，男性尿道的知识在男性生殖系统讲授。

3. 护理工作中，导尿有着重要的地位，男性尿道的知识是学习重点。此外，包皮的护理知识、阴囊内肿物鉴别的知识、最常见的疝即腹股沟斜疝与阴囊关系的知识、前列腺和精囊腺的触诊按摩知识等都有重要的实用意义。

课后习题

一、名词解释

1. 精索

2. 睾丸间质细胞

3. 睾丸纵隔

二、单项选择题

1. 男性生殖腺是(　　)
   A. 睾丸　B. 附睾　C. 前列腺　D. 精囊
   E. 尿道球腺
2. 分泌雄性激素的是(　　)
   A. 睾丸间质细胞　B. 精曲小管　C. 睾丸纵隔　D. 白膜
   E. 附睾管
3. 生成精子的结构是(　　)
   A. 生精小管上皮　B. 睾丸网　C. 间质细胞　D. 精直小管
   E. 附睾管
4. 精原细胞发育为精子约需(　　)
   A. 7 天　B. 14 天　C. 28 天　D. 46 天
   E. 64 天
5. 关于睾丸的描述不正确的是(　　)
   A. 后缘为血管、神经、淋巴管出入的部位
   B. 生精小管上皮产生精子和分泌雄性激素
   C. 睾丸上端被附睾头遮盖
   D. 后缘白膜增厚，凸入睾丸内形成睾丸纵隔
   E. 从睾丸网发出 12～15 条睾丸输出小管进入附睾
6. 男性输精管结扎常选部位是(　　)
   A. 睾丸部　B. 精索部　C. 腹股沟部　D. 盆部
   E. 输精管壶腹处
7. 关于射精管的正确描述是(　　)
   A. 由前列腺排泄管和精囊管汇合而成　B. 位于膀胱上面
   C. 开口于前列腺小囊　D. 开口于尿道的前列腺部
   E. 以上全错
8. 属于男性外生殖器的是(　　)
   A. 阴囊　B. 尿道　C. 附睾　D. 射精管
   E. 尿道球腺
9. 关于阴囊的正确描述是(　　)
   A. 位于阴茎的前下方，由皮肤和肉膜构成
   B. 皮肤厚而硬
   C. 浅筋膜内富含脂肪
   D. 肉膜内含骨骼肌纤维
   E. 阴囊壁有调节阴囊内温度的作用
10. 男性尿道最宽大的部位是(　　)
   A. 尿道海绵体部　B. 尿道膜部　C. 尿道前列腺部　D. 舟状窝
   E. 不在以上部位

11. 关于阴茎的描述，何者错误(　　)
   A. 由两个阴茎海绵体和一个尿道海绵体构成
   B. 可分为头、体、根三部
   C. 根为固定部，体为可动部
   D. 头的尖端有冠状位的尿道外口
   E. 阴茎的皮肤薄而柔软，富含色素
12. 男性尿道最狭窄处是(　　)
   A. 尿道内口　B. 尿道外口　C. 尿道膜部　D. 尿道前列腺部
   E. 尿道球部
13. 后尿道是指(　　)
   A. 前列腺部　B. 前列腺部、膜部　C. 海绵体部、膜部　D. 海绵体部
   E. 膜部
14. 关于包皮系带的正确描述是(　　)
   A. 连于尿道外口下端与包皮之间的皮肤皱襞
   B. 损伤后影响正常排尿
   C. 做包皮环切术时，需重新建立包皮系带
   D. 位于阴茎头背侧中线上
   E. 单层皮肤皱襞
15. 包皮环切术时，应避免损伤(　　)
   A. 阴茎包皮　B. 海绵体　C. 包皮系带　D. 阴茎筋膜
   E. 阴囊

三、多项选择题

1. 下列管道中，有生理性狭窄的为(　　)
   A. 男性尿道　B. 食管　C. 输卵管　D. 输精管
   E. 输尿管
2. 当男性患者插入导尿管时，需经过尿道的哪些狭窄和弯曲(　　)
   A. 尿道外口　B. 尿道膜部　C. 尿道内口　D. 耻骨下弯
   E. 尿道球腺
3. 关于男性尿道的不正确描述是(　　)
   A. 有两个弯曲、两个狭窄　B. 耻骨下弯恒定
   C. 耻骨前弯恒定　D. 前列腺部最狭窄
   E. 尿道分前列腺部和海绵体部
4. 分泌精浆的器官有(　　)
   A. 前列腺　B. 睾丸　C. 附睾　D. 精囊
   E. 尿道球腺
5. 男性附属腺包括(　　)
   A. 睾丸　B. 附睾　C. 前列腺　D. 精囊
   E. 尿道球腺

四、填空题

1. 男性的生殖腺是__________，生殖管道包括__________、__________、__________和__________。

2. 生精细胞包括__________、__________、__________、__________和__________。

3. 输精管结扎部位常选__________，而达到男性绝育的目的。

4. 阴茎主要由两个__________和一个__________组成，外面包以__________和__________。

5. 男性尿道三个狭窄分别位于__________、__________和__________两个弯曲为__________和__________，恒定不变的弯曲为__________。

五、简答题

1. 简述精子的产生与排出途径。

2. 简述男性尿道的分部、狭窄和弯曲。导尿时应注意些什么问题?

3. 简述睾丸的构造。

六、论述题

简述精子发生的主要变化过程。

七、填图题

1. 睾丸结构图

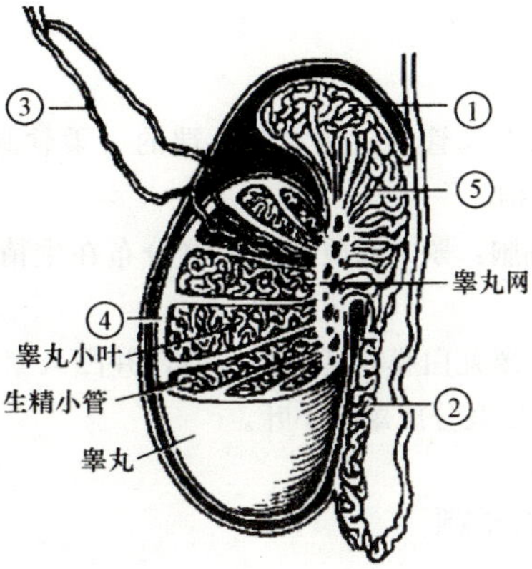

①______________________

②______________________

③______________________

④______________________

⑤______________________

2. 男性骨盆正中矢状断面

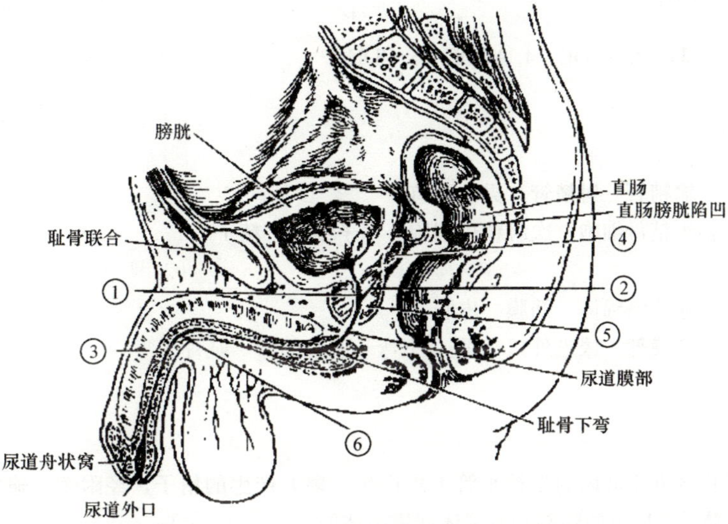

①__________②__________③__________④__________⑤__________⑥__________

3. 参照教材填画男性盆矢状切面图，只用线条即可，不用涂画阴影。

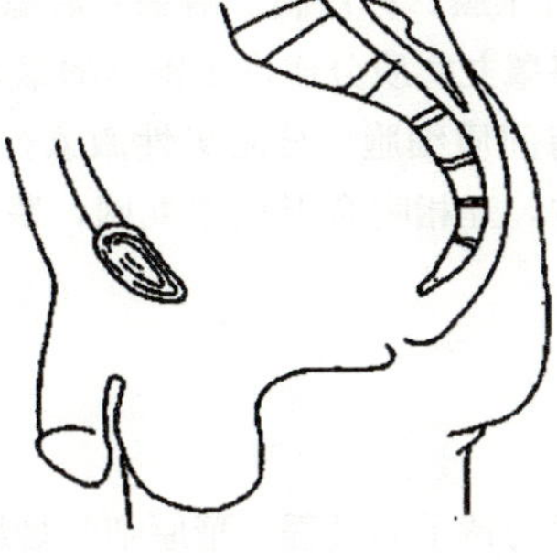

参考答案

一、名词解释

1. 精索：从腹股沟管内口到睾丸上端的一柔软圆索状结构，内含输精管、睾丸动脉、蔓状静脉丛、神经和淋巴管等结构。

2. 睾丸间质细胞：睾丸间质细胞成群分布在生精小管之间，胞体呈圆形或多边形，核圆，居中，分泌雄激素。

3. 睾丸纵隔：睾丸白膜在其后缘增厚，并凸入睾丸内形成睾丸纵隔，纵隔发出睾丸小隔，呈扇形伸入睾丸实质内，将睾丸分成睾丸小叶。

二、单项选择题

1. A　2. A　3. A　4. E　5. B　6. B　7. D　8. A　9. E　10. C　11. D　12. B　13. B　14. A　15. C

三、多项选择题

1. ABCE　2. ABCD　3. ACDE　4. ACDE　5. CDE

四、填空题

1. 睾丸　附睾　输精管　射精管　男性尿道
2. 精原细胞　初级精母细胞　次级精母细胞　精子细胞　精子
3. 精索
4. 阴茎海绵体　尿道海绵体　筋膜　皮肤
5. 尿道内口　尿道膜部　尿道外口　耻骨下弯　耻骨前弯　耻骨下弯

五、简答题

1. 解答：精子由睾丸小叶内的生精小管上皮产生。睾丸产生的精子，经附睾、输精管、射精管排入尿道的前列腺部，最后经尿道的膜部和海绵体部排出体外。

2. 解答：男性尿道按其行程可分为三部：前列腺部、膜部和海绵体部。3 个狭窄分别位于尿道内口、膜部和尿道外口。2 个弯曲：耻骨下弯和耻骨前弯。将阴茎向上提起，耻骨前弯可以消失变直。临床上男性导尿应注意尿道狭窄和弯曲的部位，以免损伤尿道。

3. 解答：睾丸表面有一层坚厚的纤维膜，称白膜。沿睾丸后缘白膜增厚，突入睾丸内形成睾丸纵隔，从睾丸纵隔发出许多结缔组织小隔，将睾丸实质分成许多锥形的睾丸小叶，小叶内有盘曲的生精小管，精子发生于此。小管之间的结缔组织内有间质细胞，分泌男性激素。生精小管向小叶尖部集中形成 20～30 条直精小管。直精小管进入睾丸纵隔内，互相吻合形成睾丸网，睾丸网发出 12～15 条睾丸输出小管，出睾丸后缘的上部进入附睾。

六、论述题

解答：精子发生是由精原细胞发育为精子的过程。精原细胞是最幼稚的生精细胞，紧贴在生精小管的基膜上，胞体较小，圆形或卵圆形，分裂增大形成初级精母细胞；初级精母细胞位于精原细胞内面，常排列成数层，细胞体积较大，细胞染色体核型为46，XY。细胞经DNA复制后，进行第一次减数分裂，分裂后形成2个次级精母细胞。次级精母细胞染色体核型为23，X或23，Y。位于初级精母细胞内面，靠近管腔。次级精母细胞不进行DNA复制即进行第2次减数分裂，形成2个精子细胞，精子细胞体积小，核型仍为23，X或23，Y。精子细胞不再进行分裂，经过一系列的形态改变后，发育成精子。

七、填图题

1. ①附睾头　②附睾体　③生精小管　④白膜　⑤睾丸输出小管
2. ①尿道前列腺部　②射精管　③尿道海绵体部　④精囊腺　⑤前列腺　⑥耻骨前弯
3. 略

第二节　女性生殖系统

预习指导

一、阅读材料

养在深闺人未识——阴蒂

说到阴蒂，不少女人不知其然，加之体积小，所处位置又较“隐蔽”，可谓“养在深闺人未识”，以致成为妇女性生活、保健中的一大盲区。比如，阴蒂是什么？它有哪些生理作用？如何保持健康等。

阴蒂位于外阴前方两侧大阴唇的在阴阜汇合处，是一种芽状结构组织。论其构造，阴蒂分为头、体、脚3部分。阴蒂头从阴唇上端的一簇皱褶中伸出，大小存在个体差异，一般仅有绿豆大小，2～5 mm长，但也有粗至10 mm者。阴蒂体包裹在阴蒂包皮中，隔着这层包皮触摸能感觉到像一根火柴棒，在性兴奋时充血肿胀，此时触摸更为明显。阴蒂体向后分成一对圆柱形的脚，谓之阴蒂脚，每只脚长7～9 mm，将阴蒂牢牢地固定在骨盆的耻骨支与坐骨支上。

阴蒂布满丰富而又敏感的神经末梢，其中，又以对触觉敏感的游离神经末梢最多，如果巧妙地刺激它，很容易激发起女性的性欲望。因而阴蒂成为女人性敏感区的“焦点”与“中心”。但是，不同的女人对阴蒂受触摸后的感觉并不一样，有的在性生活前喜欢被轻轻抚摩阴蒂，另有的却惧怕对方触摸阴蒂，主要由心理因素来决定。当然，对阴蒂在性活动中的激发作用也不要期望过高，应该实事求是。说到这里，有两点要说明，以免步入新的误区：其一，阴蒂的大小与女性的性能力没有直接关系。其二，长期手淫，阴蒂也不会变大。

由此不难明白，阴蒂最大也是唯一的生理作用就是激发女子的性欲，使之较快地进入性高潮。所以，阴蒂是女性生殖器官中唯一与生殖无关，只与性有关的一个器官。可以说，阴蒂是造物主赐予女性的一个巨大“福利”。

阴蒂既然如此重要，有些国家、部落的人却要将其割掉，这是什么缘由呢？你听说过“割礼”没有？在非洲等地，把少女的阴蒂(有的连大阴唇、小阴唇也包括在内)一点不剩地切割下来，再用铁丝、植物刺把血淋淋的伤口缝合起来，只在阴道外留一个细如火柴棍的小孔的少女成年仪式，被称为女性“割礼”。

女子割礼历来都是私下个别进行。除少数人到医院去做之外，大多数人一如既往，都由民间巫医、助产妇或亲友操持。传统的切割工具是铁刀或小刀片，缝合使用的是一般针线，有的地方甚至使用荆棘。用这样落后、原始的器具切割身体的敏感部位，而经常又不使用麻醉剂，肉体上的痛苦是难以言说的。

无人确知割礼起源于什么时代。考古发现，几千年前的埃及木乃伊中就有受过割礼的妇女。因此，许多人把这种残酷习俗称之为“法老式割礼”。在非洲这些地区，女子割礼被认为是真正女性的标记，是贞操的凭证和社会的需要，也是女子进入成年，走向社会的重要仪式。在赞比亚，有80%以上的女子在10～15岁时就进行割礼仪式，在非洲一些地区，年仅4～8岁的幼女就施行割礼术了。

关于女孩割礼的起源有不同说法，但可以肯定的是，割礼对女性的摧残是可怕的和罪恶的。更恐怖的是，割礼的受害者们认为这是光荣的和应该的，她们还将继续这一“优良传统”。对于非洲这些国家广大妇女来说，触目惊心的割礼仪式只是她们悲惨人生的第一步。她们此后的一生中，至少还要经历两次苦难。第二次是从结婚到怀孕这个时期，割礼手术造成阴道闭合给女子结婚后性生活带来一种无法忍受的痛苦，许多人不得不进行阴道开口术。第三次是生育时，还必须再进行切割术。在手术中，许多婴儿的头部被毁坏而夭折。在某些地区婴儿死亡率为38%，与这种习俗直接有关。

然而，对于这些不幸的非洲妇女来说，即使熬到了生育之后，也并不意味着苦难的结束，如果丈夫外出一段日子，他可以要求妻子再把阴道部重新切割封闭起来，悲惨的命运，无穷的苦难又重新开始了。

在割礼盛行的许多地方，女孩没有进行割礼会嫁不出去的。虽然女性割礼对于现代医学观来看毫无价值。如果说中世纪欧洲盛行的披在妇女身上的“贞节带”是套在妇女身上的精神枷锁的话，那么，非洲的妇女割礼则是另一种给她们带来无穷精神及肉体痛苦的血肉“贞节带”。

二、填空

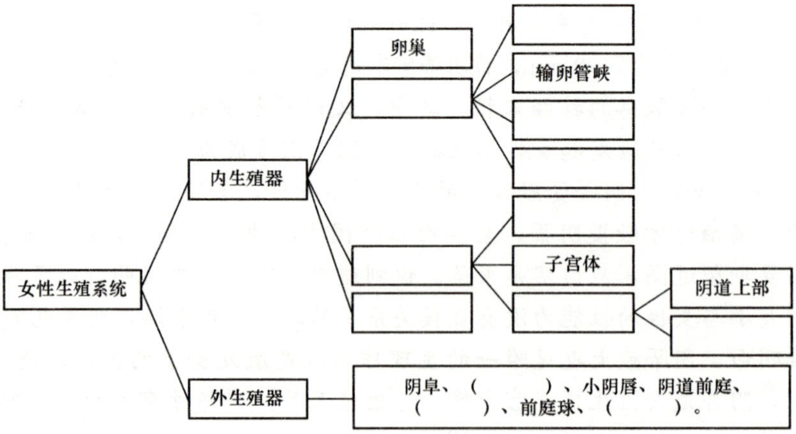

学习思路

1. 保证卵子的产生成熟和正常受精；保证受精卵的孕育成长；保证雌激素的分泌是女

性生殖系统的三大机能。对比男性生殖系统，卵子在卵巢内产生并成熟，因而省去了像饲养精子那样的一连串腺体和管道。输卵管实际上既是输送卵子的输卵管，也是精子与卵子受精的受精管，它所饲养和输送的是一个新生命。输卵管不是一条被动的通道，而是一双感觉敏锐、运动灵活的“手”，它的远侧端长有“手指”(输卵管伞)。它有系膜(阔韧带)，卵巢也有系膜，因此都能灵活摆动。两个系膜的走向又是相互垂直的，从而让输卵管的手指可以伸到卵巢表面的任何部位，去接引排出的卵子。

2. 子宫是精子进入的通道，更是受精卵的孕育场所，它和卵巢的形态、结构变化是理解月经周期和孕育周期的解剖依据，这组知识既是本节的重点，也是难点。子宫的姿势、位置和毗邻知识有重要的临床意义。不但应懂得子宫的正常位置，还要懂得维持其正常的因素，更要懂得维护其正常的护理、医疗措施的解剖学依据。

3. 阴道可谓“一道多用”：性交管道；月经排出管道；胎儿娩出管道。女性外生殖器结构众多，各具功能，其中阴蒂是一个只与性有关而无其他功能的结构。

4. 乳房与会阴与生殖系统关系特别密切，所以这两部分内容亦在女性生殖系统中讲授。

5. 本节重点：卵泡结构、分类；子宫的结构、位置；月经周期。

6. 本节难点：卵巢周期性变化与月经周期的关系。

课后习题

一、名词解释

1. 排卵

2. 黄体

3. 月经周期

4. 会阴

5. 乳房悬韧带

二、单项选择题

1. 对卵巢的描述中，正确的是(　　)

A. 为女性的生殖腺　　B. 位于髂内动脉与输尿管之间的卵巢窝内

C. 其后缘为系膜缘　　D. 借卵巢系膜连于盆腔后壁

E. 以上均不是

2. 卵巢髓质的主要成分是(　　)

A. 卵泡　　B. 许多血管　　C. 许多淋巴管　　D. 疏松结缔组织

E. 平滑肌

3. 卵巢皮质的主要成分是(　　)
A. 卵泡　　B. 卵泡细胞　　C. 卵母细胞　　D. 黄体
E. 白体
4. 卵泡腔最早出现于(　　)
A. 原始卵泡　　B. 初级卵泡　　C. 次级卵泡　　D. 成熟卵泡
E. 闭锁卵泡
5. 输卵管结扎术常用的部位是(　　)
A. 子宫部　　B. 输卵管漏斗　　C. 输卵管峡　　D. 输卵管壶腹
E. 输卵管伞
6. 关于子宫的说法，错误的是(　　)
A. 成人子宫为前后稍扁，呈倒置的梨形　　B. 可分为底、体、颈三部
C. 子宫颈下端伸入阴道内　　D. 子宫腔底的两端通输卵管，尖向下通阴道
E. 未产妇的子宫口为圆形
7. 成人子宫正常的姿势是(　　)
A. 前倾前屈　　B. 前倾后屈　　C. 后倾前屈　　D. 后倾后屈
E. 以上都不是
8. 产科常经子宫的何部做剖宫取胎术(　　)
A. 子宫体　　B. 子宫颈阴道上部
C. 子宫峡　　D. 子宫底
E. 子宫底与子宫体交界处
9. 维持子宫前倾位的主要结构是(　　)
A. 子宫阔韧带　　B. 子宫圆韧带　　C. 子宫主韧带　　D. 骶子宫韧带
E. 盆底肌
10. 子宫内膜的上皮是(　　)
A. 复层柱状上皮　　B. 单层柱状上皮
C. 单层立方上皮　　D. 变移上皮
E. 假复层纤毛柱状上皮
11. 子宫内膜增生早期，卵巢内开始发生的主要变化是(　　)
A. 原始卵泡形成　　B. 黄体发育
C. 排卵完成　　D. 卵泡发育
E. 黄体退化
12. 月经的发生是由于(　　)
A. 雌激素急剧减少　　B. 雌激素和孕激素急剧减少
C. 孕激素急剧减少　　D. 雌激素急剧增加
E. 雌激素和孕激素急剧增加
13. 月经周期为28天的妇女，如本月12日来月经，排卵最有可能会在(　　)
A. 本月22日　　B. 本月26日
C. 下个月2日　　D. 下个月7日
E. 下个月10日

14. 关于乳房，下列错误的是(　　)
   A. 患乳腺癌时，局部皮肤可出现橘皮样改变
   B. 乳腺位于浅筋膜内
   C. 乳头位于第 2 肋的高度
   D. 乳房的外侧可达腋中线
   E. 位于胸大肌前方
15. 直肠指检时，下列哪项结构不能触到(　　)
   A. 男性前列腺　B. 女性输卵管　C. 女性阴道后壁　D. 男性增大的精囊
   E. 女性子宫颈

三、多项选择题

1. 关于子宫，不正确的描述是(　　)
   A. 可分为子宫体、子宫峡、子宫颈三部
   B. 子宫内腔可分为子宫腔、子宫颈管两部
   C. 子宫前倾是指子宫长轴与阴道长轴形成的夹角
   D. 子宫峡位于子宫底与子宫体之间
   E. 子宫颈管上口就是子宫口
2. 维持子宫正常位置的主要韧带是(　　)
   A. 子宫阔韧带　B. 子宫主韧带　C. 子宫圆韧带　D. 骶子宫韧带
   E. 耻骨子宫韧带
3. 关于卵巢的叙述，何者正确(　　)
   A. 产生卵子，并分泌女性激素　B. 皮质中存在不同发育阶段的卵泡
   C. 为女性生殖腺　D. 黄体由髓质构成
   E. 终生均可排卵
4. 关于子宫内膜的叙述，正确的是(　　)
   A. 月经期功能层内膜剥脱　B. 基底层可增生补充形成新的功能层
   C. 上皮由单层柱状上皮构成　D. 螺旋动脉有周期性改变
   E. 子宫腺无周期性变化
5. 关于乳房的正确描述是(　　)
   A. 乳房位于胸前部，胸大肌的表面　B. 成年女性未产妇的乳房呈半球形
   C. 乳头周围有色素较多的皮肤区　D. 乳头和乳晕处色素较多，皮肤也较厚
   E. 乳房由皮肤、致密结缔组织、脂肪组织和乳腺组成

四、填空题

1. 女性的生殖腺是__________，生殖管道包括__________、__________和__________、附属腺是__________。

2. 子宫位于盆腔的中央，在__________和__________之间，下端接__________，两侧有__________。

3. 输卵管由内侧向外侧依次为__________、__________、__________和__________四部。

4. 固定子宫的韧带有__________、__________、__________和__________。

5. 以两侧坐骨结节连线为界，可将广义会阴分为两个三角区，前方的称__________，后方的称__________，是__________区。

五、简答题

1. 卵巢位于何处？有何固定装置？

2. 简述输卵管的分部和常用结扎部位。

3. 简述子宫的位置、形态及其固定装置。

六、论述题

简述子宫内膜的周期性变化分为哪三期？各期有什么特点？

七、填图题

1. 卵泡发育图

①__________________________

②__________________________

③__________________________

④__________________________

⑤__________________________

⑥__________________________

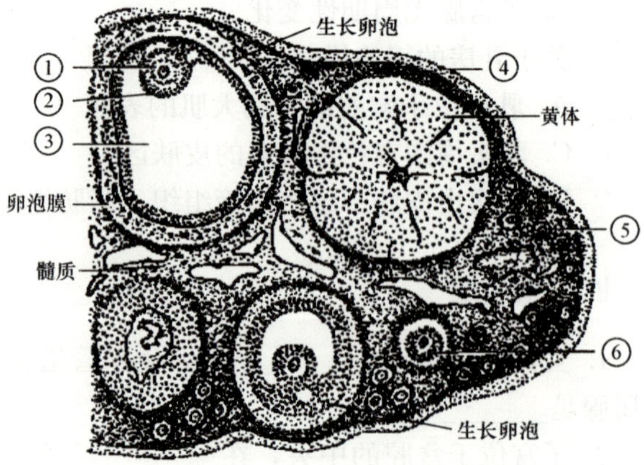

2. 女性内生殖器

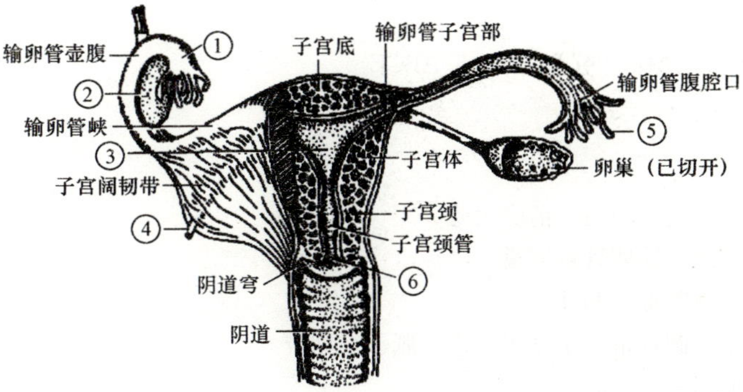

①__________②__________③__________④__________⑤__________⑥__________

3. 参照教材填画女性盆矢状切面图，线条图即可，不必涂画阴影、并标注结构。

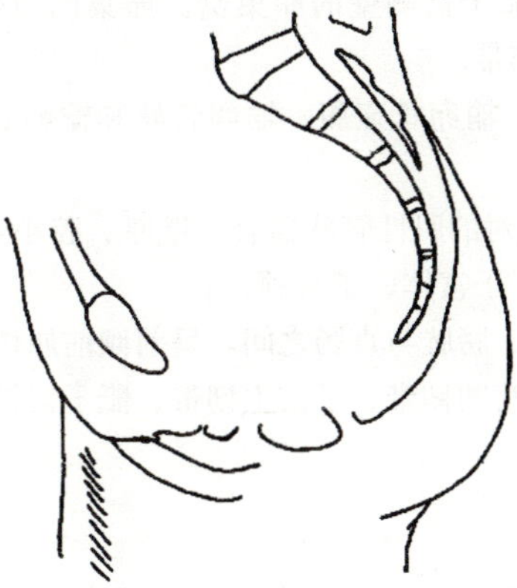

参考答案

一、名词解释

1. 排卵：成熟卵泡破裂，次级卵母细胞及其周围的透明带、放射冠一并从卵巢排出的过程。

2. 黄体：排卵后，卵泡壁塌陷。残留的卵泡壁细胞、卵泡膜及血管内陷，在黄体生成素的作用下形成一个体积较大，血管丰富的内分泌细胞团。

3. 月经周期：自青春期开始到绝经期止，在雌激素的作用下，子宫内膜功能层每 28 天左右发生一次脱落和出血。

4. 会阴：有广义会阴和狭义会阴，广义会阴是指封闭小骨盆下口的所有软组织。狭义会阴是指肛门与外生殖器之间的软组织结构。

5. 乳房悬韧带：乳房表面的皮肤、胸肌筋膜和乳腺之间，连有的许多纤维结缔组织小束，对乳房起支持作用。

二、单项选择题

1. A　2. D　3. A　4. C　5. C　6. D　7. A　8. C　9. B　10. B　11. D　12. B　13. B　14. C　15. B

三、多项选择题

1. ADE　2. ABCD　3. ABC　4. ABCD　5. ABCE

四、填空题

1. 卵巢　输卵管　子宫　阴道　前庭大腺
2. 膀胱　直肠　阴道　输卵管和卵巢
3. 子宫部　峡部　壶腹部　漏斗
4. 子宫阔韧带　子宫圆韧带　子宫主韧带　骶子宫韧带
5. 尿生殖三角　肛门三角　肛

五、简答题

1. 解答：卵巢位于盆腔内，贴靠于盆侧壁的卵巢窝。卵巢的位置主要靠韧带和系膜来维持和固定。具体包括：卵巢悬韧带；卵巢固有韧带。

2. 解答：输卵管分输卵管漏斗、输卵管壶腹、输卵管峡和输卵管子宫部四部分。输卵管峡是结扎输卵管的常选部位。

3. 解答：(1)形态：子宫是不成对的肌性管状器官，壁厚、腔小，呈前后稍扁的倒置梨形。子宫外形从前上至后下可分为三部为子宫底、子宫体、子宫颈。

(2)位置：子宫位于骨盆腔中央、膀胱与直肠之间，呈前倾前屈位。

(3)固定装置：子宫阔韧带、子宫圆韧带、子宫主韧带、骶子宫韧带。

六、论述题

解答：自青春期开始到绝经期止，在雌激素的作用下，子宫内膜功能层每 28 天左右发生一次脱落和出血，称月经周期。时间上为上次月经到来时开始，到下次月经到来时结束。第 1～4 天为月经期，卵子如未受精，黄体就逐渐萎缩而成白体，分泌孕激素与雌激素的功能消失。由于这两种激素的急剧减少，子宫内膜失去孕激素和雌激素的支持，螺旋动脉痉挛性收缩、子宫内膜坏死、脱落、剥离出血，由阴道排出，即月经。卵子如果受精，黄体继续分泌激素，子宫内膜可不再脱落，不出现月经，称为闭经。第 5～14 天为增生期，此期在卵巢产生的雌激素的作用下，子宫内膜迅速增殖，螺旋动脉增生，腺体增宽加长，但不分泌。第 15～28 天为分泌期，这一期内相当于排卵后的黄体期，在雌激素和孕激素的协同作用下，子宫内膜进一步增生、腺体开始分泌含糖原的黏液，这一期末，子宫内膜的增长达到极点，为受精卵的植入和继续发育做好了充分的准备。

七、填图题

1. ①透明带　②放射冠　③卵泡腔　④皮质　⑤原始卵泡　⑥初级卵泡
2. ①输卵管漏斗　②卵巢　③子宫腔　④子宫圆韧带　⑤输卵管伞　⑥子宫口
3. 略

第九章 脉管系统

第一节 心血管系统

课时1 心

预习指导

一、阅读材料

心脏内部的电路网——心传导系统

心脏为何能不知疲倦、夜以继日，不停地跳动呢？要揭开这个谜，还得从心脏具有的“特殊电路”说起。

心脏能自主地有节律地跳动，是因为它具有一整套能自主启动并传导冲动的四级“电路网”。窦房结是这个电路网中的一级结构，它位于上腔静脉进入右心房交界处的心外膜下面，外观略似马蹄形或逗号状，体积大约 $5\times15\times2\ mm^3$，别看它只是这么一个小不点，却是心脏电路网中起启动作用的“总控制室和发电站”，整个心脏电路网中的信号都是由它发出的，它是心脏的最高起搏点，临床上发生的窦性心动过速或窦性心动过缓都是由它的故障引起的。它的工作停止，心跳就会停止。

房室结是心脏“电路网”中的二级结构，它和窦房结之间有三条“电缆”线相连接，房室结主要起控制电传导作用，平常它是不“发电”的，只有在总发电站窦房结由于某些病变暂时停止运转时，它才开始“发电”。

房室结下面的房室束又发出两根电缆——左束支、右束支构成三级“电路网”，再往下就分散成非常细密的四级“电路网”，叫蒲肯野氏纤维，这种四级“电路网”就不是“电缆”而是“电线”了，它遍布整个心脏，把电信号传达到心脏的每个用户——心肌细胞。当心脏的这些电路网的某一个机构发生病变时，就会发生各种心律失常。心脏由于某些原因突然停止跳动时，就必须使一级电路网——即心脏的最高起搏点窦房结先恢复发电功能，才能使心跳重新启动。

心脏虽然是人体的一个大功臣，但却是一个我行我素的“无政府主义者”。心脏的电路网络如此发达，但却接收不到大脑皮层发出的命令和信号，因为它不受最高中枢神经直接支配，而受内脏神经中的交感神经和副交感神经的双重支配，交感神经使心跳加快，副交感神经中的迷走神经使心跳减慢。内脏运动神经又叫自主神经，属于不随意神经，不受人们的意志支配，当人们遇到惊吓感到心跳加快时，“一家之长”的大脑皮层虽然多次下令不要慌张，叫心脏不要跳动过速，但人们仍然感到心怦怦跳个不停，这都是因为心脏的“电路网”没有跟大脑皮层直接“连线”，大脑皮层的号令不能直接传达到心脏的缘故。

二、填空

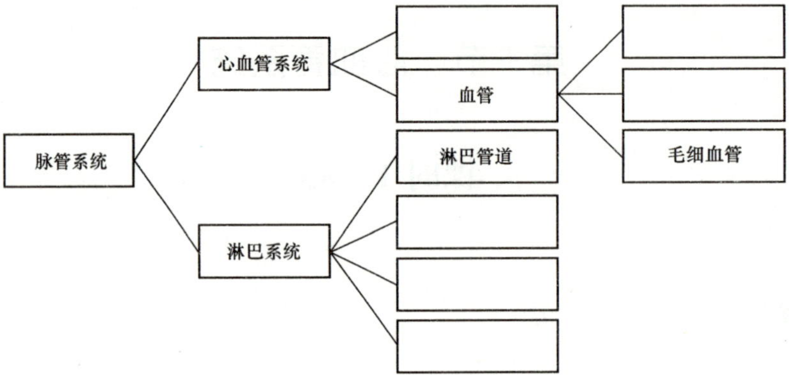

学习思路

1. 脉管系统的主要机能是运输，工具是血液，方式是闭路循环。运送要解决动力和定向流动问题，传输要解决血量的分配调节和管壁的通透性问题。这是理解脉管系统结构的思路。

2. 完整的循环指的是以心脏为起点，又以心脏为终点的血液流动，包括体循环、肺循环。至于冠状循环、微循环、侧支循环、门脉循环均指体循环中有特殊功能的一段。

3. 心血管系统临床应用的重点在于：①平时的静脉注射，使用的是浅静脉，包括手背及臂的浅静脉、大隐静脉、颈外静脉和婴幼儿的颞浅静脉。②紧急时的血管穿刺包括股动脉、股静脉穿刺。③血管插管，包括股动脉、头静脉、颈内静脉等。④常用触摸脉搏的动脉，包括腕部的桡动脉、足背动脉、下颌角前方下颌骨下缘处的面动脉、颞浅动脉等。⑤紧急进行压迫止血的动脉干等。对上述有关的血管应准确定位掌握，对其他繁多的血管分支无须一一观察记忆。

4. 本节重点：心的位置、外形、各腔结构，心传导系统的构成，心的血管和体表投影；体循环和肺循环的概念。

5. 本节难点：心各腔结构和心的传导系统。

课后习题

一、名词解释

1. 血液循环

2. 肺循环

3. 体循环

4. 卵圆窝

二、单项选择题

1. 关于心血管系统，正确的是( )
   A. 动脉是导血回心的管道
   B. 静脉在走行中逐渐分支，管径渐细
   C. 毛细血管是血液与组织液进行物质交换的场所
   D. 心有 4 个腔，由瓣膜分隔，互不相通
   E. 静脉是将血液从心运出到全身各部分的血管
2. 关于肺循环，正确的是( )
   A. 只通过肺，主要使动脉血转变成静脉血
   B. 血由右心室射出
   C. 血由肺静脉回左心室
   D. 肺动脉干内流着动脉血
   E. 血由肺静脉回右心室
3. 关于体循环，正确的是( )
   A. 以静脉血起于左心室 B. 以动脉血终于右心房
   C. 循环路程短 D. 以动脉血营养全身各部
   E. 以静脉血营养全身各部
4. 体循环的静脉血回流入( )
   A. 左心房 B. 左心室 C. 右心房 D. 右心室
   E. 静脉窦
5. 关于心，描述正确的是( )
   A. 约 1/3 位于前正中线左侧
   B. 心尖由左、右心室构成
   C. 心尖体表投影位于第 5 肋间隙锁骨中线内侧 1～2 cm 处

D. 冠状沟为心房和心室在心表面的分界标志
E. 约 2/3 位于前正中线右侧

6. 冠状窦注入(　　)
A. 右心室　B. 右心房　C. 左心房　D. 上腔静脉
E. 左心室

7. 不直接与心相连的血管是(　　)
A. 上腔静脉　B. 肺动脉　C. 肺静脉　D. 头臂干
E. 下腔静脉

8. 左房室口的瓣膜是(　　)
A. 二尖瓣　B. 三尖瓣　C. 肺动脉瓣　D. 主动脉瓣
E. 半月瓣

9. 下列哪一项与右心房无关(　　)
A. 上腔静脉口　B. 肺静脉口　C. 下腔静脉口　D. 冠状窦口
E. 右房室口

10. 心房和心室在心表面的分界线是(　　)
A. 冠状沟　B. 前室间沟　C. 后间沟　D. 左心耳
E. 右心耳

11. 心脏的正常起搏点是(　　)
A. 窦房结　B. 浦肯野纤维　C. 房室束　D. 房室结
E. 结间束

三、多项选择题

1. 脉管系统的功能是(　　)
A. 运输氧气和营养物质　B. 运走代谢废物
C. 运送激素　D. 制造和产生各种血细胞
E. 有防御功能

2. 当心室收缩时，阻止血液从心室逆流到心房的是(　　)
A. 二尖瓣　B. 三尖瓣　C. 主动脉瓣　D. 肺动脉瓣
E. 静脉瓣

四、填空题

1. 脉管系统由________系统和________系统两部分组成。
2. 右心房有 3 个入口，即________、________和________，一个出口。
3. 右心室的入口是________，出口是________。
4. 左心房有 4 个入口，即________、________各 2 个，出口是________。
5. 左心室的入口是________，出口是________。
6. 心壁由内向外依次为________、________和________。
7. 心的传导系统包括________、________、________、________和________。

五、简答题

1. 简述体循环、肺循环的具体途径及功能。

2. 先天性心脏病中可出现下面三种情况：(1)左心房的血液部分流入了右心房；(2)左心室的血液部分流入了右心室；(3)主动脉的血液部分流入了肺动脉。请问它们最可能分别是从什么途径流过去的?

六、论述题

某患者已有3年的二尖瓣狭窄病史，利用所学知识预测其后果如何。

七、填图题

1. 心腔模式图

①______________________

②______________________

③______________________

④______________________

⑤______________________

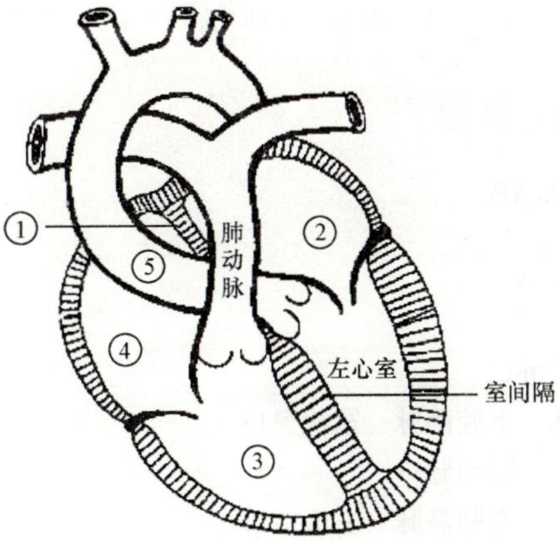

2. 心传导系统

①________________

②________________

③________________

④________________

⑤________________

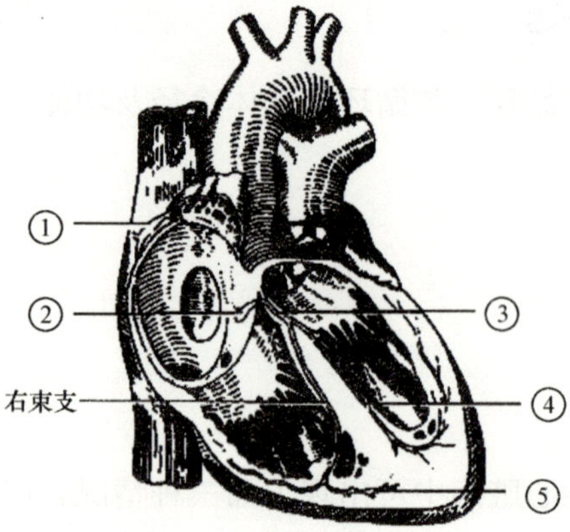

参考答案

一、名词解释

1. 血液循环：血液从心室泵出，依次经动脉、毛细血管、静脉，最后返回心房，这样周而复始的循环流动称血液循环。

2. 肺循环：起点为右心室，终点为左心房。当右心室收缩时，将富含 CO_2 的血液射入肺动脉，经肺动脉干及各级分支到达肺泡周围的毛细血管网，在此血液与肺泡内的气体进行交换后富含 O_2，经肺静脉流入左心房。

3. 体循环：起点为左心室，终点为右心房。当左心室收缩时，将血液射入主动脉，并沿各级分支到达全身各处的毛细血管，在此血液与组织、细胞进行物质交换，再经各级静脉，最后经上、下腔静脉（及冠状窦）回流至右心房。

4. 卵圆窝：在右心房一侧的房间隔下部，有一卵圆形的浅窝称卵圆窝。

二、单项选择题

1. C　2. B　3. D　4. C　5. D　6. B　7. D　8. A　9. B　10. A　11. A

三、多项选择题

1. ABCE　2. AB

四、填空题

1. 心血管　淋巴
2. 上腔静脉　下腔静脉　冠状窦口
3. 右房室口　肺动脉口
4. 右肺静脉　左肺静脉　左房室口
5. 左房室口　主动脉口

6. 心内膜　心肌层　心外膜
7. 窦房结　房室结　房室束　左右束支　蒲肯野纤维

五、简述题

1. 解答：(1)体循环途径：左心室→主动脉及分支→全身毛细血管→小、中静脉→上、下腔静脉、冠状窦→右心房。体循环功能：为全身组织器官提供氧气、营养物质，并带走二氧化碳与其他代谢产物。

(2)肺循环途径：右心室→肺动脉干及分→肺毛细血管→左右上下四条肺静脉→左心房。肺循环功能：将利用过的静脉血重新变为动脉血。

2. 解答：(1)卵圆孔；(2)缺损的室间隔(膜部)；(3)动脉导管。

六、论述题

解答：(1)二尖瓣狭窄→左心室舒张时，血液充盈不足→体循环血量不足→组织、细胞缺氧，出现发绀。

(2)二尖瓣狭窄→左心室舒张时，血液在左心房内大量淤积→左心房肥大→肺循环阻力增大→肺动脉高压→右心肥大。

七、填图题

1. ①房间隔　②左心房　③右心室　④右心房　⑤主动脉
2. ①窦房结　②房室结　③房室束　④左束支　⑤蒲肯野纤维

课时 2　血　管

预习指导

一、阅读材料

血管——影响我们健康的重要因素

血管是血液流动的管道，分为动脉(如腕部跳动的桡动脉)、静脉(如手背上的“青筋”)和毛细血管 3 种。动脉血管起自心脏，以后不断分枝，口径越来越细，管壁越来越薄，最后分散成大量的毛细血管，分布于全身各组织和细胞之间。然后，众多毛细血管又逐渐汇合，形成静脉血管，最后返回心脏，组成一个“密闭”的管道系统。

你知道这个系统有多庞大吗？有人测算，如果将一个人全身所有的血管一根接一根地联结起来，大约长达 15 万多公里，足以绕赤道 4 圈！而血液就在这样庞大的血管网络里往返流动，循环不息，血液与血管之“辛劳”程度，由此可见一斑。

在这个系统中，心脏居于心血管系统的核心，具有泵血的作用，赋予富含氧气与养分的血液以前进的动力；动脉则负责将血液输送到全身，浇灌上千个大大小小的器官与组织；而静脉是将浇灌后的血液重新送回心脏，并将代谢废物通过肺、肾等器官排出体外。至于介于动脉与静脉之间的毛细血管，则是血液与器官和组织进行氧气与养分交换的场所。

三种血管内压力最高的是动脉，其次是毛细血管，最低的是静脉。不难明白，与静脉比较起来，动脉对人体的作用更胜一筹。如果动脉出了问题，比如因某种病理因素造成管壁弹性下降、管腔狭窄，甚至闭塞不通，那么对相应器官或组织的供血就要减少甚至断流，则这些器官或组织就会因缺氧而发生病变，这类病变统称血管病变，如冠心病、脑卒中等。大家知道，这些病可不是微不足道的疥癣之疾，而是致命的杀手！医学专家称人与动脉同寿，表达的就是这个意思。故我们通常所说的血管，也多是针对动脉而言的。

血管除了运输血液外，还提供了两个重要的健康指数，一是脉搏，二是血压。其奥妙在于动脉紧挨着皮肤容易被触摸到，而心脏却深藏于胸腔中，故平时测量心率都是通过把脉而间接获得。另外，动脉血的压力高于静脉血，因而测量血压也是使用动脉血。一个数值是在心脏收缩时测量的，谓之收缩压，俗称高压；另一个是在心脏扩张时测得的，谓之舒张压，俗称低压。正常情况下，人的收缩压为100～120 mmHg，舒张压为60～80 mmHg。如果明显超过或低于这个标准，医生会告诉你得上了高血压或低血压病。

1. 血管决定你的寿命

人们都害怕癌症，有谈“癌”色变之说，其实血管疾病更为可怕。就说最常见的血管病——动脉硬化。它所引发的冠心病与脑卒中，在全世界每年要吞噬掉800万～1 000万条生命；而每年丧生于癌魔者全球大约500万人，只有动脉硬化的一半。因此，疏忽血管保健乃是现代人的一大误区，至少也应该将其摆到与防癌同等重要的位置上。

道理很简单，血管不是静止不变，而是随着人体的生长而生长，也必然随着人体的增龄而老化。在一个人的孩提时代，动脉血管最年轻，最富有青春活力，如口径最大，可与静脉媲美，管壁柔软，弹性好，故输送血液的能力最强，器官与组织一般不会发生缺血、缺氧的问题——你很少听说儿童得上冠心病或脑梗死，奥秘就在这里。随着生理年龄的增长，血管也在变老。看看你家中的自来水、煤气管，用的时间长了，管道内壁就要结垢、生锈，逐渐导致管道受阻而无法供水、供气。血管也一样，随着年龄增长，胆固醇、甘油三酯等成分在血管壁上越积越多，血管壁的柔韧性降低，血管硬化，血液流动受阻，最终因缺血而引起心、脑血管病。这就是人到中老年易与冠心病、脑卒中等心脑血管病结缘的症结所在，而冠心病、脑卒中等也因之而被称为老年病。

一般说来，人的血管年龄受到生理年龄的制约，即人年轻血管一般也年轻，人老迈血管也大多老化；但也不全如此，生活方式的影响也举足轻重。大量研究资料显示，科学的生活方式可以延缓血管的衰老；反之，不健康的生活方式也可加速血管的老化，君不见一些60岁的老人血管还像30岁的人一样年轻，而有些30多岁的人血管已同60岁的老人一般衰老么？因此，发挥你的主观能动性，保持血管的相对年轻化是大有可为的。

2. 你的血管还年轻吗

说了这么多血管的生理功能以及血管病的危害性，你该明白，设法保持血管的年轻化对于你的健康乃至寿命何等重要。因此，你不妨先对自己的血管年龄来一番自测，以便及时调整你的生活方式，使血管重返青春。国外专家提出的血管年龄自测项目如下：

(1)情绪压抑。

(2)过于较真。

(3)嗜吃方便面及饼干、点心。

(4)偏食肉类食品。

(5)不愿上运动场。

(6)每天吸烟支数乘以年龄超过 400。

(7)爬楼梯胸痛。

(8)手足发凉、麻木感。

(9)忘性大，经常丢三落四。

(10)血压升高。

(11)胆固醇或血糖升高。

(12)亲属中有人死于冠心病或卒中。

如果你只符合 1～4 项，说明你的血管年龄尚属年轻，应该继续保持；如果符合 5～7 项，提示你的血管年龄超过生理年龄 10 岁以上；如果符合 8～12 项，你的血管年龄将比生理年龄大 20 岁以上。后两种情况的出现提示你到了调整生活方式的时候了。

3. 营养是血管年轻的源泉

要保持血管年轻，首要一条是摄足血管所需要的养分，如优质蛋白、不饱和脂肪酸、维生素与矿物质，要求食物品种多样、比例均衡。尤其是以下 8 种成分，可有效地阻止血管老化，被誉为“血管卫士”。

(1)Ω-3 脂肪酸：是一类特殊脂肪酸，通过降血压、防止动脉发炎，及削减低密度脂蛋白、胆固醇的水平等途径来保护血管。推荐食物为橄榄油、鱼类、马齿苋等。

(2)类黄酮：存在于蔬菜、水果、花和谷物中的天然色素，能清除损伤血管的氧自由基，并降低血小板的黏性，保障血流畅通。推荐食物为葡萄、茶叶、苹果、洋葱、巧克力等。

(3)番茄红素：抗氧化作用特强，是维生素 E 的 100 倍、β-胡萝卜素的 3 倍。可有力地防止细胞脱氧核糖核酸和脂蛋白的氧化，减缓血管老化的速度。推荐食物为番茄、西瓜、南瓜、红色葡萄柚、木瓜及苦瓜籽、番石榴、秋橄榄。

(4)磷脂：是一种特殊脂质，能使血液中的胆固醇和脂肪颗粒变小，使其保持悬浮状态，阻止其在血管壁上沉积。建议食物为瘦肉、动物肝、蛋类、鱼、花生油、黄豆、核桃仁、杏仁、木耳、黄花等。

(5)雌激素：血管的保护神之一，能减少坏胆固醇的合成，增加好胆固醇的产量。推荐食物为豆制品、花生、绿茶、芹菜、花椰菜。

(6)水杨酸：血管的又一保护神，能防止与溶解血栓，保障血流通畅。推荐食物为咖啡、茶、杏仁果、苹果、杏果、蓝莓(黑莓、小红莓等)、薄荷、樱桃、葡萄(干)、桃、梅、番茄及黄瓜。

(7)B 族维生素：叶酸、维生素 B_6、维生素 B_2 等，能及时清除蛋白质过多的代谢产物同型半胱氨酸。而同型半胱氨酸是导致血管硬化的又一因素，比胆固醇的危险还要高 3 倍之多。推荐食物为绿叶蔬菜、蘑菇、鱼虾、香蕉。

(8)矿物质：钾能排出体内多余的钠，将血压稳定在生理状态，减轻血管的负担。硒可清除血管中的有害物质脂质过氧化物，保护动脉血管壁上细胞膜完整，阻止动脉粥样硬化。缺铜可使血管弹性组织变弱，引起胆固醇上升。而钙既降血压又有清除胆固醇之功。至于镁更为可贵，对血压、血脂、血糖都有调节作用。推荐食物为橘、甜瓜、土豆(富含钾)、鱼粉、龙虾、蘑菇、猪肾、大蒜(富含硒)、动物肝、豆类、芝麻(富含铜)、虾皮、毛蟹、绿色蔬菜、牛奶(富含钙)、紫菜、小米、玉米、荞麦面、高粱面、冬菜、苋菜、辣椒、阳桃、桂圆、核桃仁(富含镁)。

4. 运动让血管青春永驻

生命在于运动，血管亦然。美国心脏学会对年轻人(平均年龄27岁)与老运动员(平均年龄65岁)进行了比较研究，结果表明，长期有规律的体力活动或运动，能保护人的血管内皮，避免因年龄增长而导致的血管老化，并能使老年人的血管功能像年轻人的一样好。进一步研究发现，老年运动员血中自由基的水平与年轻人一样低，而不爱运动的老年人则自由基水平较高。

运动为何能使血管青春长驻呢？奥秘之一在于运动能提升体内的高密度脂蛋白胆固醇水平，即俗称的好胆固醇。“好胆固醇”好就好在颗粒小、密度高、可自由进出动脉血管壁，能清除沉积在血管壁、引起动脉硬化的低密度脂蛋白，使动脉壁免遭侵蚀，故又享有”血管的清道夫”之美称。

研究资料显示，每天运动半小时，如走路、骑自行车、游泳、打门球、打乒乓球、慢跑、游泳、爬楼或登山，都能起到减肥消脂的作用，提高血管“年轻化”程度，防止变老。如果饭前适度运动，保护血管的效果更好。一项最新研究发现：享受丰盛而油腻的饭菜之前进行较长距离的散步，可减少脂肪对血管功能的损害。含有较多脂肪的食物能使血脂水平短暂升高，也能对血管内皮的功能造成损害，而运动可将这种损害降到最低程度。

5. 血管“天敌”黑名单

与心脏等其他器官一样，血管也有不少“天敌”，列在黑名单上的有高血压、高脂血症、糖尿病、肥胖、吸烟和精神紧张。

先说高血压。高血压，特别是无症状或没有控制好的高血压，是引发诸多血管病的导火线。以脑血管为例，高血压患者发生脑梗死或脑出血的概率是正常人的4～7倍。因此，医学专家提醒40岁以上的中年人每隔半年测一次血压，如果血压增高，应及时服药控制，并注意低盐饮食及适当锻炼。

再说糖尿病，不仅累及微血管，也能导致大血管病变，其危害不在高血压之下，其脑卒中的发生率比正常人高2～3倍。因此，定期查验血糖也是保护血管的有效一招。

高脂血症同样不妙。无论是高胆固醇，高甘油三酯或高低密度脂蛋白，都会增加脑卒中的发病危险，予以调节也是大有必要。

吸烟之害已是老生常谈，就血管而言，烟草中以尼古丁为代表的多种有毒物质可刺激身体自主神经，使血管痉挛、小动脉变细、血液中含氧量减少，损害动脉管壁，导致血压升高、脑血管收缩功能障碍及加速动脉硬化等。故要血管年轻，远离香烟势在必行。

至于肥胖，易与糖尿病、高脂血症、高血压等结缘，从而使血管老化的程度大大提速。因此，无论男女不要将减肥只定位在求美的层次上，而应从血管健康的高度来认识，并付诸实践。

同时，绝对不可忽视精神状态的影响力。常言道“笑一笑，十年少”，这个“少”也包括血管。精神压力可引起血管内膜收缩，加速血管老化，故保持良好心态亦有利于延缓血管衰老。

二、填空

1. 血管分为__________、__________和__________。

2. 主动脉全长可分三段，即__________、__________和__________，后者又被膈分为__________和__________。

3. 完成知识框架

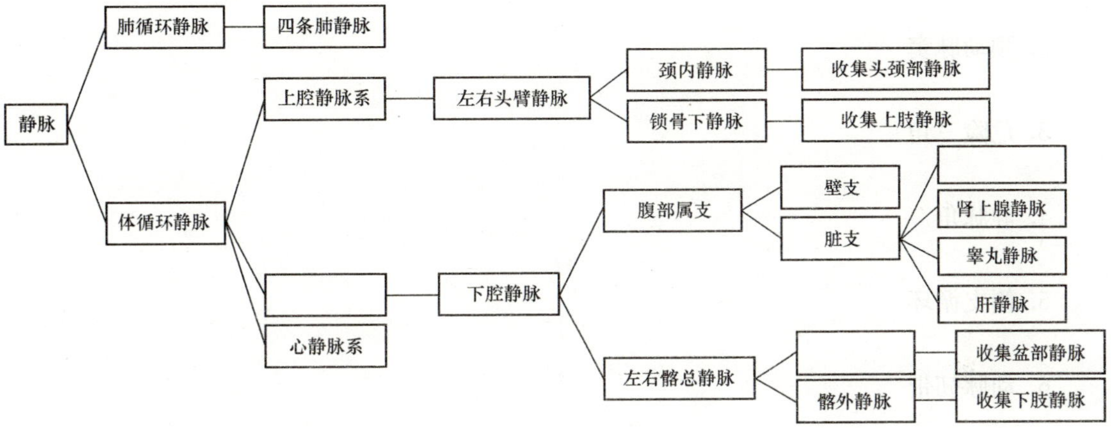

学习思路

1. 动脉的学习重点为

(1)紧急时，能够进行穿刺的血管，如桡动脉、肱动脉、股动脉。

(2)常用触摸脉搏的动脉，包括腕部处的桡动脉、足背动脉、下颌角前方下颌骨下缘处的面动脉、颞浅动脉等。

(3)紧急进行压迫止血的动脉干，如颈总动脉、锁骨下动脉、肱动脉、股动脉、桡动脉、足背动脉、面动脉、颞浅动脉等。对上述有关的动脉应准确定位掌握，对其他繁多的血管分支无须一一观察记忆。

2. 静脉的重点在于

(1)平时的静脉注射，使用的是浅静脉，包括手背及臂的浅静脉、大隐静脉、颈外静脉和婴幼儿的颞浅静脉。

(2)掌握静脉的结构特点，理解静脉的生理特性，解释静脉曲张、静脉瘀血、痔等现象。

(3)认识静脉间的丰富吻合。

3. 血液循环与消化、呼吸、泌尿系统的横向联系是经常涉及的问题。例如，临床治疗中口服或静脉给药，药物如何吸收？如何到达患处？如何经泌尿、呼吸、消化系统排出？要回答这类问题有如下要点：一是口服给药时，药物必须经消化管道吸收，经肝门静脉入肝，代谢后进入下腔静脉；静脉给药时，根据给药部位不同，药物分别进入上腔或下腔静脉。二是药物由腔静脉到达主动脉间有重要的肺循环环节。三是到达肺动脉或肾动脉后方可经呼吸系统或泌尿系统排出。

课后习题

一、名词解释

1. 颈动脉体

2. 颈动脉窦

3. 危险三角

4. 静脉角

5. 侧支循环

6. 动脉韧带

二、单项选择题

1. 阻力血管主要是指(　　)
   A. 大动脉　B. 小动脉及微动脉　C. 毛细血管　D. 小静脉
   E. 大静脉
2. 被称为弹性血管的是(　　)
   A. 大动脉　B. 小动脉　C. 毛细血管　D. 大静脉
   E. 小静脉
3. 不直接注入下腔静脉的是(　　)
   A. 肝门静脉　B. 肝静脉　C. 肾静脉　D. 右睾丸静脉
   E. 髂总静脉
4. 颈总动脉(　　)
   A. 均起于主动脉弓
   B. 均起于头臂干
   C. 沿途发出许多分支
   D. 上行至甲状软骨上缘高度分为颈内、外动脉
   E. 均起自于肺动脉干
5. 腹主动脉的分支中无(　　)
   A. 肠系膜上、下动脉　B. 左、右肾动脉
   C. 脾动脉　D. 左、右肾上腺中动脉
   E. 睾丸动脉

6. 临床上测量动脉血压的主要部位是（　　）
A. 桡动脉　B. 肱动脉　C. 腋动脉　D. 面动脉
E. 尺动脉

7. 临床上诊脉的主要部位是（　　）
A. 桡动脉　B. 肱动脉　C. 腋动脉　D. 尺动脉
E. 面动脉

8. 在耳屏前方可触及搏动并可压迫止血的动脉是（　　）
A. 颈总动脉　B. 面动脉　C. 颞浅动脉　D. 上颌动脉
E. 颈内动脉

9. 下列哪一支静脉不是临床上常用的注射部位（　　）
A. 肘正中静脉　B. 颈内静脉　C. 手背静脉网　D. 大隐静脉
E. 头静脉

10. 微循环的最基本功能是（　　）
A. 参与维持动脉血压　B. 影响血管内外体液分布
C. 实现血液与组织之间的物质交换　D. 调节体温
E. 参与排泄

11. 头静脉（　　）
A. 起自手背静脉网桡侧　B. 沿前臂尺侧上行
C. 起自手掌静脉网桡侧　D. 注入肱静脉
E. 注入贵要静脉

12. 上腔静脉（　　）
A. 由左、右头臂静脉汇合而成　B. 在升主动的左侧下降
C. 注入左心房　D. 左、右头臂静脉汇合处的夹角为静脉角
E. 注入右心室

13. 下腔静脉（　　）
A. 上行于腹主动脉左侧　B. 由左、右髂外静脉汇合而成
C. 穿膈的腔静脉孔，注入左心房　D. 属支中包括肝静脉
E. 属支中包括肝门静脉

14. 肝门静脉系（　　）
A. 由肝静脉及其属支组成
B. 收集腹腔除肝以外所有器官的静脉
C. 是肝的营养性血管
D. 收集腹腔所有不成对器官（肝除外）的静脉血
E. 由肠系膜上静脉及其属支组成

15. 下肢的静脉（　　）
A. 大、小隐静脉均注入股静脉　B. 小隐静脉起于足背静脉弓的内侧缘
C. 浅、深静脉伴行　D. 大隐静脉行经内踝前方
E. 小隐静脉行经内踝前方

三、多项选择

1. 静脉角是由(　　)汇合而成。
   A. 头臂静脉　　B. 锁骨下静脉　　C. 颈外静脉　　D. 颈内静脉
   E. 上腔静脉
2. 下腔静脉(　　)
   A. 是全身最大的静脉　　B. 由髂内静脉和髂外静脉汇合而成
   C. 接受肝静脉　　D. 经下腔静脉口注入右心房
   E. 肝门静脉直接汇入下腔静脉
3. 常选作穿刺用的静脉是(　　)
   A. 头静脉　　B. 颈外静脉　　C. 肘正中静脉　　D. 大隐静脉
   E. 贵要静脉

四、填空题

1. 体循环的动脉主干是__________，起自__________，按行程可分为__________、__________和__________。后者又分为__________和__________。

2. 主动脉弓自右向左依次发出的 3 大分支是__________、__________和__________。

3. 中动脉的中膜以__________为主，在大动脉以__________为主。

4. 面动脉是__________动脉的分支，其临时压迫止血点位于__________下缘与__________肌前缘的交点处。

5. 下腔静脉由__________和__________汇合而成，在腹主动脉的__________侧上行，穿膈的__________孔入胸腔后注入心的__________。

6. 肝门静脉系由__________静脉及其属支组成，收集除肝以外，腹腔__________及__________的血液。

7. 小隐静脉起自______________的外侧，经外踝______________方上行，最后注入__________。

8. 大隐静脉起于的__________内侧，经内踝__________方上行，最后注入__________。

9. 上肢浅静脉中沿上肢外侧上行的是__________，沿上肢内侧上行的是__________。将二者沟通的是__________。

五、简答题

1. 常用于静脉穿刺的四肢浅静脉有哪些？它们分别注入何处？

2. 当面部、上肢、下肢大出血时，可分别压迫哪些动脉进行止血？

3. 门静脉主要通过哪几处静脉丛与上、下腔静脉系之间形成吻合？

六、论述题

1. 有一阑尾炎患者，经手背静脉网的桡侧份滴注抗生素进行抗感染治疗，试述抗生素需经过哪些途径才能到达阑尾(提示：阑尾由肠系膜上动脉营养；用箭头表示路径)。

2. 红霉素进入体内后通过肝脏从胆汁排出。如果通过口服使用，请按顺序详细列出红霉素排出体外所经过的各段结构的名称(用箭头表示路径)。

3. 血液从上下腔静脉、冠状窦流入右心房，从主动脉流出。请依次写出血液在心腔内所经过口、室、管等结构的名称。然后阐明共有哪些结构参与保证血液在心腔内定向流动，它们分别起的是什么作用。

4. 某急性胆囊炎病人，静脉注射药物治疗，若采取贵要静脉注射，说明药物到达胆囊的途径(用箭头表示路径)。

5. 口服维生素 B_2，代谢后从尿排出，尿被染成黄色。请按顺序详细列出从口腔到体外所经各段管道的名称(用箭头表示路径)。

6. 某男，72 岁，患前列腺肥大压迫尿道，致尿潴留 3 天入院。护士急为其导尿，连续快速放出 1 000 多毫升，患者突然脸色苍白，呼吸浅促，很快意识模糊，冷汗湿面。护士马上停止放尿，采取急救措施。根据静脉血管的结构特点请分析患者虚脱的原因。

7. 静脉管壁相对薄弱，位于或靠近体表(包括身体器官内表面)，其周围缺乏支持结构，静脉内压在持续过高的情况下，静脉管腔将不规则地扩张，导致其瓣膜失效，内压更高，管腔更扩张，临床称为静脉曲张。请总结教材中共介绍了哪些静脉曲张，并设想还有哪些静脉可能发生曲张。

七、实践作业

在活体上触摸下列动脉的搏动：颞浅动脉、面动脉、颈总动脉、肱动脉、桡动脉、股动脉、足背动脉。

八、填图题

1. 下腔静脉系

①____________________

②____________________

③____________________

④____________________

⑤____________________

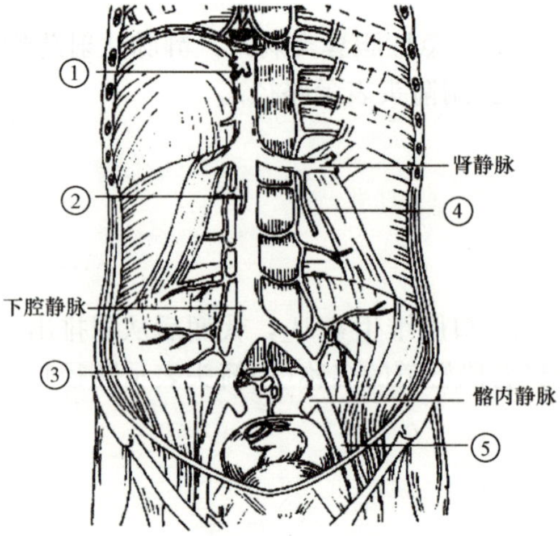

2. 参照教材，在下图画出上肢、下肢动脉干，并标注结构名称。

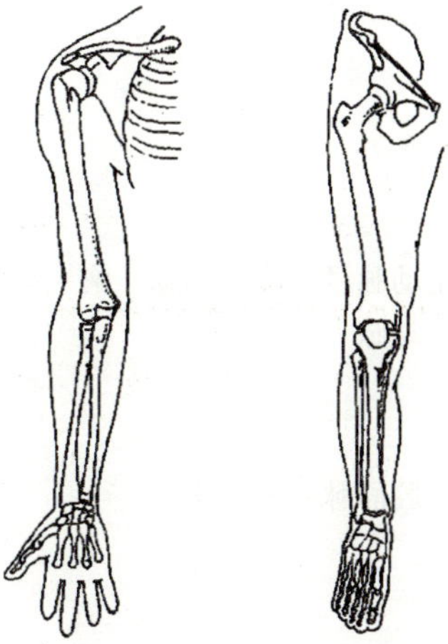

3. 参照教材用铅笔画出上、下肢浅静脉，并标注静脉名称。

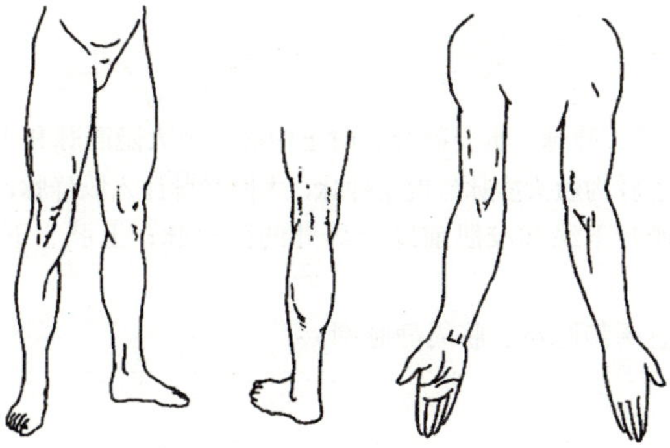

参考答案

一、名词解释

1. 颈动脉体：位于颈内、外动脉分叉处后方，为化学感受器，可感受血液中 O_2 和 CO_2 浓度的变化。当血中 O_2 浓度降低或/和 CO_2 浓度升高时，可反射性地促使呼吸加深加快，以排出过多的 CO_2。

2. 颈动脉窦：是位于颈总动脉末端和颈内动脉起始处的膨大部，为压力感受器，当血压升高时，窦壁扩张，可反射性地引起心跳减慢、血管扩张，使血压下降。

3. 危险三角：鼻根到两侧口角之间的三角形区域。此区静脉无静脉瓣，发生感染时，若处理不当(如挤压等)，感染容易传入颅内，引起颅内感染。

4. 静脉角：是颈内静脉与锁骨下静脉在胸锁关节后方汇合成头臂静脉处所形成的夹角。

5. 侧支循环：有些血管干在行程中常发出与其平行的侧副支，侧副支与同一主干远端部发出的返支相连形成侧支吻合。

6. 动脉韧带：在肺动脉干分叉处稍左侧，有一结缔组织索，连于主动脉弓的下缘，称动脉韧带。

二、单项选择题

1. B　2. A　3. A　4. D　5. C　6. B　7. A　8. C　9. B　10. C　11. A　12. A　13. D　14. D　15. D

三、多项选择题

1. BD　2. ACD　3. ABCDE

四、填空题

1. 主动脉　左心室　升主动脉　主动脉弓　降主动脉　胸主动脉　腹主动脉
2. 头臂干　左颈总动脉　左锁骨下动脉
3. 平滑肌　弹性纤维
4. 颈外动脉　下颌骨　咬肌
5. 左髂总静脉　右髂总静脉　右　腔静脉　右心房
6. 肝门　消化器官　脾
7. 足背静脉弓　后方　腘静脉
8. 足背静脉弓　前方　股静脉
9. 头静脉　贵要静脉　肘正中静脉

五、简答题

1. 解答：四肢浅静脉主要是头静脉、贵要静脉、肘正中静脉及大隐静脉和小隐静脉。头静脉注入腋静脉、贵要静脉注入肱静脉、肘正中静脉沟通头静脉与贵要静脉；大隐静脉注入股静脉；小隐静脉注入腘静脉。

2. 解答：面部出血时下颌骨下缘和咬肌前缘交界处的面动脉；上肢、下肢远端出血时，分别压迫肱动脉和股动脉。

3. 解答：食管静脉丛、直肠静脉丛、脐周静脉网。

六、论述题

1. 解答：手背桡侧静脉→头静脉→腋静脉→锁骨下静脉→头臂静脉→上腔静脉→右心房→右心室→肺动脉→肺泡周围毛细血管→肺静脉→左心房→左心室→升主动脉→主动脉弓→胸主动脉→腹主动脉→肠系膜上动脉→回结肠动脉→阑尾动脉→阑尾。

2. 解答：红霉素→口腔→咽→食道→胃→小肠→肠黏膜毛细血管→肠系膜上静脉→肝门静脉→小叶间静脉→肝血窦→肝血窦内皮间隙→窦周间隙→肝细胞→胆汁→胆小管→小叶间胆管→肝左右管→肝总管→胆囊管→胆囊→进食后→胆囊→胆囊管→胆总管→肝胰壶腹→十二指肠大乳头→十二指肠→空、回肠→升结肠→横结肠→降结肠→乙状结肠→直肠(体外)。

3. 解答：(1)血液→上下腔静脉口、冠状窦口→右心房→右房室口(附有三尖瓣)→右心室→肺动脉口(附有肺动脉瓣)→肺动脉→肺泡毛细血管→肺静脉→肺静脉口(无静脉瓣)→左心房→左房室口(附有二尖瓣)→左心室→主动脉口(附有主动脉瓣)→主动脉。

(2)参与心脏内血液定向流动的有二尖瓣、三尖瓣、肺动脉瓣、主动脉瓣。二尖瓣、三尖瓣在心室收缩时关闭，可防止血液由心室返流入心房；肺动脉瓣、主动脉瓣在心室舒张时关闭，可防止血液由动脉返流入心室。

4. 解答：贵要静脉→肱静脉→腋静脉→锁骨下静脉→上腔静脉→右心房→右心室→肺动脉→肺泡周围毛细血管网→肺静脉→左心房→左心室→主动脉→腹主动脉→腹腔干→肝总动脉→肝固有动脉→胆囊动脉→胆囊

5. 解答：口腔→咽→食道→胃→小肠→肠黏膜毛细血管→肠系膜上静脉→肝门静脉→小叶间静脉→肝血窦→中央静脉→小叶下静脉→肝静脉→下腔静脉→右心房→右心室→肺动脉→肺泡周围毛细血管→肺静脉→左心房→左心室→升主动脉→主动脉弓→胸主动脉→腹主动脉→肾动脉→入球微动脉→血管球→滤过屏障→肾小囊腔→近曲小管→近端小管直部→细段→远端小管直部→远曲小管→集合管→肾小盏→肾

大盏→肾盂→输尿管→膀胱→尿道→体外。

6. 解答：尿液过度潴留，压迫盆腔静脉，致盆腔静脉血液减少，一次放尿过多，膀胱急剧缩小，导致腹压骤降，大量盆腔静脉血管重新充盈，大量血液由于充斥盆腔静脉，导致循环血量不足、血压骤降，以至于脑部供血不足，虚脱甚至休克。

7. 解答：容易发生静脉曲张的有：大隐静脉、小隐静脉、食管静脉丛、直肠静脉丛、脐周静脉网。

七、实践作业

略。

八、填图题

1. ①肝静脉　②右睾丸静脉　③髂总静脉　④左睾丸静脉　⑤髂外静脉
2. 略。
3. 略。

第二节　淋巴系统

预习指导

一、阅读材料

人体忠诚的军队——免疫系统

我们的生活中可能会经常看到这样的现象，有的人很少生病，几乎从未吃过药，而有的人三天两头生病，咳嗽，流鼻涕，咽喉痛，小感冒也要拖很久才能痊愈。为什么不同的人对疾病的抵抗力有那么大的差别呢，这其中的奥妙就是我们的身体里有一支忠诚的军队——免疫系统。人体抵抗能力的强弱取决于这支免疫大军的作战能力，免疫力强就不易患病，反之，则容易遭受疾病的困扰。虽然免疫系统与我们朝夕相处，时刻都在履行保护我们健康的职责，但许多人对自己的免疫大军并不是很了解。

1. 什么是免疫

什么是免疫呢？现代免疫的概念是：身体识别，清除异己，维持机体平衡和稳定的活动。异己包括来自身体内部和外部所有的非正常部分。可以是外界微生物，也可以是突变的肿瘤细胞。这就好比一个国家的军队，既要防卫，消灭国外的侵略者，也要监视抓捕国内的分裂分子，才能维护整个国家的安全。

2. 免疫系统的构成

我们已经了解到，人体的免疫如同国家的国防一样重要，是我们赖以生存的基本条件，而掌管和执行这些重要功能的部门就是我们的免疫系统。人体的免疫系统是一个了不起的杰作，它虽然不易被我们察觉，却是世界上最忠诚的军队。日日夜夜都守护着我们，从不懈怠，在任何一秒内，它都能调遣不计其数，不同职能的免疫部队，应对各种复杂而危险的任务。这支军队并不是在我们身体的某一个特定的位置，而是由淋巴器官、淋巴组织、免疫细胞、免疫分子共同组成的一个奇妙的军事网络。

(1)淋巴器官——免疫系统的军营

淋巴器官是免疫细胞(淋巴细胞属于免疫细胞，是免疫细胞的主要成分)分化、增殖或定居的场所，就好比是免疫系统培养、训练士兵的军营，可分为中枢淋巴器官和周围淋巴器官。骨髓和胸腺负责生产和训练淋巴细胞，使其成为成熟的淋巴细胞并输送到外周，在淋巴组织中定居，因此骨髓和胸腺被称为"中枢淋巴器官"，好比是免疫系统的大本营。脾、淋巴结、扁桃体等是接受成熟淋巴细胞的外周器官，被称为"周围免疫器官"，好比是免疫系统的"兵站"，既是成熟淋巴细胞定居的部位也是免疫大军战斗的"战场"。

(2)免疫细胞——免疫系统的士兵

免疫细胞是免疫系统里冲锋陷阵的"士兵"，是免疫功能的具体执行者，淋巴细胞、有粒白细胞、单核细胞等，都是重要的免疫细胞，是战斗中的主力军。此外，巨噬细胞(即分化成熟的单核细胞)、自然杀伤细胞(简称 NK 细胞)、肥大细胞等也是常见的免疫细胞。

人体的各种免疫细胞分工不同，好比具有不同职能的作战部队。在血液中的中性粒细胞和在淋巴结、肝、脾等器官中的巨噬细胞都具有吞噬异物的功能，可统称为"吞噬细胞"。吞噬细胞对所有的"异己"都能发挥作用，没有针对性，是免疫战斗打响时最先奔赴前线执行任务的"先锋部队"，其战斗特点是全面杀敌，作用迅速。

淋巴细胞是带有精密仪器的"特种部队"，能记住不同"敌人"的特征，然后根据这些特征在体内将其分别捕获、剿灭，战斗特点是有明显的针对性，作用较迟但战斗力强大。淋巴细胞主要可分为 T 淋巴细胞和 B 淋巴细胞两大类。T 淋巴细胞在胸腺中发育成熟，主要负责"细胞免疫"。T 淋巴细胞发挥作用时必须与目标细胞紧密接触，就像是步兵，战斗方式是与"敌人"进行近距离的"肉搏战"；B 淋巴细胞在骨髓中发育成熟，能够分泌免疫球蛋白(即抗体)，在细胞外的体液中发挥作用，主要负责"体液免疫"。B 淋巴细胞发挥作用时，不需要与攻击目标直接接触，只需发射导弹——"抗体"即可，所以，就像是导弹部队。

各种免疫细胞之间具有高度的协调性，他们之间能通过许多信号相互联络，遇到"敌人"时可相互增援，分工合作，采用各种战术共同将其消灭。

(3)免疫分子——免疫系统的武器弹药

我们人体的许多细胞能合成、分泌具有免疫活性的免疫分子，如免疫球蛋白分子、补体分子、细胞因子等。他们可以抑制、杀灭细菌，中和病毒，阻止病毒在细胞内繁殖等，是免疫大军必不可少的武器弹药，能大大提高免疫系统的作战能力。

3. 影响免疫的因素

人体的免疫力大多取决于遗传基因，但环境因素对免疫的影响也很大。均衡的营养、适当的运动、充分的睡眠以及良好的情绪都是让我们的免疫大军长期保持活力的重要保障。

(1)营养——免疫系统的"重要补给"

我们知道，免疫系统总是在与人体内部和外部的"敌人"做马拉松式的斗争，以时刻保卫人体不受到侵害。在这场旷日持久的战斗中，免疫细胞大量地与"敌人"同归于尽，免疫分子等"武器弹药"也被大量消耗，免疫系统每分钟都要生产数以百万计的新细胞进行增援。那么，免疫系统从何处才能获得战争的重要补给呢？补给的来源当然是营养。营养可以对我们的免疫系统产生显著的影响：当人体某一营养素摄入不足时，最先受损的是免疫系统，使免疫细胞数量减少、活性降低；相反，均衡的营养能给免疫大军源源不断地提供充足的补给，有助于增强免疫力、预防疾病。在各种营养素中，蛋白质、维生素A、维生素C、维生素E、B族维生素、锌、铁、铜以及某些脂肪物质对人体的免疫系统尤为重要。

(2)运动——增强免疫系统的"战斗力"

如同要勤练兵才能打胜仗的道理一样，适当的运动能够使血液循环加快，让一些重要器官的功能得到有效的锻炼，而且还能增强人体内"免疫大军"的战斗能力，使免疫细胞数目增多、活性增强，更有效地与各种"敌人"作战。有科学家对坚持每日运动2小时，每周运动5次以上的人与没有运动习惯的人进行免疫功能测定对照，结果表明，具有运动习惯的人的淋巴细胞活性和吞噬细胞功能均明显高于不运动的人。

(3)睡眠——让免疫系统"养精蓄锐"

一支军队除了练兵打仗外，也需要适当的休养生息，以便让士兵有时间恢复体力，继续战斗。同样，我们要想维持免疫系统良好的运作，也需要保证充足的，高质量的睡眠。人的一生中有三分之一的时间是在睡眠中度过。睡眠不仅能消除疲劳，使人产生新的活力，还与提高免疫力密切相关。

(4)情绪——为免疫系统"鼓舞士气"

我们在生活中可能有这样的体会：人患病时，情绪积极乐观比消极沮丧可以更快地康复。医生也时常告诫我们，愉快的心情是"治病的良方"。其实，"好心情"本身是无法治疗疾病的，但它可以促进人体的免疫功能，增强人体抵抗疾病的能力。近年来有许多研究证明，人的精神、心理状态与免疫系统关系密切，良好的情绪能使人的大脑分泌出一类有益健康的化学物质，激活人体免疫功能，抑制癌细胞和病原微生物的生长；反之，悲观的情绪和巨大的精神压力会使一些"不好"的激素分泌增加，损害人体免疫功能。

二、填空

完成知识框架

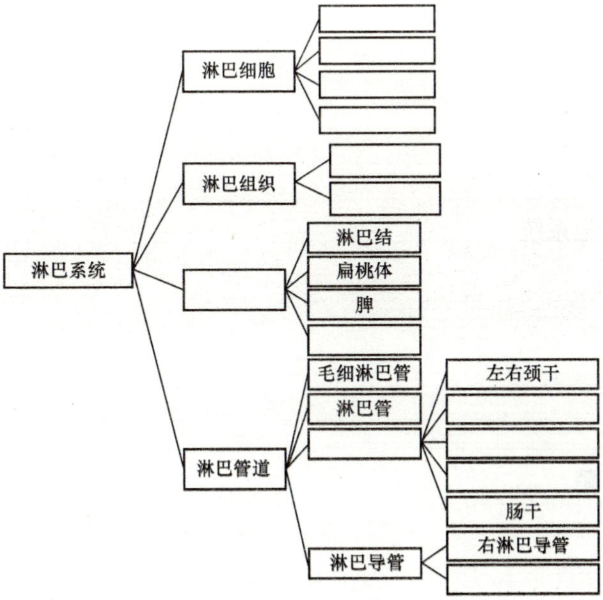

学习思路

1. 学习淋巴系统首先要能区分淋巴系统与免疫系统的概念。淋巴系统是人体解剖学的概念，属于脉管系统的一部分，由淋巴器官、淋巴管道、淋巴组织、淋巴细胞组成；免疫系统是免疫学的概念，包含人体中一切与免疫有关的器官、组织、细胞、分子等，即由免疫器官、免疫组织、免疫细胞、免疫分子构成。总体上来说，免疫系统范畴较大，包含淋巴系统。如免疫器官不仅包括淋巴结、脾、胸腺等淋巴器官，还包括骨髓；免疫细胞不仅包括淋巴细胞，还包括白细胞、肥大细胞等。淋巴系统除参与免疫外，还借淋巴管道引导体液回流。所以，淋巴系统有两大机能：首先是免疫功能；其次是与静脉分工共同完成体液回流，维持内环境稳定。淋巴液回流重要的意义还有：(1)回收蛋白质，因很多组织液中的蛋白质通不过毛细血管壁；(2)为淋巴细胞提供一个在体内不断“巡逻”的通道与网络。

2. 与机能相应，淋巴系统有两大特征：一是毛细淋巴管通透性远较毛细血管壁大，甚至可让细胞进入管道内部，因而癌细胞的转移主要通过淋巴途径；二是具有淋巴组织、淋巴器官等淋巴结构，它们能产生淋巴细胞，过滤淋巴液，起检疫站、防疫站和兵营的作用。为了保障这些机能的实现，决定了绝大部分的淋巴组织、淋巴器官必定位于淋巴管道的必经之处，也必定位于边防线上，即消化道和呼吸道管壁等与外界易于接触的部位，成为免疫系统的主体。

3. 淋巴系统和静脉一样，分深浅两部。对护理专业来说，临床应用要点在于四肢和头颈淋巴结群的位置和它们的收纳区。某区域的受伤感染或癌瘤，将表现为某群淋巴结的肿痛或肿大。

4. 本节重点：胸导管的起始、行程、收纳范围；淋巴结、脾脏的微细结构。

5. 本节难点：淋巴细胞再循环。

课后习题

一、名词解释

1. 单核-吞噬细胞系统

2. 淋巴小结

3. 副皮质区

4. 动脉周围淋巴鞘

二、单项选择题

1. 对淋巴系统的描述中，错误的是(　　)
   A. 淋巴系统是脉管系统的一个组成部分　B. 组成中有各级淋巴管道
   C. 淋巴干和淋巴导管均为成对的管道　D. 组成中有淋巴器官
   E. 组成中有淋巴组织
2. 毛细淋巴管起自(　　)
   A. 小动脉　B. 小静脉　C. 毛细血管　D. 组织间隙
   E. 淋巴管
3. 淋巴干的淋巴经右淋巴导管流回静脉的是(　　)
   A. 右腰干　B. 左颈干　C. 右锁骨下干　D. 左支气管纵隔干
   E. 肠干
4. 乳糜池位于(　　)
   A. 第 1 腰椎体前面　B. 第 2 腰椎体前面
   C. 第 3 腰椎体前面　D. 第 12 胸椎前面
   E. 第 11 胸椎前面
5. 右淋巴导管收集淋巴的范围是(　　)
   A. 左半身　B. 右半身　C. 人体左上 1/4　D. 人体右上 1/4
   E. 人体右下 1/4
6. 胸导管(　　)
   A. 起于乳糜池，注入右静脉角　B. 共收纳 3 条淋巴干的淋巴
   C. 行程中穿经膈的主动脉裂孔　D. 收纳上半身的淋巴
   E. 收纳右上半身的淋巴
7. 淋巴管道不包括(　　)
   A. 毛细淋巴管　B. 淋巴管　C. 淋巴干　D. 淋巴结
   E. 淋巴导管
8. 乳腺癌最先转移到(　　)
   A. 腋淋巴结　B. 胸骨旁淋巴结　C. 胸肌淋巴结　D. 纵隔前淋巴结
   E. 颏下淋巴结
9. 下列关于脾的说法，正确的是(　　)
   A. 位于右季肋区　B. 与右第 9～11 肋相对
   C. 长轴与肋弓一致　D. 下缘有 2～3 个切迹
   E. 位于左季肋区
10. 不经过淋巴结门的结构是(　　)
    A. 输入淋巴管　B. 血管　C. 神经　D. 输出淋巴管
    E. 以上都不是
11. 主要由 T 淋巴细胞组成的结构是(　　)
    A. 淋巴小结　B. 脾索　C. 髓索　D. 动脉周围淋巴鞘
    E. 脾窦

12. 淋巴结副皮质区(　　)
A. 在髓质浅部，主要含 B 细胞　　B. 在髓质深部，主要含 T 细胞
C. 在皮质浅部，主要含 B 细胞　　D. 在皮质深部，主要含 T 细胞
E. 在生发中心内主要含 B 细胞

13. 淋巴管道的行程中要经过淋巴结的是(　　)
A. 毛细淋巴管　　B. 淋巴管　　C. 淋巴干　　D. 淋巴导管
E. 乳糜管

三、多项选择题

1. 对脾的描述中，正确的是(　　)
A. 与左侧第 9～11 肋相对　　B. 可分膈面、脏面
C. 上缘有脾切迹　　D. 正常情况下在左肋弓下缘不能触及
E. 剑突下可触及

2. 属于脾白髓的结构是(　　)
A. 边缘区　　B. 淋巴小结　　C. 脾索　　D. 脾血窦
E. 动脉周围淋巴鞘

3. 属于单核吞噬细胞系统的有(　　)
A. 肺巨噬细胞　　B. 小胶质细胞　　C. 破骨细胞　　D. 单核细胞
E. 嗜酸性粒细胞

四、填空题

1. 淋巴管道由小到大依次为__________、__________、__________和__________。

2. 脾位于左侧第__________至__________肋的深面，其长轴与第__________肋方向一致。脾的实质可以分为__________、__________和__________三部分。

3. 淋巴细胞包括__________、__________、__________和__________四种。

4. 效应 T 淋巴细胞包括__________、__________和__________三个亚群。

5. 中枢淋巴器官包括____________和____________。周围淋巴器官包括__________、__________、__________。

6. 胸腺位于__________后方，是分化__________细胞的场所。

7. 全身共 9 条淋巴干，其中成对的是____________、____________、____________、__________和单条的是__________。

五、简答题

1. 简述淋巴细胞的分类及功能。

2. 简述淋巴结的微细结构。

3. 描述淋巴液在淋巴结内的流动路径。

六、论述题

概述人体内有几条淋巴干，各收纳何部位的淋巴回流？

七、填图题

1. 淋巴结微细结构

①____________________

②____________________

③____________________

④____________________

⑤____________________

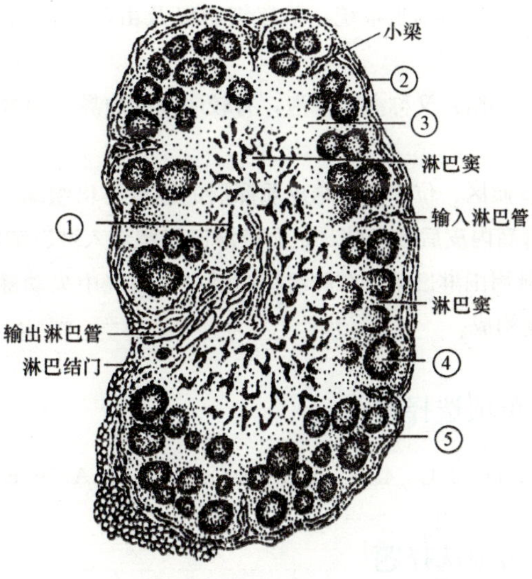

2. 淋巴干与淋巴导管

①______________________

②______________________

③______________________

④______________________

⑤______________________

⑥______________________

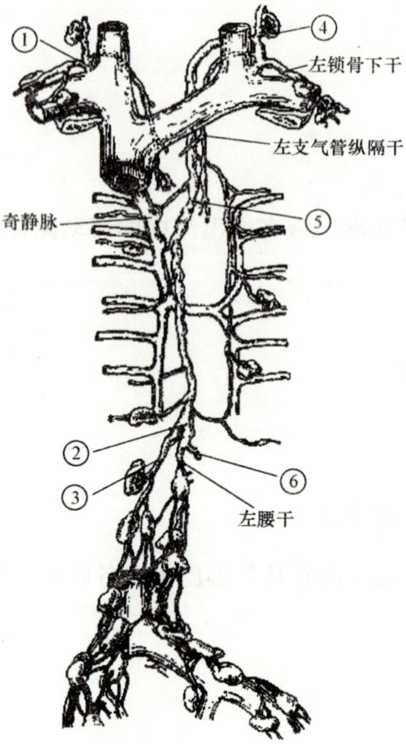

参考答案

一、名词解释

1. 单核－吞噬细胞系统：单核细胞以及由其分化而来的具有吞噬功能的细胞称为单核－吞噬细胞系统。

2. 淋巴小结：又称淋巴滤泡，有较明确的边界，为含大量B细胞和少量的T细胞、巨噬细胞的球形小体。

3. 副皮质区：位于淋巴结皮质深层的弥散淋巴组织，属T细胞区，又称胸腺依赖区。副皮质区有许多毛细血管高内皮后微静脉，是血液淋巴细胞进入淋巴结的部位。

4. 动脉周围淋巴鞘：在脾组织白髓中，围绕中央动脉周围的厚层弥散淋巴组织，由大量T细胞和少量巨噬细胞构成。

二、单项选择题

1. C　2. D　3. C　4. A　5. D　6. C　7. D　8. A　9. E　10. A　11. D　12. D　13. B

三、多项选择题

1. ABCD　2. BE　3. ABCD

四、填空题

1. 毛细淋巴管　淋巴管　淋巴干　淋巴导管
2. 9　11　10　白髓、边缘区　红髓
3. T 细胞　B 细胞　K 细胞　NK 细胞
4. 细胞毒性 T 细胞　辅助性 T 细胞　抑制性 T 细胞
5. 胸腺　骨髓　脾　淋巴结　扁桃体
6. 胸骨　T 细胞
7. 左右颈干　左右锁骨下淋巴干　左右支气管纵隔干　左右腰干　肠干

五、简答题

1. 解答：淋巴细胞主要包括 T 细胞、B 细胞、K 细胞、NK 细胞。

(1)T 细胞，由胸腺培育，主要执行细胞免疫。

(2)B 细胞，由骨髓培育，可转变为浆细胞，分泌抗体(免疫球蛋白)以消灭相应抗原，执行体液免疫。

(3)K 细胞又称杀伤细胞，需抗体的中介作用执行免疫功能。

(4)NK 细胞又称自然杀伤细胞，无须巨噬细胞等的中介，可不借助抗体，即可直接杀伤病毒感染细胞和肿瘤细胞。

2. 解答：淋巴结表面包有薄层结缔组织被膜，其深入淋巴结内形成小梁，构成淋巴结的支架。实质分为皮质和髓质两部分。

(1)皮质由浅皮质、副皮质区及皮质淋巴窦构成。①浅皮质：其包含淋巴小结，小结内主要为 B 细胞；②副皮质区：位于皮质深层，为弥散淋巴组织，属 T 细胞区，又称胸腺依赖区；③皮质淋巴窦：包括被膜下淋巴窦和小梁周窦。

(2)髓质由髓索及髓窦(髓质淋巴窦)组成。髓索是相互连接的索状淋巴组织，主要含浆细胞、B 细胞和巨噬细胞。髓窦与皮质淋巴窦的结构和功能相同，但巨噬细胞更多，有较强的滤过淋巴的功能。

3. 解答：输入淋巴管→被膜下淋巴窦和小梁周围淋巴窦→髓窦和小梁周围淋巴窦→输出淋巴管。

六、论述题

解答：9 条。左右颈干收纳左右头颈部；左右锁骨干收纳左右上肢；左右支气管纵隔干收纳胸腔器官、腹壁深层；左右腰干收纳下肢、盆部、腹后壁和腹腔内成对器官；肠干收纳腹腔内不成对器官。

七、填图题

1. ①髓索　②被膜　③副皮质区　④淋巴小结　⑤被膜下淋巴窦
2. ①右淋巴导管　②乳糜池　③右腰干　④左颈干　⑤胸导管　⑥肠干

第十章 感觉器官

第一节 视 器

预习指导

一、阅读材料

眼睛自述

人们都说眼睛是心灵的窗户，我能带你领略美丽的风光。我的结构和功能很复杂，像照相机一样脆弱，请你好好地呵护我。

我前面有块晶莹剔透的薄膜，叫角膜，是容易受伤的部位，它相当于照相机的镜头。因此角膜需要维持透明，而且角膜内的神经末梢异常丰富，感觉特别灵敏，人们常说“眼里揉不得沙子”，眼睛里有异物我就会很难受。如果进了小的异物，千万不要用手揉，可以暂时闭眼让它随泪水排出。角膜靠泪液滋润，年老时泪液分泌会减少，角膜容易干燥受损；陈年沙眼、倒睫也会侵蚀角膜，让它丧失透明光泽。

虹膜在角膜后方，相当于照相机的光圈，可以调节进入眼睛光线的多少，中间的圆形开口就是瞳孔。虹膜上允许任意色彩存在而不影响视力，因此不同人种的眼睛有不同的颜色。每个人的虹膜都是独一无二的，因此可以用来识别身份。

虹膜的后方有颗透明晶珠，叫晶状体，相当于照相机的凸透镜。晶状体最怕疲劳，长时间固定看近(远)物可使晶体僵化，看东西要远近结合。紫外线也能让晶体老化、浑浊，过早发生白内障，强光下可戴一副深色墨镜来遮蔽紫外线。此外，多吃富含蛋白质的食物和富含维生素的新鲜果蔬，给晶状体提供水分和各种营养。

我的腹内有一条运行着房水的河流，它的源泉来自睫状体，经过后房，越过瞳孔，到达前房，最后汇入巩膜表面的睫状前静脉，再回流到血循环。房水循环最怕阻塞，一旦发生阻塞、眼压增高，你患上青光眼的风险就会增加。你的生活要有规律，注意劳逸结合，避免生气发怒或忧郁悲观；少吃刺激性的食物，不喝浓茶、烈酒，不吸烟；保持大便通畅，避免长期低头工作和运动；老年人慎用硫酸阿托品、颠茄类、普鲁苯辛、胃得宁、喷托维林等药，避免影响房水循环；平时体检别忘了测测眼压。一旦突然出现剧烈眼痛，头痛难忍，视力急剧下降，还伴有呕吐等应急速就诊。

我的最里层是视网膜，是感光的地方，它就是照相机的底片。视网膜有五怕：一怕营养不良，它最需要维生素 B 和维生素 A；二怕糖尿病；三怕动脉硬化、高血压；四怕屈光不正，如果你高度近视，得不到矫正，最易造成“视网膜脱离”；五怕颅内压增高，颅内压力增高，就会阻碍眼静脉的回流，出现视盘水肿，损害视神经，导致失明。

我就是眼睛，是人体非常精密的器官。人脑中大约 80%以上的知识都是通过我获取的。如果我出现不适或受到伤害，请一定要及时找专业眼科医生为我“疗伤”。

二、填空

1. 眼的折光装置包括__________、__________、__________、__________。

2. 完成下面知识框架图

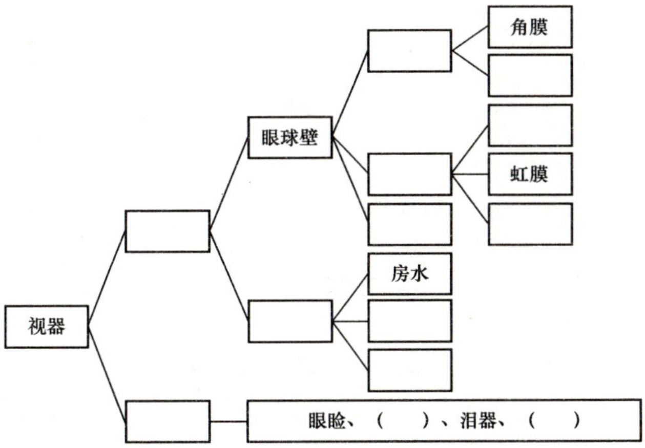

学习思路

1. 感觉器是感受器及其附属装置的总称，是机体感受刺激和接受信息的装置。学好感觉器先要明确其组成、位置及功能，如视器包括眼球和眼副器，前庭蜗器由外耳、中耳和内耳组成。另外，不能将感受器与感觉器混为一谈，感觉器的结构复杂，是由感受器及其辅助装置共同构成的器官，如视器、前庭蜗器(耳)、味器和皮肤等，也称特殊感觉器或感觉器官。

2. 感受器可接受机体内外环境的刺激，将其转变为神经冲动并传入中枢，其结构有的简单，有的复杂。应当明确指出的是，一种感受器只对某一种适宜的刺激特别敏感，如视网膜只接受一定波长的光，听器也只能感受一定频率的声波。感受器是机体产生感觉的媒介器官，可使机体对内、外环境的刺激做出精确的分析和反应，从而更适应其生存环境，是机体探索世界和认识世界的最初步器官，是反射弧中的首要结构。

3. 学习视器时，视器的核心部件是眼球。眼球通常被解释为照相机，即把眼球比作外由三层膜构成，内含三种屈光物质的照相机，如眼球壁的脉络膜相当于暗房，视网膜是感光底片，虹膜相当于光圈，瞳孔是快门，角膜与晶状体相当于镜头，巩膜相当于外壳等，其辅助部件便是眼副器。眼球正常活动完全离不开眼副器，包括眼睑、结膜、泪器、眼外肌等，对眼球起保护、运动和支持作用。眼副器中眼睑、结膜、泪器的机能是保护，与护理工作关系较多。眼外肌使眼球随意运动，与护理工作关系较少。

4. 与护理工作紧密相关的结构是瞳孔，它是判断昏迷病人的中枢神经系统机能状态的窗口。瞳孔大小的正常值，影响其大小的外因、内因和病理因素，是学习的重点所在，全面的知识要在神经系统学完之后方能综合掌握。身体状态的变化能在视器多方面体现出来，例如肾性水肿可表现为眼睑肿厚，黄疸可表现为巩膜发黄，贫血可表现为睑结膜苍白，高血压、糖尿病、肾病等常见病都可在眼底有所表现，故可通过观察眼底得到诊断，等等。

课后习题

一、名词解释

1. 感受器

2. 黄斑

3. 视神经盘

4. 青光眼

5. 白内障

二、单项选择题

1. 关于内感受器的叙述，下列哪项是正确的（　　）
   A. 只分布在内脏的感受器　　B. 只接受内环境的化学刺激
   C. 分布在内脏和心血管等处　　D. 只接受物理刺激
   E. 主要分布于肌、肌腱和关节
2. 眼球（　　）
   A. 角膜有丰富的神经末梢和毛细血管　　B. 内膜呈棕黑色
   C. 眼内肌均由副交感神经支配　　D. 中膜分巩膜、虹膜、脉络膜 3 部分
   E. 晶状体因疾病或创伤而变混浊称为白内障
3. 属于眼球壁外膜的结构是（　　）
   A. 巩膜　　B. 虹膜　　C. 脉络膜　　D. 视网膜
   E. 球结膜
4. 眼球壁中含平滑肌的结构是（　　）
   A. 角膜　　B. 巩膜　　C. 虹膜　　D. 脉络膜
   E. 视网膜

5. 虹膜(　　)
A. 位居眼球血管膜的中部
B. 可以调节晶状体的曲度
C. 完全依赖房水获得营养
D. 分割眼前房和眼后房
E. 不含色素

6. 视网膜最外层的细胞是(　　)
A. 色素上皮层　B. 视锥细胞　C. 视杆细胞　D. 双极细胞
E. 节细胞

7. 关于视神经盘的描述，哪项是正确的(　　)
A. 为感光最敏锐部
B. 为生理性盲点
C. 位于眼球后极的颞侧
D. 位于黄斑外侧
E. 无视神经出入

8. 眼球内容物包括(　　)
A. 房水　B. 晶状体　C. 玻璃体　D. 以上都是
E. 以上都不是

9. 下直肌收缩时，瞳孔转向(　　)
A. 下　B. 下内　C. 上外　D. 下外
E. 上

10. 鼻泪管开口的部位是(　　)
A. 上鼻道　B. 中鼻道　C. 下鼻道　D. 蝶筛隐窝
E. 咽隐窝

三、多项选择题

1. 属于眼球外膜的结构是(　　)
A. 角膜　B. 巩膜　C. 虹膜　D. 脉络膜
E. 视网膜

2. 下列结构中，属于眼球屈光装置的是(　　)
A. 角膜　B. 房水　C. 晶状体　D. 玻璃体
E. 虹膜

3. 参与眼球运动的肌肉包括(　　)
A. 睫状肌　B. 外直肌　C. 下斜肌　D. 上斜肌
E. 上睑提肌

四、填空题

1. 眼的折光装置包括__________、__________、__________、__________。

2. 眼球壁从外向内是__________、__________、__________。

3. 瞳孔是位于__________，在弱光下或看远物时，瞳孔__________，在强光下或看近物时，瞳孔__________。

4. 瞳孔括约肌受__________支配；瞳孔开大肌由__________支配。

5. 睫状体内的睫状肌收缩与舒张，牵动__________，借__________的弹性，以调节晶状体的曲度，以适应看不同距离的物体。

五、简答题

1. 简述房水的产生和循环途径。

2. 简述泪液的产生和排出途径。

3. 看书、玩手机，时间久了眼球会疲劳。这时最好暂停一下，“使劲”看看远方景物，让眼睛得到休息。请用所学的视器知识阐明这样做的道理。

4. 结膜炎的病人需滴眼药水，滴完后护士常叫病人自己用手指尖把该眼内眦角处按一会儿，请说出按的是什么结构？为什么要按？

六、论述题

眼球壁分几层？各有哪些结构和功能？

七、填图题

1. 眼球剖面

①__________________

②__________________

③__________________

④__________________

⑤__________________

⑥__________________

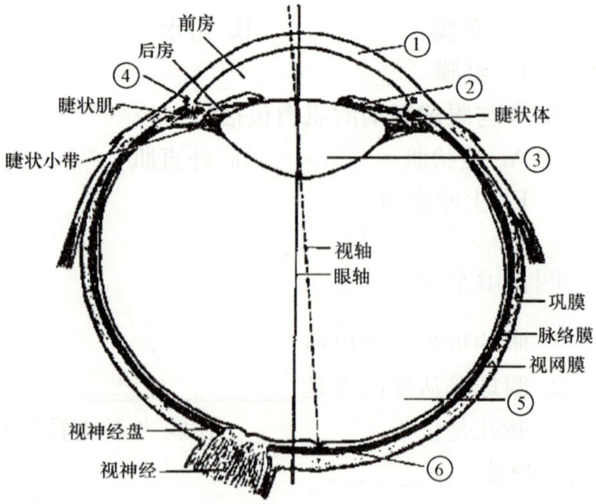

2. 泪器

①____________________

②____________________

③____________________

④____________________

⑤____________________

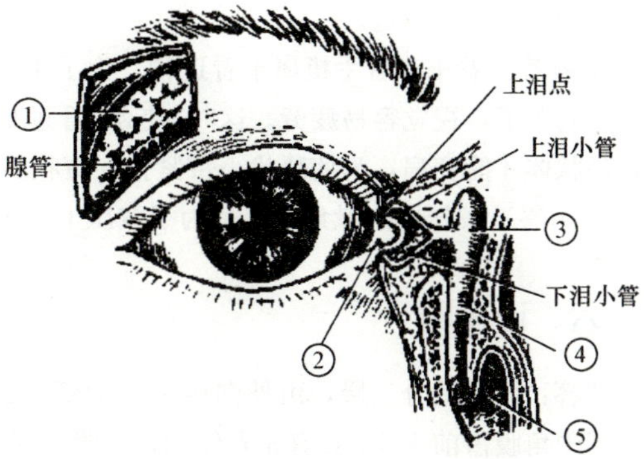

参考答案

一、名词解释

1. 感受器：指专门感受人体内、外环境变化的特殊结构或装置。

2. 黄斑：位于视网膜后部，在视神经盘的颞侧，有一黄色小斑，由密集的视锥细胞构成。

3. 视神经盘：视网膜后部的内侧，视神经起始处的一白色圆形隆起，此处无感光细胞，为生理性盲点。

4. 青光眼：房水循环受阻，可使眼内压升高，影响视力，临床上称“青光眼”。

5. 白内障：晶状体为双凸透明弹性体，为眼睛的屈光装置，若晶状体混浊，可影响视力，临床上称“白内障”。

二、单项选择题

1. C　2. E　3. A　4. C　5. D　6. A　7. B　8. D　9. B　10. C

三、多项选择题

1. AB　2. ABCD　3. BCD

四、填空题

1. 角膜　房水　晶状体　玻璃体
2. 纤维膜　血管膜　视网膜
3. 虹膜中央的圆形孔　开大　缩小
4. 副交感神经　交感神经
5. 睫状小带　晶状体

五、简答题

1. 解答：房水由睫状体分泌及血管渗出形成。房水形成后不断地由眼后房经瞳孔流入眼前房，经虹膜角膜角渗入角膜与巩膜交界深部的巩膜静脉窦，由此回流入静脉。

2. 解答：泪液由泪腺产生。泪液分泌到结膜囊内，后由眼睑上、下泪点经上、下泪小管汇合入泪囊，通过鼻泪管流至下鼻道。

3. 解答：看书、看手机属于看近物，为了正常成像，睫状肌处于收缩状态，睫状小带松弛，晶状体变凸。时间久了，视觉容易疲劳。这时"使劲"看远处景物，为了正常成像，晶状体需要变扁。睫状小带紧张，晶状体才能变扁，为使睫状小带紧张，睫状肌舒张，所以眼球得以休息。

4. 解答：按压眼内眦角处，是为了按压上、下泪点，防止眼药水由泪道排出。

六、论述题

解答：眼球壁分三层，由外向内依次为纤维膜、血管膜、视网膜。纤维膜又称外膜，包括角膜和巩膜。其中角膜占前1/6，具有屈光作用，巩膜占后5/6，由坚韧的致密结缔组织组成，具有保护作用。血管膜又称中膜，包括虹膜、睫状体、脉络膜三部分。虹膜位于前部，中央有瞳孔，通过其大小改变，从而调节进入眼球的光线。睫状体位于角膜和巩膜移行处内面，内有睫状肌，可调节晶状体曲度。脉络膜占中膜后2/3，其功能是输送营养物质，并吸收眼内分散的光线以免扰乱视觉。视网膜又称内膜，分两层，外层为色素上皮层，内层含有感光细胞。视网膜盲部无感光细胞，视部的视神经盘无感光细胞，黄斑中央的中央凹是感光最敏锐的部位。

七、填图题

1. ①角膜　②虹膜　③晶状体　④巩膜静脉窦　⑤玻璃体　⑥黄斑
2. ①泪腺　②下泪点　③泪囊　④鼻泪管　⑤下鼻道

第二节　前庭蜗器和皮肤

预习指导

一、阅读材料

晕动病

晕动病是乘坐汽车、轮船或飞机时，由于其所产生的颠簸、摇摆或旋转等任何形式的加速运动，刺激人体的前庭神经而发生的疾病。由于运输工具不同，可分别称为晕车病、晕船病、晕机病(航空晕动病)。

内耳前庭器官是人体平衡感受器官，它包括膜半规管内的壶腹嵴，前庭内的椭圆囊、球囊，它们都是前庭末梢感受器，可感受各种特定运动状态的刺激。当汽车启动、加减速、刹车、船舶晃动、颠簸，电梯和飞机升降时，这些刺激使前庭椭圆囊和球囊的毛细胞产生形变放电，向中枢传递并感知。这些前庭电信号的产生、传递在一定限度和时间内人们不会产生不良反应，但每个人对这些刺激的强度和时间的耐受性有一个限度，这个限度就是致晕阈值，如果刺激超过了这个限度就要出现晕动病症状。每个人耐受性差别又很大，这除了与遗传因素有关外，还受视觉、个体体质、精神状态以及客观环境(如空气异味)等因素影响，所以在相同的客观条件下，只有部分人出现晕动病症状。

本病常在乘车、航海、飞行和其他运行数分钟至数小时后发生。初时感觉上腹不适，继有恶心、面色苍白、出冷汗，旋即有眩晕、精神抑郁、唾液分泌增多和呕吐；严重者可有血压下降、呼吸深而慢、眼球震颤；严重呕吐引起失水和电解质紊乱。症状一般在停止运行或减速后数十分钟或几小时内消失或减轻。经多次发病后，症状反可减轻，甚至不发生。

发病时患者宜闭目仰卧。坐位时头部紧靠在固定椅背或物体上，避免较大幅度的摇摆。通风要良好。同时可选用抗组胺和抗胆碱类药物：氢溴酸东莨菪；茶苯海拉明(晕海宁、乘晕宁)；盐酸倍他司汀(抗眩啶)；盐酸美克洛嗪(敏克静)；其他如甲氧氯普胺(胃复安)、氯丙嗪、地西泮(安定)等。

二、填空

1. 前庭蜗器包括__________、__________、__________三部分。
2. 中耳包括__________、__________、__________三部分。
3. 完成知识框架

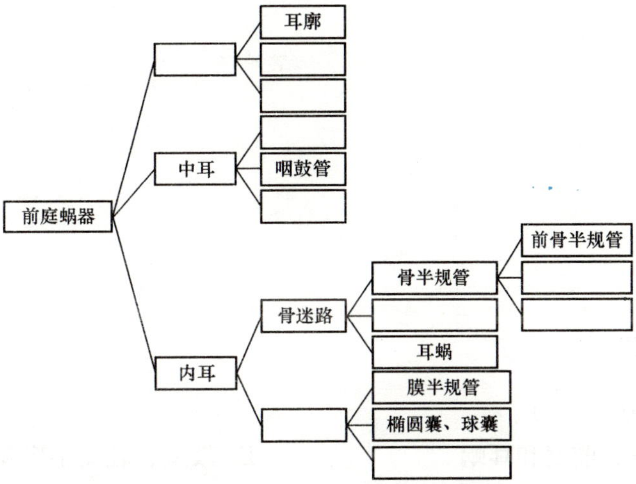

学习思路

1. 前庭蜗器的功能是感受声音和感受头部的位置。神经冲动传入到脑之后产生听觉和位觉，故又名位听器。尽管前庭蜗器结构较为复杂，但只要与功能结合起来学习，就不难掌握。首先应明确前庭蜗器包括声波收集、声波传导和声波感受三个部分的结构(即外耳、中耳、内耳)，声波从外界传到内耳的神经末梢，经过空气、骨(听小骨)和液体(内、外淋巴)三种介质。

2. 内耳应当受到关注，因为听觉感受器(听器)和位觉感受器(平衡器)均在内耳，中耳和外耳只是声波的传导装置，是前庭蜗器的辅助装置，头部位置变动的感受，是通过头动引起内淋巴液动，内淋巴液冲击位觉感受器而获得的。

3. 中耳也是一个知识重点，中耳炎是常见病，中耳有 6 个壁，它所邻接的结构成为中耳炎蔓延的受害者，特别其上壁与脑相邻，波及时后果严重。

4. 听觉感受器和位置觉感受器的形状不规则、结构复杂，而且二者结构密切相关，功能完全不同，应当牢牢记住。螺旋器是听觉感受器，椭圆囊斑、球囊斑和壶腹嵴是位觉感受器。

5. 皮肤作为感觉器接受机械和化学的刺激，神经冲动传入后引起的是痛觉、温觉(冷热)、触觉(包括触动毛发)、压觉。临床上作为检查神经系统的重要客观标志。

6. 护理工作中，对皮肤的保暖、保洁、避免压迫致褥疮形成等是十分重要的护理项目。

7. 皮肤是体温散发的主要途径(包括直接辐射和发汗，其他途径还有呼吸和排便等)，对高热的病人为预防热极致昏厥、抽搐，护理上可急用酒精擦浴，让酒精在皮肤上挥发散热。

课后习题

一、名词解释

1. 咽鼓管

2. 听小骨链

3. 螺旋器

二、单项选择题

1. 前庭蜗器包括(　　)
   A. 骨半规管、前庭和耳蜗　B. 鼓室、乳突小房和咽鼓管
   C. 外耳道、鼓膜、咽鼓管　D. 外耳、中耳、内耳
   E. 外耳、鼓室和内耳

2. 在鼓室前壁上有(　　)
   A. 咽鼓管的开口　B. 乳突窦的入口　C. 鼓膜　D. 前庭窗
   E. 蜗窗

3. 小儿咽鼓管的特点是(　　)
   A. 较粗、短、平直　B. 较细长　C. 较细短　D. 较粗长
   E. 腔较小

4. 与鼓室相通的管道是(　　)
   A. 外耳道　B. 膜半规管　C. 咽鼓管　D. 蜗管
   E. 骨半规管

5. 听觉感受器位于( )
A. 蜗管前庭壁 B. 基底膜 C. 膜壶腹 D. 椭圆囊
E. 球囊
6. 正常声波传向内耳的主要途径是( )
A. 外耳道→鼓膜→蜗窗→内耳
B. 外耳道→鼓膜→听小骨→蜗窗→内耳
C. 外耳道→鼓膜→听小骨→前庭窗→内耳
D. 颅骨→内耳
E. 以上都不是
7. 前庭阶与鼓阶相通处为( )
A. 蜗窗 B. 前庭窗 C. 蜗管 D. 蜗孔
E. 乳突窦
8. 表皮角质形成细胞从基底向表层依次为( )
A. 棘层、透明层、颗粒层及角质层 B. 基底层、棘层、颗粒层、透明层及角质层
C. 基底层、棘层、透明层及角质层 D. 基底层、棘层、透明层、颗粒层及角质层
E. 基底层、颗粒层、棘层、透明层及角质层
9. 表皮中具有活跃分裂能力的细胞位于( )
A. 基底层 B. 棘层 C. 颗粒层 D. 基底层和棘层
E. 基底层和乳头层
10. 具有免疫作用的细胞是( )
A. 基底层细胞 B. 棘层细胞 C. 黑素细胞 D. 朗格汉斯细胞
E. 梅克尔细胞

三、多项选择题

1. 关于外耳道的叙述，正确的是( )
A. 外侧 2/3 为软骨部
B. 内侧 2/3 为骨性部
C. 皮肤与软骨膜和鼓膜结合紧密，不易移动
D. 皮肤内含有耵聍腺
E. 外耳道的软骨部有可动性
2. 关于鼓室的描述，正确的是( )
A. 由 6 个壁围成 B. 顶部借鼓室盖壁与颅中窝相隔
C. 腔内表面覆有黏膜 D. 鼓室即中耳，内有 3 块听小骨
E. 鼓室内侧邻内耳的前庭
3. 关于内耳的叙述，正确的是( )
A. 由骨迷路和膜迷路组成 B. 全部在颞骨岩部的骨质内
C. 骨迷路与膜迷路之间充满外淋巴 D. 膜迷路内充满内淋巴
E. 内、外淋巴经蜗孔相交通

4. 与位置觉有关的结构是(　　)

A. 球囊斑　　B. 螺旋器　　C. 椭圆囊斑　　D. 前庭神经

E. 壶腹嵴

5. 关于皮肤的结构特征，正确的是(　　)

A. 由表皮和真皮组成　　B. 乳头层位于真皮浅层

C. 网织层位于乳头层的深部　　D. 含有由真皮衍生的皮脂腺和汗腺

E. 网织层由粗大的胶原纤维束和弹性纤维组成

四、填空题

1. 小儿咽鼓管的形态特点是__________、__________、__________，故咽部感染可经咽鼓管侵入鼓室。

2. 内耳由__________、__________、__________组成。骨迷路是颞骨岩部骨密质围成的不规则腔隙。膜迷路套于骨迷路内，是密闭的膜性管腔或囊。膜迷路内充满__________，膜迷路与骨迷路之间充满__________。

3. 在耳蜗轴切面上，可见 3 个管，分别为__________、__________、__________；蜗管内充满__________。在蜗顶处借蜗孔__________与__________内的__________彼此相通。

4. 在椭圆囊上端的底部和前壁上有__________，是__________感受器，在球囊的前上壁，有__________，是__________感受器。

5. 皮肤的附属结构有__________、__________、__________、__________。

五、简答题

1. 在鼓膜穿孔时，患者能听到声音吗？为什么？

2. 简述声波经骨传导的路径和意义。

3. 简述皮内注射法和皮下注射法分别注入皮肤什么结构及常选注射部位？

六、论述题

简述正常情况下声波的传导途径。哪些结构受到损害会影响听觉功能？

七、填图题

1. 前庭蜗器概观

①____________________

②____________________

③____________________

④____________________

⑤____________________

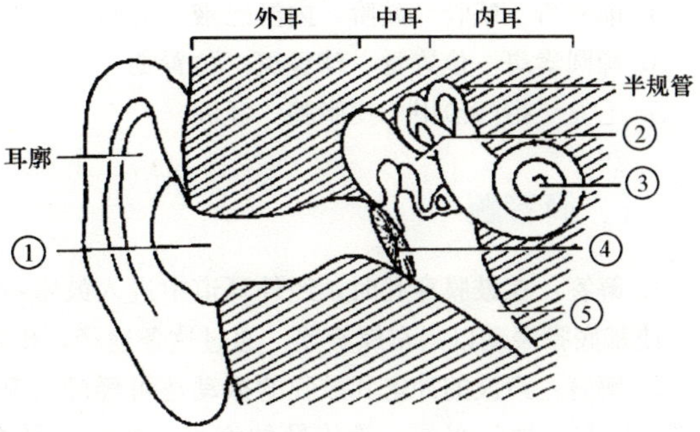

2. 骨迷路

①____________________

②____________________

③____________________

④____________________

⑤____________________

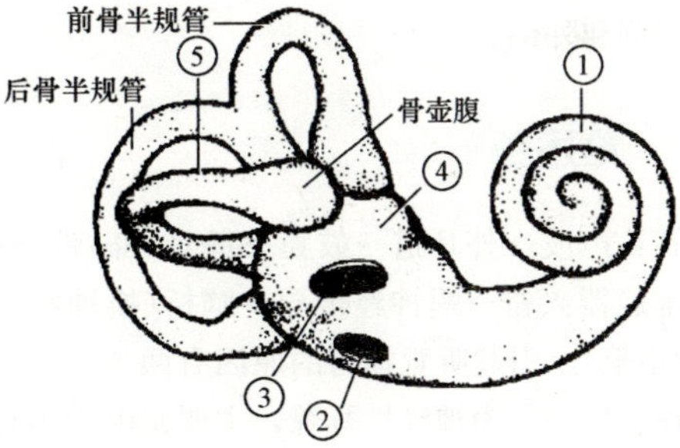

参考答案

一、名词解释

1. 咽鼓管：是连接鼻咽部和中耳鼓室的通道，咽鼓管的咽口平时封闭，吞咽等活动时可开放，空气可由此进入鼓室，调节鼓室内气压与外界保持一致。

2. 听小骨链：由鼓室内的锤骨、砧骨、镫骨借骨连接相互连接而成，连于鼓膜与前庭窗之间，可增大声波的传导效应。

3. 螺旋器：又称 Corti 器，位于内耳蜗管的基底膜上，是听觉感受器，可接受声波的刺激。

二、单项选择题

1. D　2. A　3. A　4. C　5. B　6. C　7. D　8. B　9. A　10. D

三、多项选择题

1. BCDE　2. ABCE　3. ABCD　4. ACDE　5. ABCE

四、填空题

1. 短　宽　接近水平位
2. 耳蜗　前庭　骨半规管　内淋巴　外淋巴
3. 前庭阶　蜗管　鼓阶　内淋巴液　前庭阶　鼓阶　外淋巴
4. 椭圆囊斑　位置觉　球囊斑　位置觉
5. 毛发　指(趾)甲　皮脂腺　汗腺

五、简答题

1. 解答：在鼓膜穿孔时，经外耳道中进入鼓室的空气可以直接波及第二鼓膜，引起鼓阶的外淋巴波动，使基底膜振动以兴奋螺旋器。通过这条途径，也能产生一定程度的听觉。

2. 解答：声波的冲击和鼓膜的振动还可经颅骨和骨迷路传入，使内耳的内淋巴流动，刺激基底膜上的螺旋器产生神经兴奋。骨传导的意义：使空气传导发生障碍而失去听力的人，可以用骨传导来听到声音。

3. 解答：皮内注射法，即将药物注入表皮与真皮之间或真皮乳突层的方法，皮肤过敏试验常选用前臂掌侧下 1/3。皮下注射法，即将药物注入皮下组织内，部位选用三角肌下缘、上臂外侧、腹部、背部、大腿前内侧和外侧。

六、论述题

解答：声波→外耳道→鼓膜→锤骨→砧骨→镫骨→前庭窗→外淋巴振动→蜗管内淋巴振动→基底膜振动→螺旋器兴奋→蜗神经传导→脑桥(换神经元)→内侧膝状体(换神经元)→内囊→大脑皮质颞叶颞横回(听觉中枢)。引起听觉损害的原因有两类：一类为传导性耳聋，主要是由于外耳道堵塞、鼓膜病变及听小骨受损；另一类为神经性耳聋，主要是因为内耳或听神经、中枢内病变引起。

七、填图题

1. ①外耳道　②鼓室　③耳蜗　④鼓膜　⑤咽鼓管
2. ①耳蜗　②蜗窗　③前庭窗　④前庭　⑤外骨半规管

第十一章 内分泌系统

预习指导

一、阅读材料

(一)激素的名称由来

激素拉丁文“Hormone”(荷尔蒙)，意为“我激发起活性”。1853年法国的巴纳德研究了各种动物的胃液后，发现了肝脏具有多种不可思议的功能，他认为有一种物质来完成这种功能。虽然当时他没有研究出这种物质，但实际上那就是人类最早对激素的认识。第一个被人类提取的激素是甲状腺激素，是由德国的奥斯特瓦尔德在1880年从甲状腺中提出大量含有碘的物质，并确认这就是调节甲状腺功能的物质。但直到1905年，英国生理学家斯塔林提出用Hormone(荷尔蒙)及“激素”一词来称呼这些化学物质，“激素”一词由此产生，这一称呼一直沿用至今。

在这以后，各种类型的激素相继被发现，20世纪20～50年代可以称得上是激素的大发现年代，人类在这一时期相继发现了垂体蛋白激素、胰岛素和胰高血糖素、雌二醇、孕酮等，目前被发现的激素已有几十种。

人体内各种激素水平必须与生理需要保持平衡，任何一种内分泌组织分泌过多或过少的激素都会扰乱激素的平衡，引起各种内分泌疾病的发生。如甲状腺，它合成甲状腺素，这种激素如果合成的量不够，会发生甲状腺功能低下，在成人，严重者会发生昏迷，在婴儿会影响大脑的发育，造成智力低下，我们称呆小症。另外，大家比较熟悉的一种激素叫生长激素，它是由垂体产生的，如果在少儿期，生长激素分泌不足会出现身材矮小(侏儒)。激素在血液中的浓度也是内分泌腺功能活动状态的一种指标，它保持着相对稳定。如果激素在血液中的浓度过高，往往表示分泌此激素的内分泌腺或组织功能亢进，过低，则表示功能低下或不足。

(二)环境激素对人类的危害

近些年来，当工业化浪潮给人类带来物质文明时，人们也发现了一些存在于生物机体之外的激素，被广泛应用于农业生产和人们的日常生活中。为了使牛、羊多长肉、多产奶，人们给这些牲畜体内注射了大量雌激素；为了让池塘里的鱼虾迅速生长，养殖户添加了“催生”的激素饲料；为了促使蔬菜、瓜果个大，提前进入市场，菜农和果农们喷洒或注射对人体有危害作用的乙烯利、脱落酸等“催生剂”。这种具有与人和生物内分泌激素作用类似的物质，或者说通过来自外部环境的合成化学物质，被科学界称为“环境激素”。

环境激素对人体的危害，主要是通过含有这种激素成分的物质，被人食用或使用后产生的不良反应。比如化妆品、洗浴剂、洗洁剂、瓜果、蔬菜、肉类、食品等，与人体内的正常激素"结合"，引发内分泌紊乱，造成人体正常激素失常。表现在发育、生殖、精神、情绪等多个方面。

目前在社会生活中对人和动物起着类似于激素作用的有害物，已经发现至少三百余种。其主要危害表现为：一是由于食物、饮水中大量存在"环境激素"物质，正在造成男人的精子减少，雄性退化，乃至男性不育症的高发。二是导致怀孕胎儿的致畸，经科学家研究发现，育龄妇女长期受"环境激素"的污染，会使受孕胎儿畸形的可能性大大增加，使胎儿的五官、肢体或性器官的局部畸形。三是干扰和降低人体免疫机能，导致神经系统功能障碍、智力低下，严重的还会引发某些癌变。

应该说，"环境激素"给人类带来了暂时的、明显的经济利益，但是却潜伏下了一些危害。如今，人们已经认识到它的严重危害性，各国科学家已开始关注并着手解决"环境激素"问题，相信人类一定有办法、有能力根治它。

二、填空

1. 肾上腺皮质分泌__________激素、__________激素和__________激素。
2. 神经垂体贮存并释放__________激素和__________激素。
3. 完成知识框架

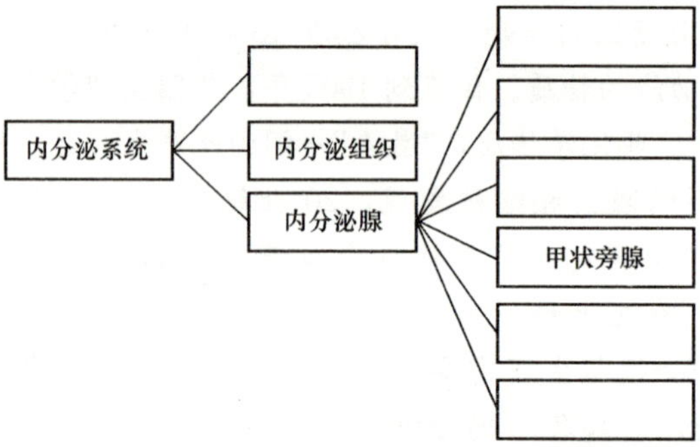

学习思路

1. 内分泌腺体积和重量小，分泌物质(激素)的量少，但其所起的作用却非常重要；激素通过毛细血管和毛细淋巴管直接进入血液循环，随血液循环运送到相应的靶器官发挥作用。激素在血液中的浓度很低，既不是营养物质，也不是供能物质。在正常情况下，激素的作用很强，因此可以说激素是具有高效能的物质。内分泌腺在生理或病理因素的作用下会压迫与之相邻器官或影响激素的基础性分泌使正常的体液调节发生紊乱，因而成为临床上的重要体检项目。另外在手术时不慎伤及内分泌腺也会影响激素的基础性分泌。

2. 内分泌系统的功能是通过激活或抑制来调节和协调机体包括神经系统在内的其他系统的活动，以维持内环境的相对稳定。内分泌系统和神经系统并称人体两大调节系统。区别在于神经系统通过神经冲动传递信息，而内分泌系统通过激素的化学反应传递信息。在调节工作中，神经系统起主导作用，但内分泌系统的“手”伸得更长，调节距离更远，持续的时间更久。

3. 随着人们生活水平的逐步提高，内分泌及代谢性疾病发病率越来越常见，比如甲状腺疾病(甲状腺结节、甲亢、甲状腺功能低下)、糖尿病的发病率直线上升，使内分泌系统在人类适应与调节机能以及疾病的发生和发展过程中的重要作用更为突出。无论是在生理学科还是病理学科，内分泌与全身各系统之间发生着密切的联系，已经渗透到临床医学所有学科领域，成为各医学学科都要掌握的内容之一。

4. 内分泌及代谢性疾病的内涵和外延已经大大拓宽，而且该领域的疾病谱也发生了深刻变化，它的触角已经伸入包括消化、心血管等多个学科。例如，糖尿病病人的高血压、血脂紊乱与内分泌系统的关系密切，内分泌腺分泌的多种激素与胰岛分泌的胰高血糖素都可以使血糖升高(如生长激素、糖皮质激素、甲状腺激素)，而且糖尿病与心血管系统疾病的联系尤为突出，糖尿病病人冠心病的发病率较正常人高。糖尿病是与高血压、冠心病齐名的三大健康杀手，我国糖尿病发病率目前居世界第二位，每年还以惊人的速度上升。多项研究证实，良好的血压控制及血脂调节对于糖尿病病人的预后特别重要。所以医学院校的学生不应该忽视内分泌系统的学习，并通过内分泌系统与机体其他系统和学科的横向联系，增加对内分泌系统的学习兴趣。

5. 本章重点：内分泌系统的组成、激素的概念；甲状腺、甲状旁腺、肾上腺、垂体的位置和形态及分泌的激素名称及作用。

6. 本章难点：垂体与下丘脑的联系。

课后习题

一、名词解释

1. 内分泌腺

2. 激素

3. 呆小症

二、单项选择题

1. 下列哪项不属于内分泌腺(　　)

A. 甲状腺　　B. 甲状旁腺　　C. 胰岛　　D. 脑垂体

E. 肾上腺

2. 关于脑垂体，错误的是(　　)

A. 连于下丘脑　　B. 可分为腺垂体和神经垂体两部分

C. 腺垂体分泌多种激素　　D. 神经垂体分泌抗利尿素和催产素

E. 神经垂体释放抗利尿素和催产素

3. 关于甲状腺，错误的是( )
   A. 分为左、右两叶及峡部
   B. 左右共一对，位于颈部两侧
   C. 峡部贴于第 2～4 气管软骨前方
   D. 甲状腺可随喉上下移动
   E. 是人体最大的内分泌腺
4. 不会引起血糖升高的激素是( )
   A. 生长激素　B. 糖皮质激素　C. 甲状腺激素　D. 甲状旁腺素
   E. 胰高血糖素
5. 关于肾上腺分泌的激素，错误的是( )
   A. 糖皮质激素　B. 盐皮质激素　C. 性激素　D. 生长激素
   E. 去甲肾上腺素
6. 肾上腺皮质由浅入深依次为( )
   A. 球状带、网状带、束状带
   B. 球状带、束状带、网状带
   C. 网状带、球状带、束状带
   D. 束状带、球状带、网状带
   E. 束状带、网状带、球状带
7. 关于肾上腺的描述，错误的是( )
   A. 位于肾脏上方
   B. 左侧肾上腺呈半月形
   C. 右侧肾上腺呈三角形
   D. 与肾一起包在肾纤维囊内
   E. 实质分为皮质与髓质
8. 降钙素由( )
   A. 主细胞分泌　B. 滤泡旁细胞分泌　C. 滤泡上皮分泌　D. 嗜酸性细胞分泌
   E. 以上均可以分泌
9. 使尿量减少的激素是( )
   A. 甲状腺素　B. 生长激素　C. 降钙素　D. 加压素
   E. 促肾上腺皮质激素
10. 分泌生长激素的细胞是( )
   A. 垂体远侧部嗜酸性细胞
   B. 垂体远侧部嗜碱性细胞
   C. 嗜铬细胞
   D. 主细胞
   E. 滤泡旁细胞

三、多项选择题

1. 内分泌腺的特点是( )
   A. 腺细胞常排列成索状、团状或围成滤泡
   B. 腺细胞周围有丰富的毛细血管
   C. 腺细胞分泌的激素进入血液和淋巴周流全身
   D. 腺细胞分泌激素
   E. 腺细胞分泌的激素经导管排出
2. 属内分泌腺的有( )
   A. 甲状腺　B. 肾上腺　C. 胰腺　D. 腮腺
   E. 垂体

3. 引起血糖升高的激素有(　　)
A. 糖皮质激素　B. 胰岛素　C. 肾上腺素　D. 盐皮质激素
E. 甲状腺素
4. 肾上腺髓质分泌的激素包括(　　)
A. 盐皮质激素　B. 肾上腺素　C. 糖皮质激素　D. 去甲肾上腺素
E. 雄激素
5. 腺垂体嗜酸性细胞分泌的激素包括(　　)
A. 促甲状腺激素　B. 生长激素
C. 催乳素　D. 促肾上腺皮质激素
E. 促卵泡激素和黄体生成素

四、填空题

1. 内分泌系统由__________和__________、__________组成。
2. 神经垂体可贮存、释放__________和__________两种激素。
3. 甲状腺滤泡旁细胞产生的激素是______________。腺垂体的嗜酸性细胞能产生__________和__________。
4. 成年后生长激素分泌过多可产生__________症；幼儿时期甲状腺激素分泌不足可产生__________症；如果长期缺碘可引起__________。
5. 肾上腺髓质主要由__________组成，它可分为__________和__________两种细胞。

五、简答题

1. 当人体甲状腺激素分泌不足时引起什么后果？

2. 脑垂体远侧部具有分泌功能的细胞有哪几种？各分泌何种激素？

3. 肾上腺皮质分泌的激素有哪些？这些激素有何作用？

六、论述题

下丘脑对腺垂体是如何进行调节的？

七、填图题

1. 内分泌系统概观

①________________

②________________

③________________

④________________

⑤________________

⑥________________

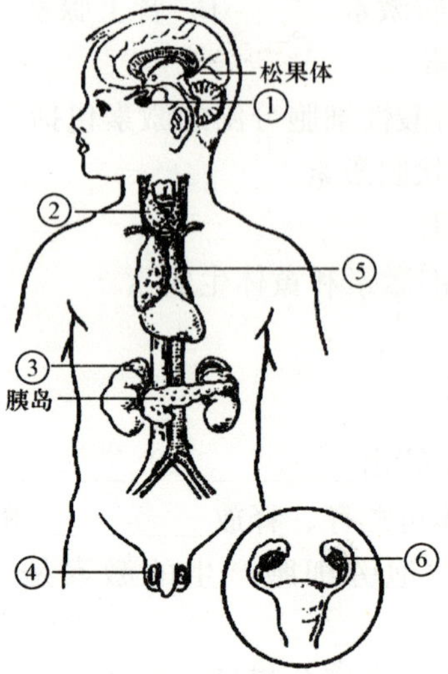

2. 甲状腺

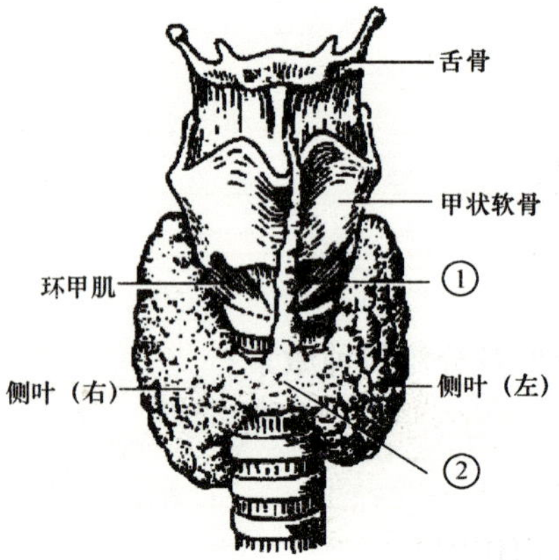

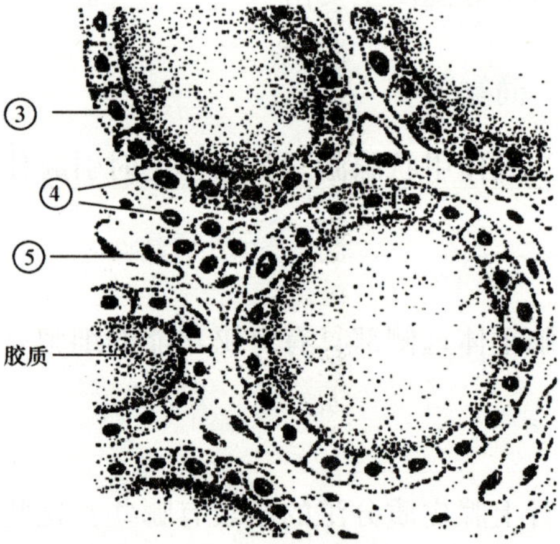

①__________②__________③__________④__________⑤__________

参考答案

一、名词解释

1. 内分泌腺：是一类特殊类型的腺体，腺细胞排列呈索条状、团块状或围成滤泡，腺体无排泄管，又称无管腺。

2. 激素：内分泌系统合成并分泌的生物活性物质称为激素。激素直接进入血液或淋巴，循环到全身，对人体的新陈代谢、生长发育和生殖功能进行调节。

3. 呆小症：婴幼儿时期由于甲状腺激素分泌不足，造成婴幼儿身材矮小、智力低下称呆小症。

二、单项选择题

1. C 2. D 3. B 4. D 5. D 6. B 7. D 8. B 9. D 10. A

三、多项选择题

1. ABCD 2. ABE 3. ACE 4. BD 5. BC

四、填空题

1. 内分泌器官 内分泌组织 内分泌细胞
2. 抗利尿激素 催产素
3. 降钙素 催乳激素 生长激素
4. 肢端肥大症 呆小症 黏液性水肿
5. 嗜铬细胞 肾上腺素细胞 去甲肾上腺素细胞

五、简答题

1. 解答：甲状腺激素的主要功能是促进机体的新陈代谢，促进机体的生长发育。婴幼儿时期甲状腺分泌不足，可引起呆小症，成人甲状腺激素分泌可引起黏液性水肿。

2. 解答：嗜酸性细胞、嗜碱性细胞和嫌色细胞三种。嗜酸性细胞分泌生长激素和催乳激素；嗜碱性细胞分泌促甲状腺激素、促肾上腺皮质激素、促卵泡激素和黄体生成素；嫌色细胞的功能目前尚不明了。

3. 解答：盐皮质激素，主要调节机体钠、钾和水的平衡；糖皮质激素，调节机体糖及蛋白质的代谢；性激素，促进性器官成熟、第二性征发育及维持性功能。

六、论述题

解答：下丘脑基底部弓状核等核团的神经元分泌神经激素，经神经内分泌细胞的轴突末梢与垂体门脉系统的第一级毛细血管网接触，轴突末梢释放的神经激素可通过毛细血管进入垂体门脉系统内，激素再从第二级毛细血管网透出作用于腺垂体细胞，调节腺垂体的分泌活动。因此，垂体分泌的各种激素可调节相应靶器官的分泌和功能活动；另一方面，靶器官和靶细胞所分泌的激素和其他物质，又可影响腺垂体和下丘脑的分泌，形成反馈性调节。

七、填图题

1. ①垂体 ②甲状腺 ③肾上腺 ④睾丸 ⑤胸腺 ⑥卵巢
2. ①锥状叶 ②甲状腺峡 ③滤泡上皮细胞 ④滤泡旁细胞 ⑤毛细血管

第十二章 神经系统

第一节 概述和中枢神经系统

预习指导

一、阅读材料

脑控制机器人

科幻电影《阿凡达》中，受伤的退役军人杰克靠意念远程控制其替身在潘多拉星球作战，电影中那神奇的“身外化身”技术让所有人都向往不已，科学家们也一直在追寻这种近乎神话的科技。2015 年 4 月 19 日，在国防科技大学实验室的展示现场，一个小巧可爱的机器人正灵巧而不失谨慎地前进、转向。但让你想不到的是，它的这些动作并非由人手工操纵，而是由人脑直接进行控制，这是国防科技大学正在进行的脑控机器人实验。

在实验中，控制机器人的实验人员头上戴着脑电波电极帽，脑电波电极帽能够采集人的脑电波，并把微弱的脑电波放大，传送到计算机中，计算机再从这些脑电波信号中读取人的想法，然后通过计算机把人的想法转换成机器人的控制指令，并通过无线装置发送给机器人。这样，实验人员就可以仅仅通过大脑的想法来控制机器人完成前进、左右转弯等动作。

国防科技大学研发的脑控机器人，使科幻逐步走向现实。相信在不远的未来，人们只需要通过脑电波即可轻松打开家门、使用厨房电器；残疾人可以用脑控轮椅代替双脚行走，对于许多开车一族来说，实现脑控驾驶无疑是一大福音；未来战场上，单兵作战不需要背负太多装备，只需背负一个作战系统，脑控枪、脑控车都可以在战场中得到很重要的应用，在复杂环境中，可实现人脑与人脑之间的通讯。

二、填空

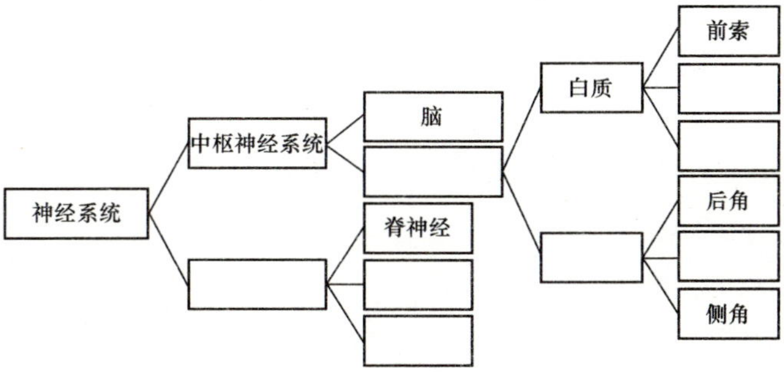

学习思路

1. 人体各系统从来就不是一盘散沙，它们严密地、有机地结合在一起，互相协调、配合，共同完成人体复杂的功能活动。只是为了学习方便，我们将人体分成各个系统、器官。将人体各系统有效统领起来的就是神经系统。为了达到这样的目的，神经系统的基本单位——神经元的突起众多、细长，在人体内形成一个庞大的网络。

2. 众多的神经元分工明确，负责发布命令的传出(运动)神经元有数十万，收集情报的传入(感觉)神经元是传出神经元的两三倍。而进行分析综合的中间(联络)神经元数目则是运动神经元的上千倍。神经元的胞体主要集中成脑和脊髓，称中枢神经系统；走行在脑与脊髓之外的神经元突起构成神经，集中在脑与脊髓之外的神经元聚集形成神经节，神经与神经节构成周围神经系统。

3. 中枢神经系统的特点是等级森严，特别像一个庞大机构的管理部门。这是生物进化发展的结果。其他系统的进化是新的取代老的，例如用于呼吸的肺建立起来后，低级的呼吸器官腮就消失了，但神经系统却新老并存，例如小脑，从进化出现的先后分为原小脑、旧小脑、新小脑。老的神经结构仍旧执行原来的基本功能，在新的神经结构的控制、协调下进行活动；新的神经结构执行新环境所要求的新功能。

4. 对护理、助产专业的学生来说，重要的是学习神经系统的生理机能知识。形态知识主要是掌握概念。只有某些结构，如神经的位置，和某些结构如小脑扁桃体和枕骨大孔的毗邻关系等对临床护理操作和理解症状有意义，才着重学习。

5. 联系神经生理知识、联系神经系统种系发生发展的知识来学习神经系统解剖是必不可少的。这就特别需要教师的讲解和协助，光靠自学会事倍功半。

6. 神经系统的概述、脊髓的重点：反射、反射弧的概念；神经系统常用术语的概念；脊髓的位置、外形；灰质各角(前角、后角、侧角)的神经元类型；白质的分部。

7. 神经系统的概述、脊髓的难点：脊髓白质中上行、下行的纤维束名称、位置、功能。

第一部分习题——神经系统概述、脊髓

一、名词解释

1. 反射

2. 反射弧

3. 灰质

4. 神经节

5. 神经核

6. 神经

7. 纤维束

8. 网状结构

9. 脊髓节段

10. 马尾

二、单项选择题

1. 神经系统调节的基本方式是(　　)
   A. 反应　B. 反射　C. 反馈　D. 适应
   E. 兴奋
2. 下列哪一项不属于反射弧的组成部分(　　)
   A. 感受器　B. 传入神经　C. 效应器　D. 神经束
   E. 传出神经
3. 成人脊髓的位置(　　)
   A. 上端平枕骨大孔与中脑相连　B. 下端成人平齐第一腰椎下缘
   C. 下端成人平齐第三腰椎下缘　D. 下端成人平齐第二骶椎下缘
   E. 上端与小脑相连
4. 脊髓前角的神经元是(　　)
   A. 感觉神经元　B. 交感神经元　C. 联络神经元　D. 躯体运动神经元
   E. 副交感神经元

5. 楔束的描述，错误的是(　　)
A. 位于后索
B. 位于薄束的外侧
C. 传递躯干、四肢深感觉和精细触觉
D. 属于下行纤维束
E. 胸 8 脊髓节段后索中没有楔束
6. 脊髓灰质的侧角含(　　)
A. 感觉神经元
B. 运动神经元
C. 假单极神经元
D. 交感神经元
E. 副交感神经元
7. 关于脊神经节及其内部神经元的描述，错误的是(　　)
A. 神经节位于后根
B. 属于多极神经元
C. 属于感觉神经元
D. 神经元周围突参与脊神经的组成
E. 属于假单极神经元

三、多项选择题

1. 脊髓(　　)
A. 上端在平枕骨大孔处与脑相连
B. 下端在成人平齐第 2 腰椎的下缘
C. 呈前后略扁的圆柱状
D. 有 2 处膨大
E. 相连有 26 对脊神经
2. 脊髓前索内的传导束有(　　)
A. 脊髓丘脑前束
B. 薄束
C. 楔束
D. 皮质脊髓前束
E. 皮质脊髓侧束
3. 脊髓外侧索内含有(　　)
A. 薄束
B. 皮质脊髓侧束
C. 楔束
D. 脊髓丘脑侧束
E. 皮质脊髓前束

四、填空题

1. 中枢神经系统包括__________和__________，前者可分为__________、__________、__________和__________。
2. 周围神经系统包括__________、__________和__________。
3. 脊髓位于__________内。其上端于枕骨大孔处与__________相接，成人下端终于__________水平；新生儿脊髓下端可达__________水平。
4. 脊髓前角内含有__________神经元，后角内含有__________神经元，侧角内含有__________神经元。骶副交感神经核位于__________脊髓节段，内含__________神经元。

五、简答题

1. 简述脊髓灰质的分部及各部神经元的名称。

2. 简述脊髓白质各索内主要传导束的名称、位置及功能。

六、填图题

1. 脊髓节段与脊神经

①____________

②____________

③____________

④____________

⑤____________

⑥____________

⑦____________

⑧____________

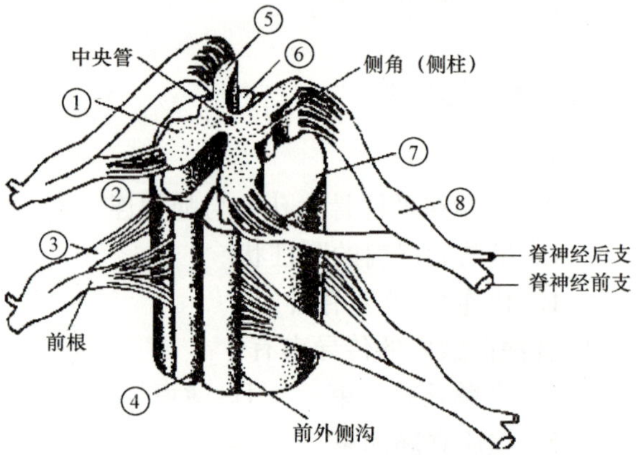

2. 请在下图画出薄束、楔束、脊髓丘脑前束、脊髓丘脑侧束、皮质脊髓前束、皮质脊髓侧束。并标注名称。

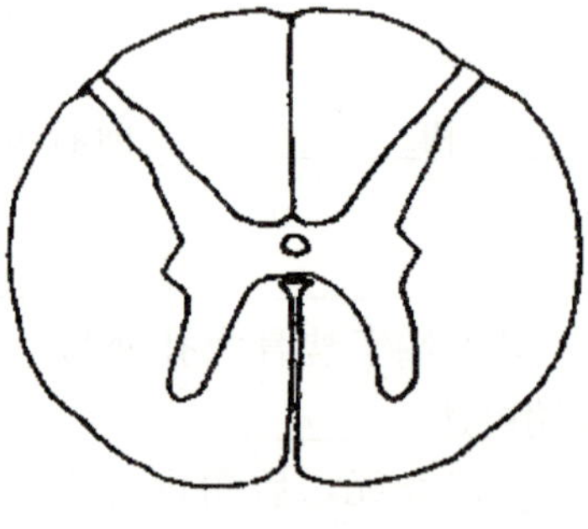

参考答案

一、名词解释

1. 反射：是指神经系统对内、外环境变化(即刺激)做出的规律性的反应。
2. 反射弧：是反射得以进行的结构基础，一个完整的反射弧由感受器、传入神经、反射中枢、传出神经、效应器五部分组成。

3. 灰质：在脑和脊髓的切面上，神经元胞体与树突聚集之处，肉眼观察呈灰色，称为灰质。

4. 神经节：周围神经系统的神经元胞体聚集形成的团块，则称为神经节。

5. 神经核：中枢神经系统白质内部包裹着的灰质团块，称为神经核。

6. 神经：周围神经系统，神经纤维集中在一起，由结缔组织包裹，称为神经。

7. 纤维束：中枢神经系统内部，起止、功能相同的神经纤维聚集在一起，称为纤维束。

8. 网状结构：中枢神经系统内灰质和白质相混杂，其中神经纤维交织成网，神经细胞体在其中，称为网状结构。

9. 脊髓节段：每对脊神经所连的一段脊髓，称一个脊髓节段。

10. 马尾：腰、骶、尾部的脊神经根在出相应椎间孔之前，在椎管内垂直下行一段较长的距离，并围绕终丝聚集成束，形成马尾。

二、单项选择题

1. B　2. D　3. B　4. D　5. D　6. D　7. B

三、多项选择题

1. ACD　2. AD　3. BD

四、填空题

1. 脑　脊髓　脑干　小脑　间脑　端脑
2. 脊神经　脑神经　内脏神经
3. 椎管　延髓　第一腰椎椎体下缘　第三腰椎椎体下缘
4. 躯体运动神经元　联络神经元　交感神经元　骶 2～骶 4　副交感神经元

五、简答题

1. 解答：脊髓灰质可分为前角、后角、侧角。侧角只存在于脊髓的胸 1 至腰 3 脊髓节段。前角内有躯体运动神经元；后角内主要聚集联络神经元；侧角内为交感神经元胞体所在之处。骶 2～骶 4 脊髓节段没有侧角，但在相当于侧角的位置存在骶副交感神经核，内有副交感神经元。

2. 解答：脊髓白质分为前索、后索、外侧索。后索内主要是上行纤维束薄束、楔束，传导躯干、四肢深感觉(也称意识本体觉，如震动觉、运动觉、位置觉，还有精细触觉)。外侧索内主要是上行的脊髓丘脑侧束，传导躯干、四肢浅感觉，下行的皮质脊髓侧束，支配骨骼肌的随意运动。前索内，主要是下行的皮质脊髓前束，与皮质脊髓侧束共同将大脑皮层的神经冲动传至脊髓前角运动神经元，

六、填图题

1. ①前角　②前索　③后根　④前正中裂　⑤后角　⑥后索　⑦外侧索　⑧脊神经节
2. 略。

第二部分习题——脑干、小脑、间脑

一、名词解释

1. 锥体交叉

2. 内侧丘系

3. 生命中枢

4. 第四脑室

5. 小脑扁桃体疝

二、单项选择题

1. 脑干自上而下依次分为(　　)
   A. 中脑、脑桥、延髓　　B. 脑桥、中脑、延髓
   C. 延髓、脑桥、中脑　　D. 中脑、延髓、脑桥
   E. 延髓、中脑、脑桥
2. 下列不属于脑干的结构是(　　)
   A. 丘脑　　B. 菱形窝　　C. 锥体　　D. 上丘
   E. 大脑脚
3. 锥体交叉位于(　　)
   A. 脊髓　　B. 中脑　　C. 小脑　　D. 延髓
   E. 端脑
4. 下列不与脑干相连的脑神经是(　　)
   A. 嗅神经　　B. 舌咽神经　　C. 迷走神经　　D. 动眼神经
   E. 三叉神经
5. 下丘脑在内脏调节中的作用不包括(　　)
   A. 摄食　　B. 水盐平衡　　C. 内分泌　　D. 排便反射
   E. 调节人体节律
6. 小脑不具有的功能是(　　)
   A. 维持身体平衡　　B. 调节肌紧张　　C. 协调随意运动　　D. 发动随意运动
   E. 加强肌紧张
7. 当颅内压升高时，容易被挤压而嵌入枕骨大孔的结构是(　　)
   A. 大脑枕叶　　B. 延髓　　C. 小脑半球　　D. 小脑扁桃体
   E. 背侧丘脑

8. 瞳孔对光反射的中枢位于(　　)
A. 脊髓　B. 延髓　C. 脑桥　D. 中脑
E. 小脑
9. 视交叉属于(　　)
A. 丘脑　B. 下丘脑　C. 中脑　D. 端脑
E. 脑桥
10. 中脑背侧出脑的神经是(　　)
A. 滑车神经　B. 三叉神经　C. 动眼神经　D. 面神经
E. 展神经
11. 与脑桥相连的脑神经是(　　)
A. 动眼神经　B. 滑车神经　C. 舌咽神经　D. 展神经
E. 舌下神经

三、多项选择题

1. 属于脑干内的内脏运动神经核的是(　　)
A. 动眼神经副核　B. 红核　C. 上泌涎核　D. 下泌涎核
E. 迷走神经背核
2. 位于脑干背侧面的结构(　　)
A. 锥体　B. 上丘　C. 菱形窝　D. 薄束结节
E. 楔束结节
3. 属于下丘脑内的神经核是(　　)
A. 视上核　B. 红核　C. 尾状核　D. 室旁核
E. 豆状核
4. 脑干腹侧面能观察到的结构有(　　)
A. 大脑脚　B. 锥体　C. 基底沟　D. 上丘
E. 下丘

四、填空题

1. 脑干自上而下分为__________、__________和__________三部分。
2. 背侧丘脑的内部有一“Y”形的__________，将背侧丘脑分为__________和__________、丘脑外侧核三部分。
3. 脑干内部的副交感神经核有__________、__________、__________和__________四对。

五、简答题

1. 简述脑干中主要上下行纤维束。

2. 简述与脑干相连的脑神经名称。

3. 下丘脑有哪些主要的功能？

4. 小脑有哪些生理功能？

5. 男孩6岁，患乙型脑炎入院，头痛、呕吐严重。检查发现视神经乳头出现水肿，瞳孔双侧时大时小，表明颅内压力已明显增高。晚8时，患儿突然出现抽泣样呼吸，急喊医生过来，呼吸已停，随即心跳停止，做人工呼吸并胸外心脏按压无效，8时15分，双侧瞳孔散大死亡。这是典型的小脑扁桃体疝病例。请问小脑扁桃体疝为何会危及性命？

六、填图题

脑干腹侧面

①________________

②________________

③________________

④________________

⑤________________

⑥________________

⑦________________

⑧________________

⑨________________

⑩________________

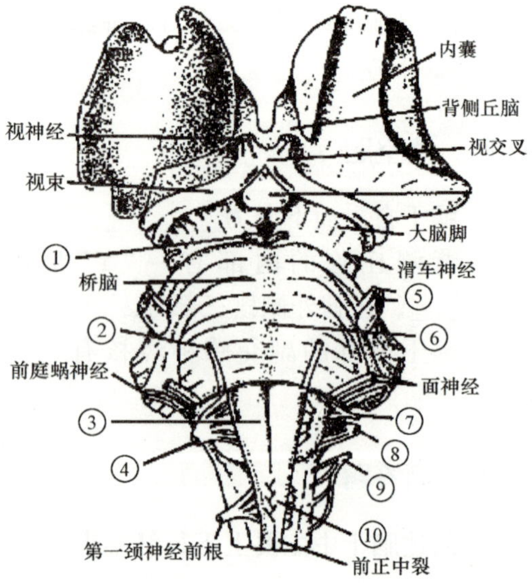

参考答案

一、名词解释

1. 锥体交叉：自锥体下端起，皮质脊髓束的大部分纤维左、右交叉形成浅纹。

2. 内侧丘系：属于脑干内上行纤维束，是传导躯干、四肢深感觉的薄束、楔束上行至薄束核与楔束核更换神经元后所发出的神经纤维，交叉到对侧继续上行，形成内侧丘系。

3. 生命中枢：延髓是维持生命活动必要的中枢所在部位，被称为生命中枢。

4. 第四脑室：是位于延髓、脑桥和小脑之间腔室，呈帐篷状，帐篷底即脑干背侧的菱形窝，帐篷顶伸入小脑。

5. 小脑扁桃体疝：某些颅脑疾病引起颅内压升高时，小脑扁桃体被挤入枕骨大孔，压迫延髓而危及生命，称为小脑扁桃体疝或枕骨大孔疝。

二、单项选择题

1. A　2. A　3. D　4. A　5. D　6. D　7. D　8. D　9. B　10. A　11. D

三、多项选择题

1. ACDE　2. BCDE　3. AD　4. ABC

四、填空题

1. 中脑　脑桥　延髓
2. 白质板　丘脑前核群　丘脑内侧核群
3. 动眼神经副核　上泌涎核　下泌涎核　迷走神经背核

五、简答题

1. 解答：一类为上行纤维束，传导感觉，主要包括内侧丘系、脊髓丘脑束；另一类为下行纤维束，传导运动，主要是锥体束，锥体束分为皮质核束与皮质脊髓束。

2. 解答：脑神经共 12 对，其中 10 对脑神经连于脑干。与中脑相连的有 2 对，动眼神经(Ⅲ)和滑车神经(Ⅳ)；与脑桥相连的有 4 对，三叉神经(Ⅴ)、展神经(Ⅵ)、面神经(Ⅶ)和前庭蜗神经(Ⅷ)；与延髓相连的有 4 对，舌咽神经(Ⅸ)、迷走神经(Ⅹ)、副神经(Ⅺ)和舌下神经(Ⅻ)。

3. 解答：较高级的内脏活动中枢；较高级内分泌活动中枢；调节体温、摄食、水盐平衡；与睡眠、昼夜节律、情绪反应有关，故下丘脑被称为人体生物钟。

4. 解答：维持身体平衡；调节肌紧张；协调随意运动。

5. 解答：颅内压升高时，小脑扁桃体被挤入枕骨大孔，小脑扁桃体疝，压迫延髓。延髓是维持心血管、呼吸等生命活动必要的中枢所在部位，被称为生命中枢，此外，吞咽、唾液的分泌、咳嗽、呕吐等反射活动均需要有延髓的存在。因此，小脑扁桃体疝非常容易危及生命。

六、填图题

①动眼神经　②展神经　③锥体　④舌下神经　⑤三叉神经　⑥基底沟　⑦舌咽神经　⑧迷走神经　⑨副神经　⑩锥体交叉

第三部分习题——端脑、脑的被膜、血管与脑脊液

一、名词解释

1. 内囊

2. 躯体运动中枢

3. 边缘系统

4. 硬膜外隙

5. 蛛网膜下隙

6. 大脑动脉环

7. 血一脑屏障

二、单项选择题

1. 大脑皮层躯体感觉中枢的特点不包括(　　)
   A. 位于中央后回及中央旁小叶后部
   B. 代表区的大小与体表部位的面积大小有关
   C. 上行感觉纤维交叉投射
   D. 投射区的总体上是倒置的
   E. 头面部感觉投射是双侧的
2. 仅在优势半球皮质有的中枢是(　　)
   A. 书写语言中枢　B. 听觉中枢　C. 视觉中枢　D. 躯体运动中枢
   E. 躯体感觉中枢
3. 书写语言中枢位于优势半球的(　　)
   A. 中央前回下部　B. 额中回　C. 额下回　D. 额上回
   E. 角回
4. 右侧内囊损害导致(　　)
   A. 右侧半身瘫痪　B. 对侧半身瘫痪
   C. 右侧浅感觉障碍　D. 两眼视野同侧偏盲
   E. 右侧深感觉障碍

5. 运动语言中枢(说话中枢)位于优势半球的(　　)
A. 中央前回下部　B. 额中回　C. 额下回　D. 额上回
E. 缘上回

6. 大脑皮层何处损伤会引起失读症(　　)
A. 躯体运动中枢　B. 额中回后部　C. 颞横回　D. 角回
E. 额下回

7. 脑脊液渗入血液经过的途径是(　　)
A. 蛛网膜下隙　B. 硬膜外隙　C. 第三脑室　D. 第四脑室
E. 蛛网膜粒

8. 颞横回是(　　)
A. 视觉中枢　B. 听觉中枢
C. 听觉语言中枢　D. 视觉语言中枢
E. 运动性语言中枢

9. 视觉中枢位于(　　)
A. 距状沟皮质　B. 颞横回　C. 中央前回　D. 中央后回
E. 扣带回

10. 躯体运动中枢位于(　　)
A. 中央前回及中央旁小叶前部　B. 中央后回
C. 中央旁小叶前部　D. 中央旁小叶后部
E. 颞上回

11. 每侧大脑半球分叶是(　　)
A. 三叶　B. 四叶　C. 五叶　D. 两叶
E. 六叶

12. 区分额叶与顶叶的是(　　)
A. 外侧沟　B. 顶枕沟　C. 中央前沟　D. 中央沟
E. 中央后沟

13. 大脑半球的哪个叶在表面看不到(　　)
A. 额叶　B. 顶叶　C. 岛叶　D. 颞叶
E. 枕叶

14. 供应内囊血液的中央支来自(　　)
A. 大脑前动脉　B. 大脑中动脉　C. 大脑后动脉　D. 基底动脉
E. 颈内动脉

15. 蛛网膜下隙的脑脊液经蛛网膜粒渗入(　　)
A. 正中孔　B. 室间孔　C. 上矢状窦　D. 中脑水管
E. 外侧孔

16. 脑室有几个(　　)
A. 一个　B. 二个　C. 三个　D. 四个
E. 五个

17. 硬膜外麻醉是麻醉药作用于(　　)
A. 脊髓前角　B. 脊髓丘脑束　C. 脊神经根　D. 脊神经前根
E. 薄束

三、多项选择题

1. 硬脑膜形成的结构有(　　)
A. 大脑镰　B. 小脑幕　C. 上矢状窦　D. 海绵窦
E. 鼻旁窦
2. 颈内动脉(　　)
A. 起自锁骨下动脉　B. 经颈动脉管入颅腔
C. 分布于大脑半球的内侧面及上外侧面　D. 分布于小脑半球的内侧面及背外侧面
E. 营养小脑、脑干等
3. 语言中枢包括(　　)
A. 听话中枢　B. 说话中枢　C. 书写中枢　D. 阅读中枢
E. 嗅觉性语言中枢
4. 脉络丛(　　)
A. 能产生脑脊液
B. 由毛细血管丛、软脑膜和室管膜上皮共同突入脑室形成
C. 侧脑室内才有脉络丛
D. 位于中脑水管内
E. 脑脊液通过脉络丛渗入上矢状窦
5. 椎动脉(　　)
A. 经枕骨大孔入颅　B. 在延髓脑桥沟处合成1条基底动脉
C. 分支布于额叶　D. 分支营养脊髓、延髓、脑桥和小脑
E. 发自颈总动脉
6. 大脑中动脉的中央支(　　)
A. 细而长　B. 分布于大脑皮质
C. 几乎以垂直方向进入脑实质　D. 分布于大脑髓质的浅部
E. 血压过高时，易破裂出血

四、填空题

1. 大脑皮质躯体感觉中枢位于__________。大脑皮质躯体运动中枢位于__________。视觉中枢位于__________。

2. 脑和脊髓的被膜由外向内由__________、__________和__________组成。

3. 脑的动脉来源于__________和__________。

4. 脑室包括左右__________、__________和__________。

5. 大脑半球可分为__________、__________、__________、__________和__________五叶。

五、简答题

1. 内囊由什么动脉供应血液？一侧内囊损伤出现哪些临床症状？为什么？

2. 简述脑脊液的产生部位，功能及循环途径。

3. 大脑皮质的躯体运动、躯体感觉、视觉和听觉中枢各位于何处？

4. 如何理解大脑半球的功能不对称性？

5. 腰椎穿刺宜在哪些腰椎之间进行，为什么？穿刺依次经过哪些层次抵达终池？

六、填图题

1. 脑冠状切面

①______________________

②______________________

③______________________

④______________________

⑤______________________

⑥______________________

⑦______________________

⑧______________________

⑨______________________

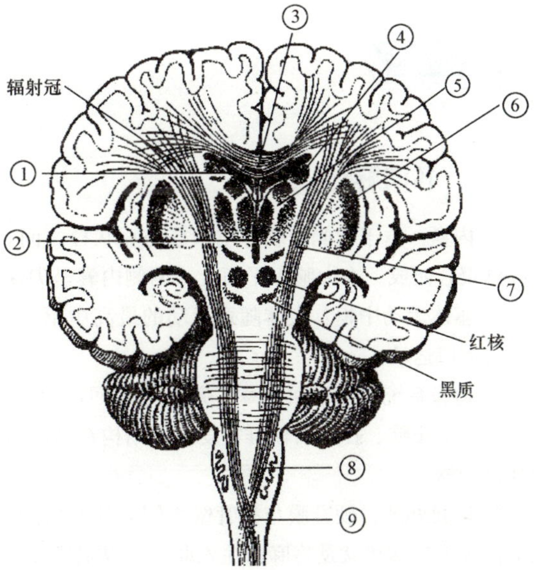

2. 脊髓的被膜

①________________

②________________

③________________

④________________

⑤________________

⑥________________

⑦________________

⑧________________

⑨________________

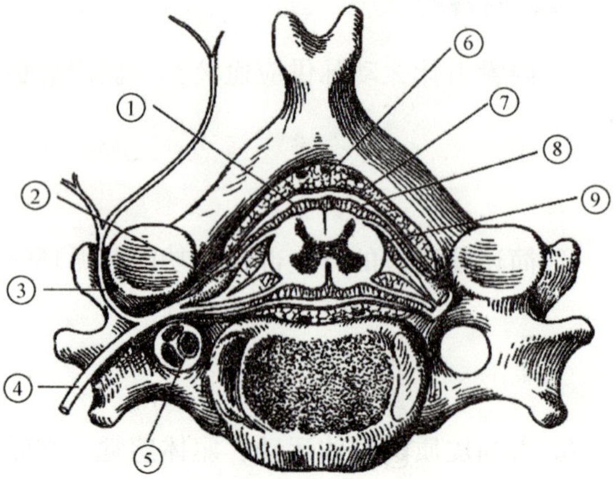

3. 请参照教材，在下图填画出中央沟、中央前回、中央后回、中央旁小叶、额中回、额下回、角回、缘上回、视觉中枢，并进行标注。

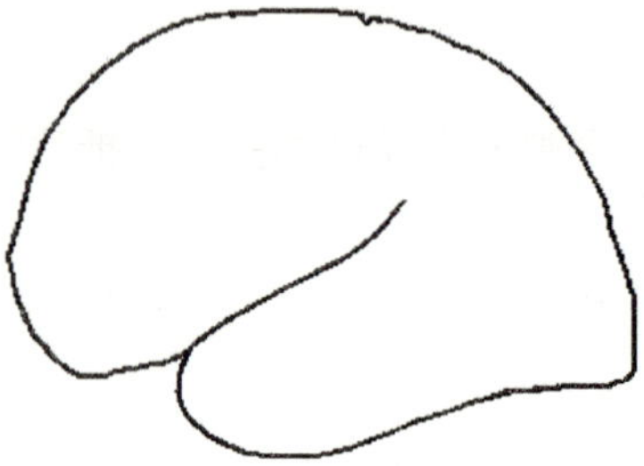

左侧大脑半球外侧面

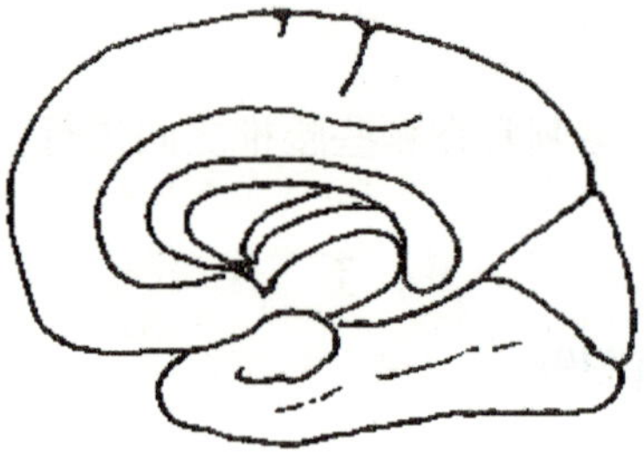

右侧大脑半球内侧面

参考答案

一、名词解释

1. 内囊：位于背侧丘脑、尾状核与豆状核之间，由大脑皮质的下行运动纤维和脊髓、脑干的上行感觉纤维聚合而成。在大脑水平面上，两侧内囊呈尖端向内侧的“> <”型。

2. 躯体运动中枢：人体随意运动的最高中枢，主要集中在中央前回及中央旁小叶前部，管理对侧半身的骨骼肌运动。

3. 边缘系统：扣带回、海马旁回等脑回，因位置在大脑半球与间脑交界处的边缘，故合称边缘叶。边缘叶与下丘脑、丘脑前核群等皮质下结构在功能与结构上关系密切，统称为边缘系统，是调节内脏活动的最高中枢。

4. 硬膜外隙：硬脊膜与椎管壁之间有狭窄的腔隙，称为硬膜外隙，内有脊神经根和脂肪组织等，临床上做硬膜外麻醉就是将麻药注入此腔，以阻滞神经根的传导。

5. 蛛网膜下隙：在蛛网膜与软脊膜和软脑膜之间的腔隙，称为蛛网膜下隙，隙内充满脑脊液。

6. 大脑动脉环：前交通动脉、大脑前动脉、颈内动脉、后交通动脉和大脑后动脉吻合而成环，绕于视交叉等周围，称为大脑动脉环。

7. 血一脑屏障：在中枢神经系统内，毛细血管内的血液与脑组织液之间存在具有选择通透性作用的结构，称为血一脑屏障。

二、单项选择题

1. B 2. A 3. B 4. B 5. C 6. D 7. E 8. B 9. A 10. A 11. C 12. D 13. C 14. B 15. C 16. D 17. C

三、多项选择题

1. ABCD 2. BC 3. ABCD 4. AB 5. ABD 6. ACE

四、填空题

1. 中央后回及中央旁小叶后部 中央前回及中央旁小叶前部 距状沟两侧的枕叶皮质
2. 硬膜 蛛网膜 软膜
3. 颈内动脉 椎动脉
4. 侧脑室 第三脑室 第四脑室
5. 额叶 顶叶 枕叶 颞叶 岛叶

五、简答题

1. 解答：(1)内囊的血液来自颈内动脉的分支大脑中动脉的中央支。

(2)当一侧内囊出血或损伤，可导致三偏综合征：①对侧肢体偏瘫，包括对侧舌瘫和眼裂以下面瘫；②对侧偏身深、浅感觉障碍；③两眼视野对侧同向偏盲。

(3)因为内囊是由大脑皮质的下行运动纤维和脊髓、脑干的上行感觉纤维聚合而成，是大脑皮层与下级中枢联系得“交通枢纽”。

2. 解答：(1)产生部位：脑脊液主要由脑室的脉络丛产生。

(2)功能：对脑和脊髓有保护和营养作用，并调节颅内压，缓冲震荡。

(3)循环途径：左、右侧脑室→第三脑室→中脑水管→第四脑室→第四脑室正中孔、外侧孔→蛛网膜下隙→蛛网膜粒→上矢状窦→颈内静脉。

3. 解答：躯体运动位于中央前回及中央旁小叶前部；躯体感觉位于中央后回及中央旁小叶后部；视觉和听觉中枢位于距状沟两侧皮质；听觉中枢颞横回。

4. 解答：人类两侧大脑半球存在功能不对称性，分工不同。现已证明：左半球主要对抽象思维、语言、计算、逻辑推理等方面起主导作用，而右半球则在形象感知、空间定位、面貌识别、音乐和美术的欣赏等方面优于左半球。

5. 解答：(1)因为成人脊髓下端平对第一腰椎椎体下缘，腰椎穿刺宜在3～4腰椎之间进行不会损伤脊髓。

(2)皮肤→棘上韧带→棘间韧带→黄韧带→硬膜外隙→硬脊膜→蛛网膜→终池。

六、填图题

1. ①侧脑室 ②第三脑室 ③胼胝体 ④尾状核 ⑤背侧丘脑 ⑥豆状核 ⑦内囊 ⑧锥体束 ⑨锥

体交叉

2. ①蛛网膜 ②脊神经节 ③脊神经后支 ④脊神经前支 ⑤椎动脉 ⑥硬膜外隙 ⑦硬脊膜 ⑧蛛网膜下隙 ⑨软脊膜

3. 略

第二节 周围神经系统

预习指导

一、阅读材料

什么是腹脑?

近些年来，人们经常会提到“腹脑”这个词，也有人将“腹脑”称为“第二大脑”。也不乏有人对它夸大其词、言过其实，有的人就认为它可以控制人的喜怒哀乐等情感反应等。那么，到底什么是“腹脑”呢？它到底有没有人们吹嘘的那么神奇呢？

1998 年，美国哥伦比亚大学解剖学和细胞生物学教授迈克尔·格肖恩出版了他的《第二大脑》理论专著。迈克尔·格肖恩认为，每个人都有“第二大脑”，它是一个肠胃神经系统。他认为人类的许多感觉和知觉都是从肚子里传出来的。

其实，人们所说的“腹脑”就是我们将要学习的、位于腹部的内脏运动神经以及消化管内的肌间神经丛与黏膜下神经丛。它们共同构成肠胃神经系统。内脏动神经具有高度自主性，所以，人们也将它称为“自主神经”或“植物神经”。

也许你会质疑，人体除了腹部，拥有神经元的部位还有很多，为什么单单将肠胃神经系统称为“腹脑”呢？首先，肠胃神经系统是非常复杂的神经网络，它包含大约 1 000 亿个神经元，与大脑的神经元数量不相上下；其次，两者神经元的类型都极其相似。所以，人们将肠胃神经系统称为“腹脑”。

迈克尔·格肖恩提出的“第二大脑”理论，并没有完全揭示两个大脑之间的关系。把“腹脑”称为人类第二大脑，只不过是一种形象的说法，事实上“腹脑”只不过是内脏神经系统中的一部分，它既与大脑和脊髓有联系，又相对独立于大脑。所谓联系是指它通过迷走神经、交感神经与大脑联系在一起；所谓独立是指它相对独立于大脑，来监控胃部活动及消化过程，观察食物特点、调节消化速度、加快或者放慢消化液的分泌等。所以，从整体上看它也是人的整个神经系统的一部分。

相对于大脑独立而高级的神经活动和功能，如记忆、思维、分析、逻辑推理、语言等，“腹脑”的功能更是差得太远，根本难以比肩！甚至在很多方面不如脊髓的多种中枢传导和指挥功能，如脊髓的血管张力反射、发汗反射、排尿反射、排便反射、勃起反射等。

二、填空

1. 周围神经系统包括__________、__________、__________。

2. 脊神经有__________对，脑神经有__________对。

3. 完成知识框架

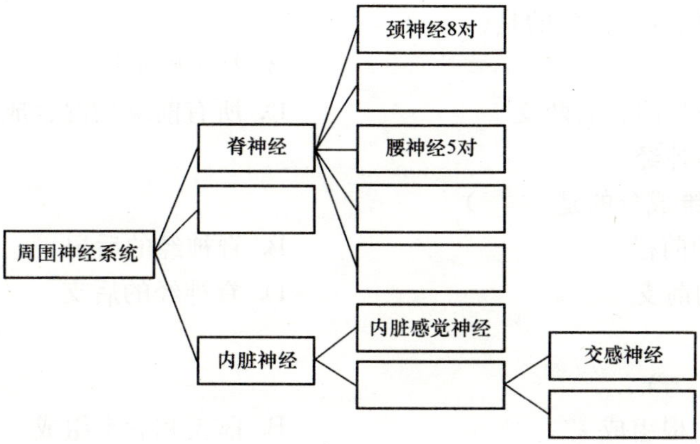

学习思路

1. 周围神经系统包括躯体神经的周围部和内脏神经的周围部。形态上表现为一条条的神经、纤维交织在一起的神经丛和神经细胞聚集形成的神经节。周围神经系统依据它与中枢的联系地点不同分成脊神经和脑神经，它们的成分既有躯体纤维也可有内脏纤维。

2. 中枢神经系统重在概念，具体结构多数也只知道名称就可以了。周围神经中的内脏神经包括具体结构在内，也都只要求概念和名称。重点是躯体部分的某些神经，要求掌握其位置、行程和分布区。

3. 临床工作中，肌肉注射和静脉注射会误伤神经；某些治疗措施和护理体位可致神经干受压；外伤急救搬动时可能造成神经干受损；给病人按摩，分析症状，估计愈后等均需要神经干的位置和分支、分布知识。在检查病人时，常应用角膜反射、瞳孔对光反射、髌反射等。

第一部分习题——脊神经、脑神经

一、名词解释

1. 脊神经节

2. 腰骶干

3. 臂丛

4. 三叉神经节

二、单项选择题

1. 关于脊神经的说法正确的是(　　)
   A. 共 31 对　　B. 都是感觉性
   C. 在椎管内分前、后两支　　D. 所有前支均混合成丛
   E. 均属躯体神经
2. 仅含运动纤维成分的是(　　)
   A. 脊神经的前根　　B. 脊神经的后根
   C. 脊神经的前支　　D. 脊神经的后支
   E. 脊神经
3. 脊神经由(　　)
   A. 前根和后根组成　　B. 前支和后支组成
   C. 前根和后支组成　　D. 前支和后根组成
   E. 以上均不对
4. 肱骨中部骨折时易损伤(　　)
   A. 正中神经　　B. 腋神经　　C. 桡神经　　D. 尺神经
   E. 肌皮神经
5. 支配股四头肌的神经为(　　)
   A. 坐骨神经　　B. 闭孔神经　　C. 股神经　　D. 腓总神经
   E. 胫神经
6. 病人的瞳孔向内斜视是损伤了(　　)
   A. 动眼神经　　B. 滑车神经　　C. 展神经　　D. 眼神经
   E. 视神经
7. 角膜反射的传入神经为(　　)
   A. 眼神经　　B. 视神经　　C. 动眼神经　　D. 上颌神经
   E. 额神经
8. 支配腮腺分泌的神经为(　　)
   A. 面神经　　B. 三叉神经　　C. 舌咽神经　　D. 迷走神经
   E. 舌下神经
9. 支配咀嚼肌的神经是(　　)
   A. 上颌神经　　B. 下颌神经　　C. 舌下神经　　D. 面神经
   E. 舌咽神经
10. 支配面肌的神经是(　　)
    A. 三叉神经　　B. 面神经　　C. 舌咽神　　D. 迷走神经
    E. 副神经
11. 迷走神经所含的主要纤维是(　　)
    A. 交感性　　B. 副交感性　　C. 运动性　　D. 感觉性
    E. 混合性

12. 支配臂肌前群的神经是(　　)
A. 尺神经　B. 正中神经　C. 桡神经　D. 腋神经
E. 肌皮神经
13. 支配三角肌的神经是(　　)
A. 肌皮神经　B. 腋神经　C. 桡神经　D. 肩胛上神经
E. 肩胛下神经
14. 支配肱三头肌的神经是(　　)
A. 正中神经　B. 腋神经　C. 桡神经　D. 尺神经
E. 肌皮神经
15. 分布到脐平面的胸神经为(　　)
A. T_4　B. T_6　C. T_8　D. T_{10}
E. T_1
16. 支配股四头肌的神经为(　　)
A. 坐骨神经　B. 闭孔神经
C. 股神经　D. 腓总神经
E. 胫神经
17. 动眼神经损伤可使患者出现(　　)
A. 眼内斜视　B. 眼内斜视和瞳孔缩小
C. 眼内斜视和瞳孔散大　D. 眼外斜视和瞳孔散大
E. 眼外斜视和瞳孔缩小
18. 调节晶状体曲度的神经是(　　)
A. 面神经　B. 三叉神经　C. 动眼神经　D. 视神经
E. 交感神经
19. 眼睑下垂可能损伤了(　　)
A. 滑车神经　B. 展神经　C. 面神经　D. 动眼神经
E. 三叉神经
20. 支配泪腺分泌的神经是(　　)
A. 三叉神经　B. 面神经　C. 舌咽神经　D. 迷走神经
E. 副神经
21. 与舌的支配无关的神经是(　　)
A. 下颌神经　B. 面神经　C. 舌咽神经　D. 迷走神经
E. 舌下神经
22. 不含有副交感纤维成分的脑神经是(　　)
A. 动眼神经　B. 三叉神经　C. 面神经　D. 舌咽神经
E. 迷走神经
23. 脊神经前、后根的合成部位是(　　)
A. 椎管　B. 椎孔　C. 椎间孔　D. 横突孔
E. 枕骨大孔

24. 第Ⅹ对脑神经是( )
A. 动眼神经 B. 三叉神经 C. 迷走神经 D. 副神经
E. 舌下神经
25. 腰丛( )
A. 由全部腰神经前支构成 B. 位于腰大肌前面
C. 发出闭孔神经支配股二头肌 D. 发出股神经支配股四头肌
E. 发出坐骨神经
26. 属于感觉性脑神经的是( )
A. 副神经 B. 舌下神经 C. 视神经 D. 三叉神经
E. 迷走神经
27. 分布于颈动脉窦的神经是( )
A. 三叉神经 B. 面神经 C. 舌咽神经 D. 迷走神经
E. 舌下神经

三、多项选择题

1. 下列关于脊神经描述中，正确的说法是( )
A. 由前后根组成 B. 只含有躯体感觉和躯体运动两种纤维成分
C. 含有四种纤维成分 D. 前根上有膨大的脊神经节
E. 后根上有膨大的脊神经节
2. 脊神经( )
A. 前支为运动性，前根为运动性 B. 前根为运动性，后根为混合性
C. 后支为混合性，后根为感觉性 D. 前支为混合性，前根为运动性
E. 后根为感觉性，前根为运动性
3. 脊神经丛有( )
A. 颈丛 B. 臂丛 C. 腰丛 D. 骶丛
E. 盆丛
4. 脊神经节内含有( )
A. 内脏感觉神经元的胞体 B. 躯体感觉神经元的胞体
C. 内脏运动神经元胞体 D. 交感神经元的胞体
E. 副交感神经元的胞体
5. 动眼神经分布的范围包括( )
A. 上直肌 B. 上斜肌 C. 下直肌 D. 下斜肌
E. 内直肌
6. 管理眼球外肌运动的神经有( )
A. 动眼神经 B. 滑车神经 C. 三叉神经 D. 展神经
E. 面神经
7. 三叉神经分布于( )
A. 头面部皮肤 B. 角膜 C. 口腔黏膜 D. 硬脑膜
E. 鼻腔黏膜

8. 含有副交感神经纤维的脑神经有(　　)
A. 动眼神经　B. 面神经　C. 舌咽神经　D. 迷走神经
E. 舌下神经

9. 交感神经节后纤维去向有(　　)
A. 经灰交通支返回脊神经　B. 经白交通支返回脊神经
C. 攀附动脉壁走行　D. 经脊神经后根进入脊髓
E. 直接到达所支配器官

10. 分布于手的神经有(　　)
A. 正中神经　B. 尺神经　C. 桡神经　D. 肌皮神经
E. 腋神经

11. 腰丛的主要分支有(　　)
A. 股神经　B. 坐骨神经　C. 闭孔神经　D. 阴部神经
E. 正中神经

12. 分布于舌的脑神经有(　　)
A. 滑车神经　B. 三叉神经　C. 面神经　D. 舌咽神经
E. 舌下神经

四、填空题

1. 脊神经前支，除了__________仍保持明显节段性分布外，其余前支互相交织成__________、__________、__________和__________。

2. 脊神经共有__________对，其中颈神经__________对，胸神经__________对，腰神经__________对，骶神经__________对，尾神经__________对。

3. 胸神经前支保持明显的节段性，____________________分布区相当于男性乳头平面，__________分布区相当于肋弓平面。

4. 脑神经中的纤维成分可分为 4 种：即____________、____________、____________和__________。

5. 腮腺的分泌受__________支配，泪腺的分泌受__________支配，下颌下腺和舌下腺的分泌受__________支配。

6. 坐骨神经经__________出骨盆，再经__________与__________之间至大腿后面，在腘窝上角处分成__________和__________。

7. 臂丛是由__________的前支和__________前支的大部分纤维组成。

8. 上肢的三角肌受__________神经支配；胸锁乳突肌和斜方肌受__________神经支配；肱二头肌受____________神经支配；肱三头肌受______________神经支配；股四头肌受__________神经支配，小腿三头肌受__________支配。

9. 12 对脑神经中，属于感觉性的有__________、__________和__________。运动性的有__________、__________、__________、__________和__________。

10. 三叉神经的三个主要分支有__________、__________、__________；其中支配咀嚼肌运动的为__________。

11. 动眼神经由__________和__________两种纤维成分组成，其中__________纤维在睫状神经节换元，发节后纤维至__________和__________。

五、简答题

1. 简述12对脑神经的名称及顺序，并说明哪些脑神经内含有副交感神经纤维。

2. 简述颈丛、臂丛、腰丛、骶丛的组成、位置、主要分支。

六、论述题

分布于舌的神经有哪些？分别有何功能？

七、填图题

三叉神经

①________________________

②________________________

③________________________

④________________________

⑤________________________

⑥________________________

⑦________________________

⑧________________________

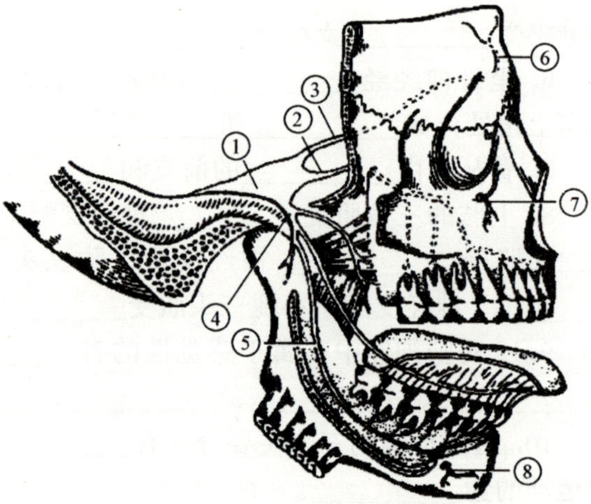

参考答案

一、名词解释

1. 脊神经节：每条脊神经后根上，都有一个膨大，称脊神经节，其内有假单极神经元。

2. 腰骶干：第4腰神经前支部分与第5腰神经前支组成一粗大的神经干，称为腰骶干。

3. 臂丛：由第5～8颈神经的前支和第1胸神经前支的大部分组成的神经丛，称为臂丛。位于锁骨中点后方，臂丛的主要分支分布于上肢。

4. 三叉神经节：三叉神经起始部膨大，内有分布于头面部感觉神经纤维的假单极神经元胞体，称为三叉神经节。

二、单项选择题

1. A　2. A　3. A　4. C　5. C　6. C　7. A　8. C　9. B　10. B　11. B　12. E　13. B　14. C　15. D　16. C　17. D　18. C　19. D　20. B　21. D　22. B　23. C　24. C　25. D　26. C　27. C

三、多项选择题

1. ACE　2. CDE　3. ABCD　4. AB　5. ACDE　6. ABD　7. ABCE　8. ABCD　9. ACE　10. ABC　11. ACD　12. BCDE

四、填空题

1. 胸神经　颈丛　臂丛　腰丛　骶丛
2. 31　8　12　5　5　1
3. 胸4　胸8
4. 躯体运动神经纤维　躯体感觉神经纤维　内脏运动神经纤维　内脏感觉神经纤维
5. 舌咽神经　面神经　面神经
6. 梨状肌下孔　坐骨结节　大转子　胫神经　腓总神经
7. 颈5～颈8　胸1
8. 腋神经　副神经　肌皮神经　桡神经　股神经　胫神经
9. Ⅰ　Ⅱ　Ⅷ　Ⅲ　Ⅳ　Ⅵ　Ⅺ　Ⅻ
10. 眼神经　上颌神经　下颌神经　下颌神经
11. 躯体运动神经纤维　副交感神经纤维　副交感神经纤维　睫状肌　瞳孔括约肌

五、简答题

1. 解答：Ⅰ嗅神经；Ⅱ视神经；Ⅲ动眼神经；Ⅳ滑车神经；Ⅴ三叉神经；Ⅵ展神经；Ⅶ面神经；Ⅷ前庭蜗神经；Ⅸ舌咽神经；Ⅹ迷走神经；Ⅺ副神经；Ⅻ舌下神经。含有副交感神经纤维是动眼神经、面神经、舌咽神经、迷走神经。

2. 解答：(1)颈丛：①组成：颈1～颈4前支；②位置：胸锁乳突肌的深面；③主要分支：膈神经。

(2)臂丛：①组成：颈5～颈8前支，胸1前支部分；②位置：锁骨中点后方；③主要分支：肌皮神经、正中神经、尺神经、桡神经、腋神经。

(3)腰丛：①组成：第 12 胸神经前支的一部分，第 1 至第 3 腰神经前支和第 4 腰神经前支的一部分；②位置：腰大肌深面；③主要分支：股神经、闭孔神经。

(4)骶丛：①组成：腰骶干和全部骶尾神经的前支；②位置：骶骨前面；③主要分支：坐骨神经阴部神经。

六、论述题

解答：舌前 2/3 的一般感觉由三叉神经管理；舌前 2/3 的味觉由面神经管理；舌后 1/3 的一般感觉与味觉均由舌咽神经管理；舌的运动由舌下神经管理。

七、填图题

①三叉神经节 ②上颌神经 ③眼神经 ④下颌神经 ⑤下牙槽神经 ⑥眶上神经 ⑦眶下神经 ⑧颏神经

第二部分习题——内脏神经

一、名词解释

1. 自主神经

2. 节前神经元

3. 节后纤维

4. 交感干

5. 牵涉痛

二、单项选择题

1. 植物性神经是指(　　)
   A. 躯体神经　B. 周围神经　C. 脑神经　D. 内脏运动神经
   E. 内脏感觉神经
2. 对内脏神经的描述，错误的为(　　)
   A. 内脏神经包括内脏运动神经和内脏感觉神经
   B. 交感神经和副交感神经属于植物性神经
   C. 交感神经节分为椎旁节和椎前节
   D. 副交感神经节前纤维较节后纤维短
   E. 交感神经节前纤维较节后纤维短

3. 交感神经节后纤维的神经支配不包括(　　)
A. 血管平滑肌　B. 汗腺　C. 心肌　D. 竖毛肌
E. 瞳孔括约肌
4. 关于内脏运动神经的叙述，错误的是(　　)
A. 不直接受意识控制　B. 支配心肌、平滑肌和腺体
C. 包括交感神经和副交感神经　D. 从低级中枢发出后直接达所支配的器官
E. 也称自主神经
5. 有关内脏运动神经的说法哪一项错误(　　)
A. 低级中枢仅位于脊髓内
B. 也称植物性神经
C. 调节内脏、心血管的运动和腺体的分泌
D. 从低级中枢至所支配器官，除个别外，均需经过 2 个神经元
E. 分交感神经和副交感神经两部分
6. 交感神经(　　)
A. 不支配肾上腺
B. 低级中枢位于脊髓胸 1 至腰 3 节段的侧角
C. 节前纤维经灰交通支终于椎旁节
D. 节后纤维仅分布于躯干、四肢的血管、汗腺和竖毛肌
E. 以上都不是
7. 交感神经兴奋时(　　)
A. 心跳加快，血压下降　B. 支气管平滑肌收缩
C. 胃肠蠕动加快　D. 冠状动脉收缩
E. 瞳孔扩大

三、多项选择题

1. 内脏痛的主要特点包括(　　)
A. 常伴有牵涉痛　B. 定位不明确
C. 疼痛缓慢持久　D. 对内脏的牵拉刺激敏感
E. 对切割、烧灼敏感
2. 植物性神经的特点有(　　)
A. 支配骨骼肌　B. 支配平滑肌、心肌和腺体
C. 自低级中枢发出后直达骨骼肌　D. 支配皮肤
E. 分为节前纤维和节后纤维
3. 内脏运动神经包括(　　)
A. 迷走神经　B. 交感神经　C. 副交感神经　D. 躯体神经
E. 动眼神经
4. 副交感神经的低级中枢位于(　　)
A. 动眼神经副核　B. 上涎核　C. 疑核　D. 孤束核
E. 骶髓的骶副交感核

5. 交感神经(　　)

A. 其节前纤维比副交感神经节前纤维长　　B. 兴奋时支气管扩张

C. 周围的分布范围比副交感神经广　　D. 节前纤维全部终止于椎旁节

E. 兴奋时冠状动脉舒张

四、填空题

1. 交感神经的周围部由__________、__________和__________组成。

2. 当交感神经活动明显加强时，肾上腺髓质激素分泌也增多，两者组成__________系统；当副交感神经活动明显加强时，特别是迷走神经兴奋，常伴有胰岛素分泌增多，两者组成__________系统。

3. 瞳孔开大肌由__________纤维支配，瞳孔括约肌由__________纤维支配。

4. 含有副交感神经纤维的脑神经有________、________、________、__________。

5. 交感神经兴奋时，胃肠运动__________，消化液分泌__________。

6. 内脏神经主要分布于__________、__________和__________。

7. 交感神经的低级中枢位于__________；副交感神经的低级中枢包括脑干内__________核、__________核、__________核、__________核和脊髓内骶 2～骶 4 脊髓节段__________核内。

8. 内脏运动神经中，从低级中枢发出的纤维称__________；从内脏神经节发出的纤维称__________。

五、简答题

1. 简述内脏痛与皮肤痛的区别。

2. 某男，24 岁，大学刚毕业。右肩部疼痛 10 天就诊。触诊于右肱骨外科颈稍上的结节间沟处有一小骨突。X 线片及 CT 均证实为 2 cm×3 cm 软骨瘤。患者主诉该肿块十几岁时就有，未见长大，但还是同意即入院手术。入院查体记录肝脾“肋下无肿大”，未做 B 超检查。3 天后手术切除了该良性肿块。术后第 10 天凌晨突然“腹痛加剧”，即 B 超检查，发现腹盆腔内有积液，肝右叶肿大，内有一个 8 cm×6 cm 肿块，诊断为肝癌致肝包膜破裂急性腹膜炎。由于癌细胞全腹转移，患者 20 多天后死亡。请结合内脏神经知识思考，这个误诊病例有何启示？

六、论述题

1. 试述内脏神经与躯体神经的不同。

2. 试述交感神经与副交感神经在功能方面的不同。

七、填表

名 称	低级中枢	周围神经节	节前、节后纤维	分布范围
交感神经	位于______—______脊髓节段灰质侧角	包括______节与______节，______距______近	节前纤维______，节后纤维______	头、颈、胸腔、腹腔、盆腔脏器等实质性器官的平滑肌、心肌、腺(包括瞳孔开大肌和肾上腺髓质)，以及______、______、______
副交感神经	①颅部：____________ ②骶部：____________	包括______节与______节，距______近	节前纤维______，节后纤维______	头、颈、胸腔、腹腔、盆腔脏器(包括瞳孔括约肌、睫状肌)等实质性器官的平滑肌、心肌、腺。(分布范围较交感神经______，全身绝大多数______以及______、______无副交感神经支配)

参考答案

一、名词解释

1. 自主神经：内脏运动神经调节内脏、心脏、血管、腺体的活动，通常不受人的意志控制，故亦将其称为自主神经。

2. 节前神经元：内脏运动神经从低级中枢至效应器需要 2 个神经元，第 1 个神经元的胞体位于脑干和脊髓内，称节前神经元，

3. 节后纤维：内脏运动神经从低级中枢至效应器需要 2 个神经元，第 2 个神经元的胞体位于内脏神经节内，称节后神经元，其轴突构成节后纤维。

4. 交感干：椎旁节位于脊柱两侧，共有 22～24 对，椎旁节借节间支连接成的串珠状结构，称交感干。

5. 牵涉痛：内脏疾病往往引起相应体表部位发生疼痛或痛觉过敏，这种现象称为牵涉痛。

二、单项选择题

1. D　2. D　3. E　4. D　5. A　6. B　7. E

三、多项选择题

1. ABCD　2. BE　3. BC　4. ABE　5. BCE

四、填空题

1. 节前纤维　节后纤维　交感神经节
2. 交感－肾上腺髓质系统　迷走－胰岛素系统
3. 交感神经　副交感神经
4. 动眼神经　面神经　舌咽神经　迷走神经
5. 减慢　减少
6. 心血管　内脏　腺体
7. 胸1～腰3脊髓节段　动眼神经副　上泌涎　下泌涎　迷走神经背　骶副交感神经
8. 节前纤维　节后纤维

五、简答题

1. 解答：与皮肤痛相比较，内脏痛具有下列特点：定位不精确，对刺激的分辨力差，疼痛缓慢、持久；对切割、烧灼等刺激不敏感，但对牵拉、缺血、痉挛和炎症等刺激，往往引起剧烈的疼痛，如心肌缺血时引起心绞痛；常伴有牵涉痛。

2. 解答：内脏疾病往往引起相应体表部位发生疼痛或痛觉过敏，这种现象称为牵涉痛，右肩部正是肝脏与胆囊的牵涉痛部位。而且病人主诉肱骨上端肿块十几岁时就有，未见长大，医生应该考虑到除了肩部的问题，可能还有肝胆的问题，此时如若进行肝胆相应的影像学检查，就会避免误诊。

六、论述题

1. 解答：(1)纤维成分不同：躯体运动神经只有1种纤维成分；内脏运动神经则有交感神经和副交感神经2种纤维成分。

(2)支配器官不同：躯体运动神经支配骨骼肌，一般受意志的控制；内脏运动神经则支配平滑肌、心肌和腺体，一定程度上不受意志的控制。

(3)神经元数目不同：躯体运动神经自低级中枢至效应器，只有1个神经元；内脏运动神经自低级中枢发出后，先在内脏神经节更换神经元，再由内脏神经节内的神经元发出纤维到达效应器，因此，内脏运动神经从低级中枢至效应器需要2个神经元。

(4)纤维的粗细不同：躯体运动神经纤维一般较粗，为有髓神经纤维；内脏运动神经则纤细，为薄髓和无髓神经纤维。

2. 解答：(1)交感神经活动的生理意义：主要在于使机体适应内外环境的急剧变化。如剧烈运动、寒冷、缺氧、大出血等情况下，交感神经活动明显加强，肾上腺髓质激素(肾上腺素和去甲肾上腺素)分泌增多，两者组成“交感－肾上腺髓质系统”，通过其调节作用，动员机体各器官的潜力，产生一系列适应性反应，称应急反应，以应付内外环境的急剧变化。

(2)副交感神经活动的生理意义：机体处于安静状态下，副交感神经活动较强，特别是迷走神经兴奋，常伴有胰岛素分泌增多，两者组成“迷走一胰岛素系统”，主要是促进消化、吸收、贮存能量等。副交感神经与交感神经互相拮抗，共同维持内环境的平衡。

七、填表

名　称	低级中枢	周围神经节	节前节后纤维	分布范围
交感神经	位于胸1～腰3脊髓节段灰质侧角	包括椎旁节与椎前节，距脊柱近	节前维短，节后纤维长	头、颈、胸腔、腹腔、盆腔脏器等实质性器官的平滑肌、心肌、腺(包括瞳孔开大肌和肾上腺髓质)，以及全身血管、汗腺、竖毛肌。
副交感神经	①颅部：动眼神经副核、上泌涎核、下泌涎核、迷走神经背核 ②骶部：骶2—骶4副交感神经核	包括器官旁节与壁内节，距支配器官近	节前维长，节后纤维短	头、颈、胸腔、腹腔、盆腔脏器(包括瞳孔括约肌、睫状肌)等实质性器官的平滑肌、心肌、腺。(分布范围较交感神经小，全身绝大多数血管以及竖毛肌、瞳孔开大肌无副交感神经支配)

第三节　神经传导通路

预习指导

一、阅读材料

经络学说与神经传导

在金庸先生的武侠小说中，描述了众多的武功秘籍，如“九阴真经”“六脉神剑”“北冥神功”等。这些“神功”的练习方法基本都是意念导气，运行于经络。当然，千万别把小说中的“神功”当真，那只是在小说里才能相信的东西。但是小说里提到的经络确实是祖国医学理论的重要理论基础，是目前无法用解剖学知识来证明的一种真实存在。那么，经络的本质到底是什么？与我们即将学习的神经传导通路是不是一回事呢？

经络学说是成书于约2500年前的祖国医学经典《黄帝内经》的理论核心。几千年来，它有效地指导着中医、针灸、按摩各种治疗的临床实践，为我国古人和今人解除疾病痛苦起到了重要的作用，它是我们中华民族对世界医学的一项重大贡献。经络系统学说认为经络的主干是十二正经和奇经八脉。正经共十二条，分为手三阳与手三阴，足三阳与足三阴。之所以叫正经，是因为它与脏腑有着直接的络属关系。奇经共八条，主要是起到调节与补充十二正经真气的作用。当正经真气不足时，奇经能够加强十二正经的功能；正经真气有余时，奇经便对其进行贮藏、蓄积。奇经八脉中以任脉和督脉最为重要，这是因为奇经八脉中唯有任督二脉上有经穴分布。

可是，人体解剖学及科技如此发达的今天，都没有人能从人体中找到经络这种特殊的结构。所以，对于几千年流传下来的中医经络学说，人们一直抱有神秘感。所以，对于什么是经络，它的实质又是什么，这些问题既是中外科学家一直在研究和探索的重大课题，也是普通人非常想了解的奥秘。可是，至今也没有确切的答案，只有众说纷纭的假说：有的认为经络是某种物理能量与信息的传输渠道；有的认为经络是人体细胞、组织内微小的间隙，其内的组织液就是经络物质；有的认为经络是神经、血管、淋巴管等一些通路的综合作用方式等。

神经传导通路其实就是神经系统在进行反射活动时，神经冲动走行的路径，感觉传导通路是感受器受到刺激后产生的神经冲动沿传入神经纤维传入脑的路径，运动传导通路是脑产生的神经冲动沿传出神经纤维传入效应器的路径。神经传导通路的本质就是神经纤维。这些神经纤维在解剖学上都是实实在在看得见的结构。

神经传导通路传导的是神经冲动，是一种生物电，有其特定的传导路径，而且传导路径得到解剖学的证明；经络传导的是被祖国医学称为“气”的经络物质，也有其特定的传导路径，只是，迄今为止，人们无法得到确切的解剖学证据。所以，经络学说与神经传导充分体现了祖国医学与西方医学两种医学思想、模式的不同。伴随着科学技术的发展，人们期望能用科学知识准确解释古老、精深的祖国医学中的各种理论学说。

二、填空

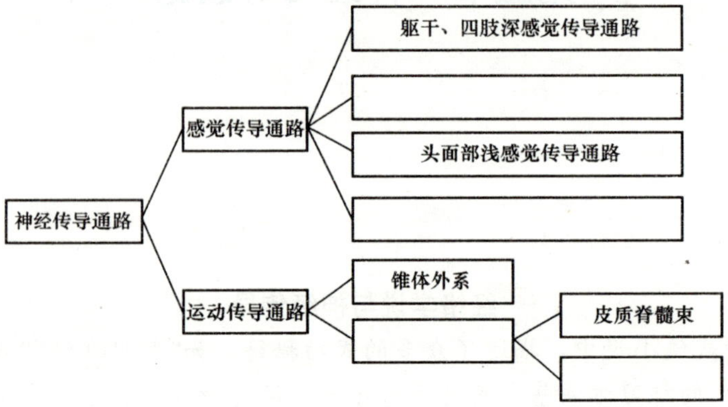

学习思路

1. 神经系统各器官的形态结构学完之后应该通过机能为主线，把它们串起来。这一方面是为了便于记忆，更主要是为了掌握正常生理机能，并为理解病理变化及症状打下基础。

2. 通路包括传入(感觉)和传出(运动)两部分，教材简化述其结构规律如下：

(1)感觉通路均由三级神经元组成。第一级在周围感觉神经节；第二级在脊髓或脑干，发出的纤维交叉到对侧上行；第三级在间脑，发出的纤维经内囊投射到相应的大脑皮质。

(2)运动通路由两级神经元组成，第一级在大脑皮质运动区，发出的纤维经内囊之后交叉到对侧下行；第二级在脑神经躯体运动核和脊髓前角。

3. 通路串联的学习是对神经系统各结构及其机能的总复习，更是为今后临床诊断神经系统疾病打知识基础和训练思维方法即定位诊断的方法。其思考深度有三个层次：首层是什么结构受损会出现什么症状，其答案可以从教材直接查出；次层是什么症状可能是哪些结构受损或何处受损所致，这须做综合性比较思考；最高层次是病例讨论，对多项症状综合思考后找出一处受损来解释。

4. 传导通路的学习贵在“通”，即不要为了考试而背，而要学到联得通、想得通，要建立一个立体形象，就像闭起眼睛想一座立交桥那样，向哪边交叉，在哪段脑转折、中继等。一定要建立立体形象才记得住，也才能应用。因为在交叉前的损害和交叉后的损害，其症状表现的侧别正好相反。

5. 这里说的是传导通路，即从感受器至大脑皮质和从大脑皮质至效应器所经的结构。但通路还有一类叫反射通路，即最高只涉及脊髓或脑干，前面已经涉及，例如髌反射、瞳孔对光反射、角膜反射等，临床检查上有重要意义，应予注意。

6. 本节重点：感觉传导通路三级神经元胞体位置、纤维交叉部位；运动传导通路两级神经元胞体位置、纤维交叉位置。

7. 本节难点：神经系统不同位置损伤对传导路的影响。

课后习题

一、名词解释

1. 感觉传导通路

2. 锥体系

3. 上运动神经元

4. 核上瘫

二、单项选择题

1. 对躯干、四肢深感觉传导路的描述中，错误的是（ ）
   A. 第1级神经元胞体在脊神经节内　　B. 精细触觉也在此通路中传导
   C. 属于特异性投射系统　　D. 第2级神经元胞体在脊髓后角
   E. 第2级神经元胞体在薄束核、楔束核

2. 经过内囊的纤维束是（ ）
   A. 皮质脊髓束　　B. 内侧丘系　　C. 薄束　　D. 脊髓丘脑束
   E. 楔束

3. 躯干、四肢浅感觉传导路的交叉部位在(　)
   A. 内侧丘系交叉　B. 脑桥　C. 脊髓　D. 锥体交叉
   E. 中脑
4. 躯干与四肢本体感觉传导路的第三级神经元位于(　)
   A. 楔束核　B. 脊神经节　C. 脊髓后角　D. 丘脑腹后外侧核
   E. 椎旁节
5. 皮质脊髓侧束(　)
   A. 传导痛、温觉冲动　B. 传导本体感觉冲动
   C. 传导内脏运动冲动　D. 传导躯体运动冲动
   E. 传导对侧躯体的深感觉
6. 楔束(　)
   A. 传导对侧下半身的意识性本体觉和精细触觉冲动
   B. 传导对侧上半身的意识性本体觉和精细触觉冲动
   C. 传导同侧上半身的意识性本体觉和精细触觉冲动
   D. 传导同侧下半身的意识性本体觉和精细触觉冲动
   E. 传导同侧上半身痛、温觉和粗糙触觉冲动
7. 皮质脊髓束(　)
   A. 上运动神经元在中央前回下 1/3 部　B. 经内囊膝部到脑干
   C. 管理躯干同侧的骨骼肌运动　D. 在锥体交叉全部交叉至对侧
   E. 下运动神经元大多数在对侧的脊髓前角
8. 头面部的痛、温度、触(粗)觉传导的第一级神经元位于(　)
   A. 三叉神经脊束核　B. 三叉神经感觉核　C. 三叉神经运动核　D. 丘脑腹后外侧核
   E. 三叉神经节内

三、多项选择题

1. 右侧脊髓半横断损伤出现(　)
   A. 右侧损伤平面以下运动障碍　B. 右侧损伤平面以下浅感觉障碍
   C. 左侧损伤平面以下浅感觉障碍　D. 左侧损伤平面以下深感觉障碍
   E. 右侧损伤平面以下深感觉障碍
2. 躯干、四肢的痛觉、温度觉及粗触觉的传导通路(　)
   A. 第 1 级神经元位于同侧脊神经节内
   B. 第 2 级神经元位于对侧脊髓后角
   C. 第 3 级神经元位于对侧背侧丘脑的腹后外侧核
   D. 第 3 级纤维经内囊前肢投射到中央后回
   E. 管理全身的痛、温、粗触觉
3. 锥体束(　)
   A. 主要管理平滑肌的运动　B. 上运动神经元的胞体位于大脑皮质内
   C. 下运动神经元胞体位于脑干或脊髓内　D. 包括皮质核束和皮质脊髓束
   E. 纤维大部分不交叉

4. 脊髓前索内的传导束有(　　)
A. 脊髓丘脑前束　B. 薄束　C. 楔束　D. 皮质脊髓前束
E. 皮质脊髓侧束
5. 脊髓外侧索内含有(　　)
A. 薄束　B. 皮质脊髓侧束　C. 楔束　D. 脊髓丘脑侧束
E. 固有束
6. 当一侧视束完全损伤时出现(　　)
A. 同侧眼的鼻侧半视野偏盲　B. 同侧眼的颞侧半视野偏盲
C. 对侧眼鼻侧半视野偏盲　D. 对侧眼颞侧半视野偏盲
E. 伤侧眼全盲

四、填空题

1. 躯干、四肢的痛、温、触觉传导通路的第一级神经元胞体位于__________，第二级神经元胞体位于__________，第三级神经元胞体位于__________。

2. 大脑皮质对躯体运动的调节是通过__________和__________而实现的。

3. 躯干、四肢深感觉传导通路的第一级神经元胞体位于__________，第二级神经元位于__________，第三级神经元胞体位于__________。

4. 锥体束包括__________和__________。

五、简答题

1. 左上肢屈肘时神经冲动如何由大脑皮质传导至肱二头肌？(用箭头连接传导顺序)

2. 分析脊髓 T_6 节段左侧半发生横断对肢体深、浅感觉、运动的影响。

3. 简述躯干与四肢浅感觉的传导通路。

六、论述题

1. 试述左手小指精细触觉的神经冲动传导至大脑皮质的途径。

2. 左足背被蚊子叮咬，右手准确拍打过去，请依次写出神经冲动传导途径。

七、病例题

1. 王某女孩，13 岁，因身高体重均低于同龄人而求医。儿时发育正常，8 岁时曾有尿量大增，干渴多饮的病史，其后发育即停滞。检查发现身材矮小，营养不良，外生殖器婴儿型，双眼颞侧视野缺失，颅侧位 X 线片显示垂体增大，其周围骨质受侵蚀。诊断为脑垂体瘤。请问：

(1)为什么会造成发育停滞？

(2)分析病人为什么会出现双眼颞侧视野缺失？

2. 秦某，女，65 岁，在外地旅游期间，因饮食不宜而呕吐腹泻就医。在静脉输液时，护士见病人总不说话而嗜睡，引起注意。于是急测血压，为 170/110 mmHg，脉搏慢而有力，病人表情淡漠，护士询问情况，应答半句又睡着了。护士立即减慢输液速度，将情况报告医生，随后腰椎穿刺抽出血性脑脊液，证实脑出血诊断。第三天症状更加明显，左侧上、下肢不会动，口角歪向右侧，左眼睑不能闭，伸舌舌尖偏左，左半身痛温觉丧失，左上下肢本体感觉丧失。请分析此病患神经系统损伤在何处？并做解释。

八、填图题

1. 躯干、四肢意识本体觉及精细触觉传导路

①________________

②________________

③________________

④________________

⑤________________

⑥________________

⑦________________

⑧________________

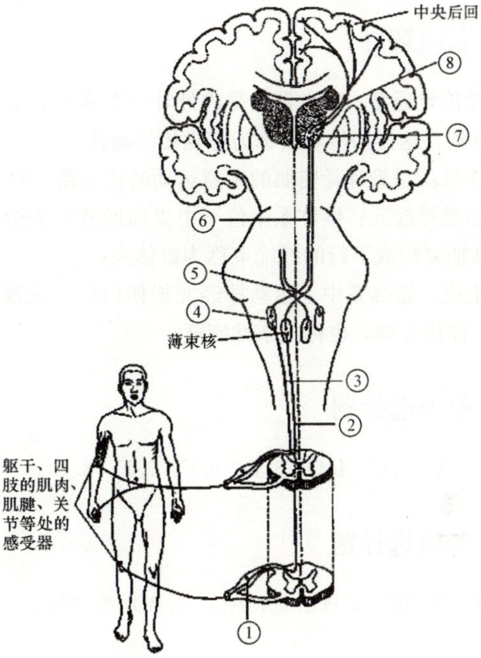

2. 皮质脊髓束

①________________

②________________

③________________

④________________

⑤________________

⑥________________

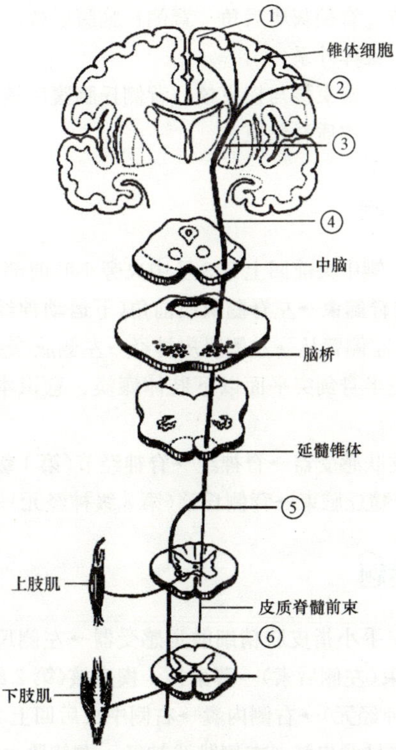

参考答案

一、名词解释

1. 感觉传导通路：感觉器接受内外环境刺激后，通过一定传导路向上传导，到达大脑皮质的感觉中枢，产生感觉。这样的传导路称为感觉传导通路。

2. 锥体系：是管理骨骼肌的随意运动的传导路，由上运动神经元和下运动神经元组成。

3. 上运动神经元：锥体系中位于中央前回和中央旁小叶前部的神经元称为上运动神经元，其形态似锥体形，其轴突组成下行的纤维束称为锥体束。

4. 核上瘫：锥体系中上运动神经元损伤以后，表现为随意运动障碍，肌张力增高，腱反射亢进，肌肉不萎缩，称核上瘫，也称痉挛性瘫痪。

二、单项选择题

1. D 2. A 3. C 4. D 5. D 6. C 7. E 8. E

三、多项选择题

1. ACE 2. AC 3. BCD 4. AD 5. BD 6. AD

四、填空题

1. 脊神经节　脊髓灰质后角　背侧丘脑腹后核
2. 锥体系　锥体外系
3. 脊神经节　薄束核与楔束核　背侧丘脑腹后核
4. 皮质核束　皮质脊髓束

五、简答题

1. 解答：右侧中央前回上 2/3 及中央旁小叶前部(上运动神经元)→右侧内囊→右侧皮质脊髓束→锥体交叉→左侧皮质脊髓束→左脊髓灰质前角(下运动神经元)→左侧脊神经前根→左侧脊神经前支(颈 5～颈 8，胸 1 部分)→左侧臂丛→左侧肌皮神经→左侧肱二头肌→左侧屈肘。

2. 解答：左半身剑突平面以下肢体瘫痪、意识本体觉与精细触觉消失；右半身剑突平面以温痛觉、粗触觉消失。

3. 解答：皮肤感受器→脊神经→脊神经节(第 1 级神经元)→脊神经后根→脊髓后角(第 2 级神经元)→交叉到对侧→脊髓丘脑束→背侧丘脑(第 3 级神经元)→内囊→中央后回上 2/3、中央旁小叶。

六、论述题

1. 解答：左手小指皮肤精细触觉感受器→左侧尺神经→臂丛→脊神经后根→脊神经节(第 1 级神经元)→薄束、楔束(左侧后索)→薄束核、楔束核(第 2 级神经元)→内侧丘系交叉→右侧内侧丘系→右侧背侧丘脑(第 3 级神经元)→右侧内囊→右侧中央后回上 2/3。

2. 解答：左足背皮肤→左侧腓浅神经→左侧腓总神经→左侧坐骨神经→左侧骶丛→左侧脊神经节(第

1级神经元)→左侧脊神经后根→左侧脊髓后角(第2级神经元)→交叉到对侧→右侧脊髓丘脑束→右侧背侧丘脑(第3级神经元)→右侧内囊→右侧中央后回上2/3、中央旁小叶→胼胝体→左侧中央前回上2/3(上运动神经元)→左侧内囊→左侧皮质脊髓束→锥体交叉→右侧皮质脊髓束→右侧颈胸部脊髓灰质前角(下运动神经元)→右侧脊神经前根→脊右侧神经前支(颈5～颈8，胸1部分)→右侧臂丛→右侧上肢各肌→拍打动作。

七、病例题

1. 解答：(1)脑垂体瘤造成分泌生长激素的细胞、促性腺激素的细胞损伤、减少，病人体内生长激素、促性腺激素减少，所以发育即停滞、外生殖器婴儿型。

(2)脑垂体瘤压迫视交叉中央部，造成两眼球鼻侧视网膜冲动不能传导，从而引起双眼视野颞侧偏盲。

2. 解答：神经系统损伤部位应为右侧内囊，由于供应内囊的中央支以直角形式发自大脑中动脉，所以血压过高时最易破裂，造成内囊出血受压，产生相应症状，病人的临床症状也佐证这一点。右侧皮质脊髓束在延髓交叉到对侧管理左侧肢体随意运动，所以右侧内囊受损，左侧上、下肢瘫痪；右侧内囊受损，左侧面神经发生核上瘫，左侧眼裂以下表情肌瘫痪，左眼睑不能闭合，右侧表情肌相对亢进，所以口角歪向右侧；右侧内囊受损，左侧舌下神经发生核上瘫，左侧颏舌肌瘫痪，所以伸舌舌尖偏左侧；右侧内囊受损，传导左半身痛温觉、本体感觉的纤维束在背侧丘脑更换神经元后无法经内囊投射到中央后回及中央旁小叶。所以左半身痛温觉丧失，左上下肢本体感觉丧失。

八、填图题

1. ①脊神经节 ②薄束 ③楔束 ④楔束核 ⑤内侧丘系交叉 ⑥内侧丘系 ⑦背侧丘脑 ⑧内囊
2. ①中央旁小叶前部 ②中央前回 ③内囊 ④皮质脊髓束 ⑤锥体交叉 ⑥皮质脊髓侧束

第十三章 人体胚胎学概要

预习指导

一、阅读材料

(一)预产期计算法

从受精卵形成到新生儿娩出，一般需要266天的时间，由于排卵日期孕妇无法确定，所以临床以末次月经作为妊娠开始，记280天。预产期计算法是：妊娠前最后一次月经月数上加9或减3，日子加7。如果用农历计算，月的计算方法相同，日子上改为加15。

例如：末次月经是2015年12月11日(公历)，则：

月份：12－3＝9

日期：11＋7＝18

预产期为：2016年9月18日(公历)

再如：末次月经是2015年4月12日(农历)，则：

月份：4－3＝1

日期：12＋15＝27

预产期为：2016年1月27日(公历)

(二)漫谈“避孕”

1. 避孕简史

很早的时候，人们就开始琢磨避孕节育的问题，但是限于知识与科学技术的匮乏，方法与效果相当有限。

但是，有几样古代人发明的避孕工具显然被证明是非常有效的，譬如在一张有着3500年历史的埃及纸草上，就用埃及象形文字写着一个古老的避孕处方。该处方称，用阿拉伯树胶、椰子和蜂蜜浸湿的羊毛绵球植入女性体内，就能够防止怀孕。尽管这个处方是如此古老，但实验证明它非常有效。也许是因为阿拉伯树胶中含有乳酸，这是一种自然界的杀精剂。

在3000多年前的印度和埃及，像鳄鱼、大象这样被认为具有神秘力量的动物的粪便也被用到了避孕药方中。事实上，由于这些动物粪便具有高度酸性，它的确具有一定的杀精作用。不过，动物粪便所带来的强烈臭味显然会影响古代夫妻们的“性趣”。

古代的中国和日本，用丝质油纸、破布团、海绵塞入女性体内作为屏障。中国古人还用鱼鳔作避孕套，可以想象，找到一个合适的鱼鳔多不容易。

此外，有些古代的避孕方法对人体充满了危险性，譬如古代人曾通过喝石墨或水银的方法来达到避孕效果，但这种危险的方法极易导致人死亡。

在中世纪，许多迷信的方法也被用来防止怀孕，但这些方法显然是毫无效果的。譬如，一些中世纪的欧洲女人曾将包含着骡子耳屎、黄鼠狼睾丸、黑猫骨头的小袋子制成护身符，在房事时系在身上，以期达到避孕的效果。

其他避孕法如性交后蹲下排出精液、打喷嚏、上下蹦跳。古希腊人认为用明矾、酒、海水、皂液或醋冲洗阴道，也能达到避孕目的。

公元17世纪英王查理二世的御医Condom医师发明了男用保险套。它的原材料是小羊的盲肠。Condom医生就凭这项发明获得了爵位，所以，避孕套在英文里称Condom。

1839年橡胶硫化处理技术出现，并投入实际应用，大量生产橡胶避孕套成为可能。

1843年科学家弄清楚，精子遇到卵子，就会怀孕。之前，人们以为男人创造生命，女人只提供孕育生命的地方。

2. 避孕原理

20世纪70年代以后各种避孕方法纷纷出现，不同的避孕措施是基于不同的原理的。

(1)避孕套、输卵管结扎术、输精管结扎术的避孕原理都是阻止精子与卵子相遇形成受精卵，从而起到避孕目的。

(2)避孕药(如妈富隆、达英—35等)的主要成分是雌激素、孕激素。其避孕的主要原理是利用外源性的雌激素干扰下丘脑—腺垂体—卵巢轴的正常周期，抑制卵巢排卵。

(3)紧急避孕药(如米非司酮、毓婷等)在没有采取任何避孕措施的性生活后72小时内都可使用。其原理是改变子宫内膜内部环境，即使受精卵已经形成，也不能在子宫内正常植入、发育，从而起到避孕目的。但是紧急避孕药对女性副作用很大，一个月内不可超过1次，一年不可超过3次。所以紧急避孕药只是一种不得已的事后补救措施而已。

(4)节育环是我国育龄妇女采取的主要的避孕措施，放置于子宫腔内。其避孕原理也是造成子宫内的异物环境，影响胚泡植入，从而起到避孕目的。

(5)安全期避孕法的前提是女性月经规律，而且要首先学会准确计算排卵日。那么排卵日如何计算呢？女性月经周期平均28天，在一定范围内或长或短都属正常，不论月经周期比28天短，还是比28天长，只要月经规律，排卵日是从月经周期最后一天向前推14天。

我们以某女性月经周期是32天为例来计算安全期。32天向前推14天，排卵日就是月经周期第18天，假如该女性该次月经来潮的第一天是12月1日，那么12月18日就是排卵日。因为卵子与精子排出以后最多能存活两天，所以，如果精子是12月16日到达女性体内，它可以等待到12月18日卵子排出，并与之受精；如果精子是12月20日到达女性体内，12月18日排出的卵子也可以等待到精子的到来，并与之受精。所以该女性本次月经周期最容易怀孕的时间是12月16日到12月20日之间，这5天的时间称为危险期，月经周期的其他时间则称为安全期。所以安全期是指排卵日分别向前、向后各推2天的时间段。

需要说明的是安全期并不是绝对安全可靠，许多妇女的月经周期没有规律，尤其年轻女子和近绝经期的妇女，而且排卵过程会受很多因素的影响，甚至神经系统的激烈反应也会影响排卵的周期，总体来说安全期避孕法的有效率约65%～95%。所以，安全期避孕法最好不要作为一种单独的避孕方法来使用。

二、填空

1. 人体胚胎发育，是从受精卵开始至胎儿娩出止，约__________周，__________天。
2. 精子与卵子结合形成__________的过程称为受精。
3. 双胎有两种：__________和__________。

学习思路

1. 胚胎发育的知识一直是医务工作者理解人体结构、理解器官畸形变异的重要基础知识，发展到今天，胚胎学已不再停留于认识客观世界的阶段。随着诊疗技术的发展，胚胎学已向改造客观世界阶段迈进，发展了子宫内的诊断和手术治疗。随着分子生物学和基因工程技术的发展，人们将能够对胚胎的发育进行诱导和干预，在优生优育方面必将起越来越大的作用。

2. 对护理专业来说，本章概要知识是常识性的医学基础，要求掌握的主要是概念而不是准确的形态结构。但对在妇产科工作的护士，脐带、胎膜、胎盘的知识应当有确切了解；对在儿科工作的护士，掌握胎儿产后血液循环途径的变化对护理工作会有指导意义。

第一部分习题——人体胚胎早期发育

一、名词解释

1. 受精

2. 植入

3. 蜕膜

4. 胚盘

5. 胚泡

6. 宫外孕

7. 前置胎盘

二、单项选择题

1. 精子在女性生殖管道内的受精能力约保持(　　)

A. 6 小时　B. 12 小时　C. 24 小时　D. 2 天
E. 3 天

2. 精子获能是在(　　)

A. 生精小管内　B. 睾丸网内　C. 附睾管内　D. 精液内
E. 女性生殖管道

3. 常见的受精部位是(　　)

A. 子宫腔　B. 输卵管壶腹　C. 输卵管子宫部　D. 输卵管漏斗
E. 腹腔

4. 胚泡形成时，已经到达的位置是(　　)

A. 输卵管壶腹　B. 输卵管伞　C. 输卵管峡　D. 子宫腔
E. 子宫颈

5. 透明带消失发生在(　　)

A. 卵裂开始　B. 4 细胞期　C. 8 细胞期　D. 桑椹胚期
E. 胚泡期

6. 宫外孕最常发生在(　　)

A. 腹腔　B. 卵巢　C. 直肠子宫陷凹　D. 输卵管
E. 肠系膜

7. 植入时胚泡的哪个结构首先与子宫内膜接触(　　)

A. 内细胞群　B. 细胞滋养层　C. 合体滋养层　D. 极端滋养层
E. 透明带

8. 关于生殖细胞，哪一项错误(　　)

A. 生殖细胞又称配子　B. 包括精子和卵子
C. 成熟的精子为单倍体　D. 成熟卵子染色体为 23，X
E. 所有成熟的精子染色体均为 23，Y

9. 下列哪一项不是受精的条件(　　)

A. 成熟的精子　B. 成熟的卵子　C. 获能的精子　D. 排卵后第 3 天
E. 排卵后 24 小时内

10. 下列哪一项不属于胚泡的结构(　　)

A. 滋养层　B. 放射冠　C. 胚泡液　D. 胚泡腔
E. 内细胞群

11. 关于胚泡植入哪项错误(　　)

A. 于受精后第 5～6 天开始
B. 于受精后第 11～12 天完成
C. 近内细胞群一侧的滋养层首先接触子宫内膜上皮
D. 内细胞群分泌蛋白水解酶溶解子宫内膜上皮
E. 胚泡植入后，子宫内膜缺口由附近内膜上皮增殖修复

12. 蜕膜是指受孕子宫的(　　)
A. 内膜功能层　B. 内膜基底层　C. 肌层　D. 外膜层
E. 滋养层
13. 胚泡(　　)
A. 只位于输卵管中　B. 始终被透明带包绕
C. 由滋养层、内细胞群和胚泡腔构成　D. 由近 16 个卵裂球构成
E. 全部发育成胚胎身体结构
14. 胚期为(　　)
A. 从受精至第 1 周末　B. 从受精至第 2 周末
C. 从受精至第 8 周末　D. 从受精至第 4 周末
E. 从第 8 周至出生
15. 胎期为(　　)
A. 从受精至出生　B. 从第 2 周至出生
C. 从第 8 周至出生　D. 从第 9 周至出生
E. 从受精至第 9 周末

三、多项选择题

1. 受精卵的染色体可能是(　　)
A. 23，XY　B. 23，XX　C. 46，XX　D. 46，XY
E. 23，X 或 23，Y
2. 植入的条件有(　　)
A. 子宫内膜正处于分泌期　B. 子宫内膜正处于增生期
C. 子宫腔内环境正常　D. 胚泡正常发育
E. 胚泡适时到达宫腔
3. 由外胚层分化形成的结构是(　　)
A. 神经系统　B. 表皮　C. 脉管系统　D. 生殖系统
E. 消化系统

四、填空题

1. 在受精第__________周末，胚胎器官的__________已基本形成，并初具人形。
2. 受精卵早期的细胞分裂称__________，其形成的细胞称__________。
3. 根据蜕膜与胚泡的位置关系，可将蜕膜分为__________、__________和__________。
4. 射出的精子虽有运动能力，但尚无穿越__________的能力。这是由于精子头的外表面有一层能阻止__________释放的__________。
5. 植入约于受精后__________天开始，__________天完成。
6. 植入时滋养层增厚并分化为内、外两层，外层为__________，内层为__________。
7. 植入部位通常在__________和__________。若在子宫颈处常形成__________。若在子宫以外称__________，最常发生在__________。

五、简答题

1. 简述受精的意义。

2. 简述植入的过程。

六、病例题

陈某，女，24岁，上班期间突然晕倒，送急诊。经问询患者说没吃早餐，医生怀疑低血糖休克，要求进入内科，护士看到患者脸色苍白，身体软弱，并诉说口干，情况更接近于出血性休克，通过细问病史，得知患者已停经一个多月，乃进行阴道后穹隆穿刺，抽出鲜红不凝固血液，确定为宫外孕，立即送手术室。请解释宫外孕致大出血的原因。

七、论述题

试述从受精卵到二胚层胚盘的演变过程。

八、填图题

胚泡结构图

①____________________

②____________________

③____________________

④____________________

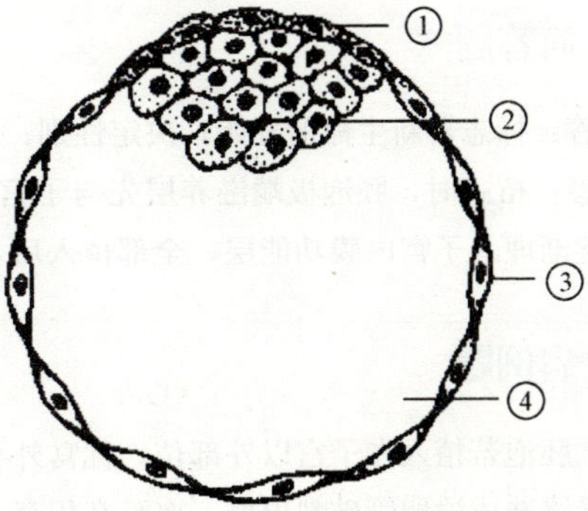

参考答案

一、名词解释

1. 受精：精子与卵子结合形成受精卵的过程。

2. 植入：胚泡逐渐埋入子宫内膜的过程，称植入，又称着床。

3. 蜕膜：胚泡植入后的子宫内膜称蜕膜。

4. 胚盘：外胚层与其下方的内胚层紧密相贴，形似盘状，称胚盘，它是胚体发生的原基。

5. 胚泡：桑椹胚的细胞继续分裂，细胞间开始出现小的腔隙，它们逐渐汇合成一个大腔，腔内充满液体，至此，桑椹胚转变为囊泡状，称为胚泡。

6. 宫外孕：胚泡若植入在子宫以外部位，称宫外孕。

7. 前置胎盘：胚泡若植入靠近子宫颈部，分娩时胎盘可堵塞产道，导致胎儿娩出困难，称为前置胎盘。

二、单项选择题

1. C　2. E　3. B　4. D　5. E　6. D　7. D　8. E　9. D　10. B　11. D　12. A　13. C　14. C　15. D

三、多项选择题

1. CD　2. ADE　3. AB

四、填空题

1. 8　原基
2. 卵裂　卵裂球
3. 基蜕膜　包蜕膜　壁蜕膜
4. 透明带　顶体酶　糖蛋白
5. 5～6　11～12
6. 合体滋养层　细胞滋养层
7. 子宫底　子宫体　前置胎盘　宫外孕　输卵管

五、简答题

1. 解答：标志着新生命的开始；决定性别；恢复了细胞二倍体核型。

2. 解答：植入时，胚泡极端滋养层先与子宫内膜接触，并分泌蛋白酶溶解子宫内膜形成缺口，胚泡沿此缺口逐渐埋入子宫内膜功能层，全部植入后，缺口由周围上皮增殖修复，植入完成。

六、病例题

解答：胚泡若植入在子宫以外部位，称宫外孕。最常见于输卵管。胚胎不断发育、增大，而输卵管空间有限，最终造成输卵管破裂出血，血液常积存直肠子宫陷凹，可经阴道后穹穿刺抽取积血而确诊。

七、论述题

解答：胚泡植入子宫内膜后，内细胞群不断分裂增殖，在靠近胚泡腔的一面，首先分出一层立方形细胞，称内胚层；内胚层的周缘向下延伸形成一个封闭的囊，称卵黄囊。同时，内细胞群的其余细胞，在邻近滋养层的一侧构成一层柱状细胞，即为外胚层。继而，外胚层表面的极端滋养层分化形成一层扁平的羊膜细胞并与外胚层细胞相连续，共同围成一个囊，称羊膜囊，其内的腔称羊膜腔，内贮羊水。外胚层与其下方的内胚层紧密相贴，形似盘状，称胚盘，它是胚体发生的原基。

八、填图题

1. ①极端滋养层　②内细胞群　③滋养层　④胚泡腔

第二部分习题——胎盘与胎膜、胎儿血液循环

一、名词解释

1. 丛密绒毛膜

2. 羊水过多

3. 脐带过短

4. 胎盘屏障

5. 卵圆孔

二、单项选择题

1. 体蒂属于(　　)
   A. 滋养层　B. 胚内中胚层　C. 胚外中胚层　D. 外胚层
   E. 内胚层
2. 脐带形成后，包在脐带外面的是(　　)
   A. 胚外中胚层　B. 外胚层　C. 羊膜　D. 绒毛膜
   E. 卵黄囊
3. 组成胎盘的是(　　)
   A. 基蜕膜与平滑绒毛膜　B. 包蜕膜与丛密绒毛膜
   C. 包蜕膜与平滑绒毛膜　D. 壁蜕膜与丛密绒毛膜
   E. 基蜕膜与丛密绒毛膜

4. 脐带内部最重要的结构是(　　)
A. 卵黄囊　B. 尿囊　C. 脐血管　D. 体蒂
E. 羊膜
5. 早期妊娠诊断，可检查孕妇尿中的(　　)
A. 胎盘催乳素　B. 促生长激素
C. 雌激素　D. 孕激素
E. 绒毛膜促性腺激素
6. 下列哪一项不属于胎膜(　　)
A. 羊膜　B. 蜕膜　C. 卵黄囊　D. 绒毛膜
E. 尿囊
7. 下列哪项不是由受精卵发育的(　　)
A. 胎膜　B. 胎盘隔
C. 丛密绒毛膜　D. 羊膜
E. 原条
8. 在脐带形成时，下列哪一结构未被羊膜包卷(　　)
A. 脐血管　B. 卵黄蒂　C. 尿囊　D. 体蒂
E. 绒毛膜
9. 胎儿出生时，剪断脐带后从切口流出的血液是(　　)
A. 胎儿的动、静脉血　B. 母体的动脉血和胎儿的静脉血
C. 胎儿的动脉血和母体的静脉血　D. 胎儿和母体的动、静脉血
E. 母体的动、静脉血
10. 胎盘不能分泌的激素是(　　)
A. 绒毛膜促性激素　B. 雌激素
C. 黄体生成素　D. 孕激素
E. 绒毛膜促乳腺生长激素
11. 关于胎盘，正确的说法是(　　)
A. 由母体的各部蜕膜与胎儿的丛密绒毛膜组成
B. 内有母体和胎儿两套血循环，两者可互通，以利于物质交换
C. 胎盘屏障依次由细胞滋养层、合体滋养层及其基膜、结缔组织、毛细血管内皮及其基膜组成
D. 除血细胞外，所有的物质均可经胎盘进行物质交换
E. 妊娠晚期，胎盘屏障会越来越薄

三、多项选择题

1. 胎盘的功能是(　　)
A. 物质交换　B. 分泌雌激素
C. 分泌孕激素　D. 分泌绒毛膜促性腺激素
E. 分泌生长激素

2. 构成平滑绒毛膜的结构有(　　)
A. 胚外中胚层　B. 合体滋养层　C. 细胞滋养层　D. 胎儿的血管
E. 母体的血管
3. 属于胎膜的结构是(　　)
A. 羊膜　B. 尿囊　C. 绒毛膜　D. 脐带
E. 卵黄囊
4. 关于羊水，正确的是(　　)
A. 少于 500 ml 称为羊水过少　B. 羊水的去路为羊膜吸收及胎儿吞饮
C. 足月胎儿羊水量约 1 000 ml　D. 除对胎儿有保护作用外，无其他作用
E. 羊水过多，可见于无脑儿

四、填空题

1. 胎膜包括__________、__________、__________、__________和__________。
2. 胎盘由胎儿的__________和母体的__________共同组成。绒毛干浸泡于__________的母血中。
3. 胎儿出生后，动脉导管闭锁形成__________，卵圆孔闭锁形成__________，脐静脉演变成__________，脐动脉演变成__________。
4. 胎盘可分泌多种激素，主要有__________、__________、__________和__________。
5. 绒毛膜由__________及衬于其内面的__________发育而成。
6. 受精后第 3 周后，母体尿液内很快出现__________，它是目前检测__________的一项指征。
7. 与包蜕膜相贴的绒毛膜为__________，与基蜕膜相贴的绒毛膜称__________。

五、简答题

1. 简述胎儿特有的心血管系统结构。

2. 简述胎盘的血液循环。

3. 简述胎儿出生后心血管系统结构的变化。

六、论述题

试述胎儿的血液循环途径。

七、填图题

1. 胎膜变化示意图(第 10 周)

①____________________

②____________________

③____________________

④____________________

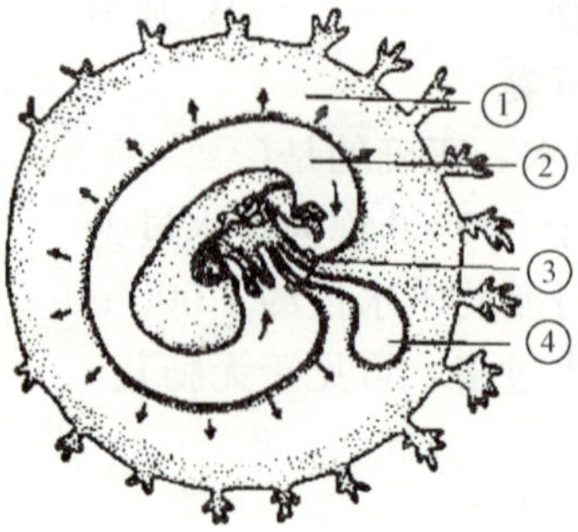

2. 胎盘整体观

①____________________

②____________________

③____________________

④____________________

⑤____________________

⑥____________________

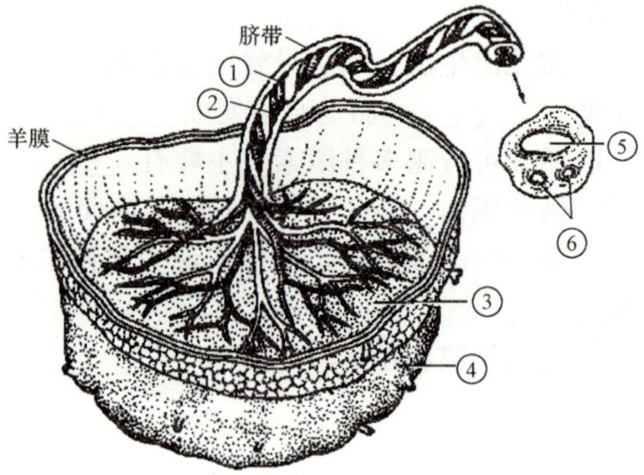

参考答案

一、名词解释

1. 丛密绒毛膜：绒毛膜在靠近基蜕膜一侧的绒毛血供充足，生长旺盛，称为丛密绒毛膜。
2. 羊水过多：足月胎儿羊水多于 2 000 ml 称为羊水过多。
3. 脐带过短：胎儿出生时，脐带短于 35 cm，称脐带过短。
4. 胎盘屏障：胎儿血与母体血在胎盘内进行物质交换所通过的结构，称胎盘屏障。
5. 卵圆孔：胚胎时期，房间隔有一卵圆形孔，沟通左、右心房，同时具有活瓣的作用，只允许右心房的血液冲开活瓣进入左心房，此孔称为卵圆孔。

二、单项选择题

1. C　2. C　3. E　4. C　5. E　6. B　7. B　8. E　9. A　10. C　11. E

三、多项选择题

1. ABCD　2. ABC　3. ABCDE　4. ABCE

四、填空题

1. 绒毛膜　尿囊　卵黄囊　羊膜　脐带
2. 丛密绒毛膜　基蜕膜　绒毛间隙
3. 动脉韧带　卵圆窝　肝圆韧带　脐外侧韧带
4. 绒毛膜促性腺激素　绒毛膜促乳腺生长激素　孕激素　雌激素
5. 滋养层　胚外中胚层
6. 绒毛膜促性腺激素(HCG)　早期妊娠(早孕)
7. 平滑绒毛膜　丛密绒毛膜

五、简答题

1. 解答：胎儿特有的心血管系统结构有：脐静脉；静脉导管；卵圆孔；动脉导管；脐动脉。

2. 解答：(1)母体血由子宫螺旋动脉注入绒毛间隙，在此与绒毛内毛细血管的胎儿血进行物质交换后，由子宫静脉回流母体。

(2)胎儿的血经脐动脉及其分支流入绒毛毛细血管，与绒毛间隙内的母体血进行物质交换后，经脐静脉回流到胎儿。

(3)胎儿血与母体血在各自的封闭管道内循环，并不直接相通，但可以进行物质交换。

3. 解答：胎儿出生后心血管系统结构的变化有：脐静脉闭锁形成肝圆韧带；脐动脉远端闭锁形成脐外侧韧带；肝的静脉导管闭锁成为静脉韧带；卵圆孔逐渐闭合为卵圆窝；动脉导管闭锁成为动脉韧带。

六、论述题

解答：(1)动脉血途径：来自胎盘的富含氧和营养物质的血液，经脐静脉带至胎儿肝脏，大部分血液经静脉导管注入下腔静脉，小部分经肝内血液循环回流入下腔静脉，与下腔静脉收集的下肢和盆腔器官的静脉血混合，流入右心房。流入右心房的大部分血液经卵圆孔流入左心房，与来自肺静脉的血液混合后进入左心室。左心室的血液大部分经主动脉的分支供给胎儿头、颈和上肢，少部分血液流入降主动脉。

(2)静脉血途径：从头颈和上肢回流的静脉血经上腔静脉进入右心房，与少量下腔静脉血混合后经右心室进入肺动脉，大部分肺动脉血经动脉导管入降主动脉，只有少部分供给尚无呼吸功能的肺。降主动脉的血液部分经分支供应盆、腹腔器官和下肢，其余经脐动脉返回胎盘，在胎盘内与母体血进行气体与物质交换后，再经脐静脉返回胎儿体内。

七、填图题

1. ①胚外体腔　②羊膜腔　③脐带　④卵黄囊
2. ①脐动脉　②脐静脉　③胎盘胎儿面　④胎盘母体面　⑤脐静脉　⑥脐动脉

第二模块　实验指导

人体解剖学与组织胚胎学实验概述

《人体解剖学与组织胚胎学》是医学院校基础医学课程中的一门最基础的课程，实验课是完成本课程教学的重要环节。本课程实验课分为人体解剖学实验、组织学与胚胎学实验，其中人体解剖学实验的主要目的是使学生获得和掌握人体各个系统内各器官的形态、结构及其功能的相关知识，通过实验培养学生理论联系实际及分析问题、解决问题的能力。组织胚胎学实验主要是学生验证组织、器官的微细结构，培养学生的空间想象能力，加深对人体微细结构、胚胎早期发育的认识。实验中力求以学生动手、观察为主，教师指导为辅的指导思想，通过这门课程的实验教学为学习其他医学课程奠定必要的形态学基础。

Ⅰ 人体解剖学实验概述

一、实验目的

1. 深刻理解人体各器官的结构特点和在自然状态下各器官的位置和相互关系。
2. 通过人体解剖实验操作，加深解剖学理论的学习和知识的掌握。
3. 培养学生独立思考、自学的能力。

二、实验方法

1. 仔细观察标本、模型的结构，以及其毗邻关系。
2. 结合活体，观察、触摸相关解剖学结构。
3. 持刀切割尸体、标本，观察内部结构。

三、注意事项

(一)尊重尸体、标本

每一位医学生都应牢记：死者将尸体捐献给医学院校，供医学生在学习解剖学时进行实地解剖，这是社会和死者给予医学生的一种特殊权利和待遇；医学生更应当牢记：此刻解剖台上的尸体，曾经也与你我一样，是有血有肉的生命，我们也终将有一天会同他们一样默无声息。所以应当特别地珍惜，自觉地尊敬死者，爱护尸体。尊敬尸体、爱护尸体主要表现为认真仔细地观察、操作并从中得到最大的收益。同时，要精心保护尸体，切勿因保管不善而使尸体干燥或腐烂。为此，在解剖和保管尸体时应做到：

1. 在解剖课上，只打开需要解剖和观察的部分，其余部分仍然盖好。

2. 严格按解剖操作指导解剖尸体，不能盲目切割、损坏尸体和解剖器械。

(二)爱护解剖学人体结构模型

标本虽然展现的是真实结构，但是由于标本本身大小、显示是否清晰等因素的局限，解剖学模型对于教学有不可替代的作用。所以，在学习时要爱护模型，防止不必要的损坏。

Ⅱ组织胚胎学实验概述

一、实验目的与方法

(一)实验目的

1. 通过观察组织切片，进一步加深对基本理论的理解和认识，做到理论联系实际。

2. 增强感性认识，加深、扩大对所学知识的理解，提高学生自学的能力。

3. 培养学生独立观察标本、分析问题和解决问题的能力。

4. 训练学生对形态结构的描述和绘图技能。

5. 培养学生观察、比较、分析、综合各种客观现象的思维方法和独立思考的能力。

6. 掌握正确使用光学显微镜的方法。

(二)实验方法

1. 明确每次实验的目的和要求，将所要观察器官的组织学特征归纳出来，以此来指导观片。在观片时要进行分析比较，找出共性，抓住个性。

2. 应遵循正确的观片程序。先用肉眼观察切片的形状、颜色，再用低倍镜上、下、左、右观察切片的全貌，最后选择重点部位用高倍镜观察。注意将标本有盖玻片的面向上，以防压碎切片甚至损坏物镜。

3. 标本一般是组织或器官的一部分，由于切片的部位和方向不同，可以观察到不同的形态结构，因此在观察标本时，要边观察边思考，正确理解整体与局部、立体与平面、结构与功能的关系。

(三)注意事项

1. 每次实验课前，应先复习理论课的内容，然后翻阅实验指导，为上好实验课做好充分准备，这是提高实验效果的关键。

2. 对组织学标本的描述一定要真实、准确，不可主观臆断。语言要精确，层次要清楚，由整体到局部、由上到下、由外到内逐次描述。

3. 绘图应本着实事求是的原则，不可人为加工，避免不必要的艺术夸张，更不可抄袭图谱。绘图完成后，要在图的正下方注图的名称及放大倍数(图 1)，其中 10 表示目镜倍数，40 表示物镜倍数；在标注绘图中结构的时候，一般要用平行线条标注到图的右侧，如果要标注的结构很多，也可标于其他方位，但是要注意美观。

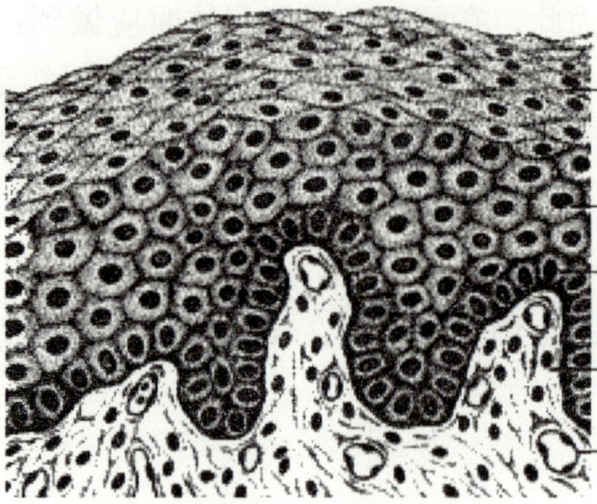

图 1　未角化的复层扁平上皮(10×40)

(四)用物准备

每次上课要自带实验报告单一张，红蓝铅笔、铅笔、橡皮、直尺。

二、光学显微镜的构造、使用方法和注意事项

(一)光学显微镜的构造

普通光学显微镜的结构包括机械部分和光学部分(图 2)。

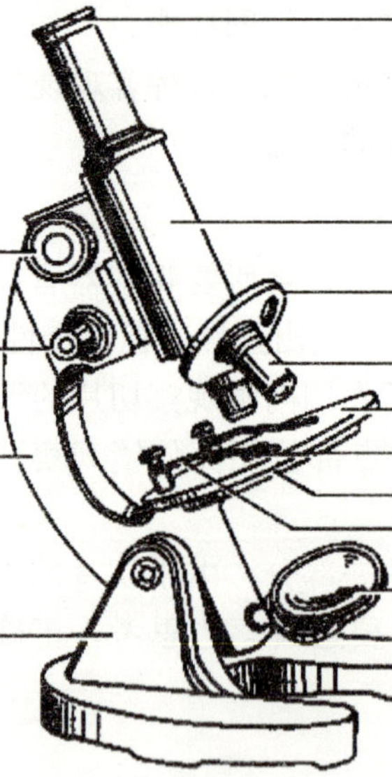

图 2　光学显微镜结构图

【机械部分】

1. 镜座及镜柱　镜座厚重，镜柱直立其上，所有机械装置都直接或间接附于其上，二者共同构成显微镜基座以支持整个镜体。

2. 镜臂　呈弓形，便于握取。

3. 载物台　为方形平台，中央有圆形通光孔。台上装有压片夹或标本移动器，用以固定或移动玻片标本。

4. 镜筒　上端装有目镜，目镜有单筒的、双筒的。

5. 物镜转换器　是固定物镜并可旋转定位的圆盘，可根据需要选择不同倍数的镜头。

6. 调焦装置　包括粗调节(准焦)螺旋和细调节(准焦)螺旋，前者使载物台较大幅度地上升或下降，后者使载物台轻微地上升或下降。使用时，先用粗调节螺旋，待观察到标本图像后用微调节螺旋，可使图像标本更清晰。

【光学部分】

1. 反光镜(集光镜)　位于镜座中央，将光线射到显微镜中。

2. 聚光器与光圈　位于载物台下方，使光线更加集中会集在通光孔中央；光圈则由许多重叠的小金属片组成。以控制光线强弱。有的显微镜无聚光器与光圈，而是用一个可以旋转的遮光器代替。遮光器上有大小不同的孔，通过旋转可调节进入通光孔的光线的多少。

3. 物镜　一般有 10 倍、20 倍、40 倍和 100 倍等几种，通常将 10 倍镜头称低倍镜，40 倍镜头称高倍镜，100 倍镜头称油浸镜。

4. 目镜　常用的有 10 倍、15 倍等几种，显微镜的放大倍数是目镜与物镜二者放大倍数的乘积。

(二)光学显微镜的使用方法

1. 放置　显微镜置于桌面，距桌沿不得少于 5 cm，观察完毕应移向桌内。

2. 电源　自带电源的显微镜应先将亮度调节钮关至最小，然后打开电源开关，适当调节电压；不带电源的显微镜打开实验台上的光源。

3. 对光　自带电源的显微镜转动粗调节螺旋，先将低倍镜对准通光孔(自带电源的显微镜升高聚光器、打开光圈，不带电源的显微镜调节反光镜)从目镜观察整个视野，出现明亮、均匀而无阴影的白光为止。

4. 放置标本　将要观察的标本放在载物台上，盖片面朝上(否则使用高倍镜时不但看不到物像，而且容易把标本压碎)，用标本移动器或压片夹固定，并将有组织的部分对准载物台通光孔，之后慢慢移动粗调节螺旋，使载物台上升到最高位。

5. 低倍镜观察　慢慢转动粗调节螺旋，使载物台下降，同时从目镜观察，直到视野内看清图像为止。如果图像不够清晰，可用细调节螺旋调节。

6. 高倍镜观察　在低倍镜清晰观察切片的基础上，将要观察的部位移至视野中央，直接转换高倍镜观察，如果图像不够清晰，可用细调节螺旋调节。

7. 使用完毕后的处理　下移载物台，取下标本，4 倍物镜镜头(物镜转换器上无镜头处)对准通光孔，下移载物台，将亮度调节钮关至最小，然后关闭电源开关，将显微镜各部擦拭干净，罩上防尘罩。

(三)使用显微镜的注意事项

1. 使用显微镜前，首先检查显微镜部件有无缺损、是否松动，发现问题应及时报告。显微镜部件不得擅自拆卸。

2. 显微镜和组织标本要轻拿轻放，放置稳妥，操作细心。在载物台上取放标本，宜在低倍镜下进行。高倍镜观察时，注意勿使物镜与标本接触。标本损坏，及时报告，以便更换。

3. 维护显微镜清洁，人人有责。不得玷污各种部件，发现不洁，应用擦镜纸轻拭，切勿用手或手帕等擦拭。

实验一　上皮组织、结缔组织

一、实验目的

1. 掌握各种被覆上皮、疏松结缔组织、各种血细胞的光镜结构。
2. 熟悉致密结缔组织、脂肪组织、透明软骨、骨组织的光镜结构。

二、实验内容

(一)假复层纤毛柱状上皮

切片取材于气管，HE染色。

1. 肉眼观察　标本为气管横切面，呈半月形，管腔面的一层结构即气管黏膜上皮。

2. 低倍镜观察　在管腔面，可见一层染色较深的上皮，细胞排列紧密，细胞核密集，高低不等，很像复层上皮，此即假复层纤毛柱状上皮。

3. 高倍镜观察　上皮较厚，游离面可见清晰的染成粉红色的纤毛；上皮细胞排列紧密，胞界不清。上皮由四种细胞构成，由于细胞高矮不等，故细胞核排列不在一个水平。上皮基底部与结缔组织间可见一层粉红色、均质状的结构即基膜。

(1)柱状细胞：数量最多，呈柱状，顶端达上皮的游离面；核呈椭圆形，位置较高；细胞游离面可见密集且排列规则的纤毛。

(2)梭形细胞：位于柱状细胞之间，呈梭形，核呈椭圆形，位于细胞中央。

(3)基底细胞：胞体较小，呈锥体形，排列在基膜上，核圆形，位于细胞中央。

(4)杯状细胞：位于柱状细胞之间，胞质染色浅；核为三角形或扁平形，染色深，位于细胞基底部。

(二)疏松结缔组织铺片

切片取材于肠系膜，HE染色。

1. 低倍镜观察　浅红色较粗大的为胶原纤维；细小呈直线状、有分支的为弹性纤维，纤维间蓝紫色小点为细胞核，呈不规则分布。

2. 高倍镜观察　疏松结缔组织内浅红色纵横交错、呈不规则排列的纤维束，为胶原纤维。纤维之间分布有一些细胞核，染蓝紫色，多为成纤维细胞核，胞质不明显，一些细胞内具有粗大吞噬颗粒，一般为巨噬细胞。其他细胞则在光镜下难以分辨。

(三)血涂片

本片取材于人外周血，瑞氏染色。

1. 低倍镜观察　视野内大量粉红色圆形小体为红细胞，其间散布有少量胞体较大、圆形、核染成蓝紫色的细胞为白细胞。

2. 高倍镜观察

(1)红细胞：数量最多，细胞染成红色，呈双凹圆盘状，中央浅，边缘深，无细胞核。

(2)白细胞：①中性粒细胞：为圆形，体积较红细胞大，核形态多样，呈腊肠状或分叶状(一般2～5叶者居多)。胞质中有许多细小浅紫色及淡红色颗粒。②嗜酸性粒细胞：数量少，不易找到，细胞体积较中性粒细胞稍大；核常分为两叶，如“八”字形；胞质中充满粗大、均匀、略带折光性的嗜酸性颗粒。③嗜碱性粒细胞：数量极少，故很难找到；细胞体积与中性粒细胞相似；胞核分叶呈S形及不规则形，着色较浅；胞质内含有大小不等、分布不均的蓝紫色嗜碱性颗粒，核常被颗粒所遮盖。④单核细胞：体积最大，数量较少；胞核呈卵圆形、肾形、马蹄形或不规则形，常偏于细胞一侧，染色质呈细网状，染色略浅；胞质呈弱嗜碱性，染成灰蓝色，内含许多细小的嗜天青颗粒。⑤淋巴细胞：小淋巴细胞数量最多，体积与红细胞相似；细胞核圆形，染色质致密呈块状，染色深，一侧常有小凹陷；胞质较少，在核周成一窄缘，嗜碱性，染成天蓝色，含少量嗜天青颗粒。

(3)血小板：分布于红细胞和白细胞之间，常聚集成群，体积最小，形态不规则，其周围胞质透明，略呈淡蓝色，中央含有许多深染的紫红色颗粒。

(四)透明软骨

本片取材于气管，HE染色。

1. 肉眼观察　气管横切面为圆环状，管壁中央染成紫蓝色的部分为透明软骨。

2. 低倍镜观察　软骨表面有一层致密结缔组织构成的软骨膜，染成粉红色，深部为软骨组织。位于软骨边缘的软骨细胞胞体小，呈扁圆形，愈近软骨深层则细胞愈大，并成群分布。

3. 高倍镜观察

(1)软骨细胞：胞体大小不等，由于胞质收缩，呈多角形。核椭圆形，胞质弱嗜碱性，位于软骨陷窝内。深层可见2～8个胞体较大、圆形或椭圆形的软骨细胞共同位于一个软骨陷窝内，称同源细胞群。

(2)软骨基质：位于软骨细胞间，呈均质状，弱嗜碱性，染成淡蓝色。软骨陷窝周围的基质强嗜碱性，染色较深，称软骨囊。

【实验报告单要求】

(一)实验项目

绪论、上皮组织、结缔组织。

(二)实验目的

正确使用光学显微镜，掌握各类被覆上皮、结缔组织的主要结构特点。

(三)实验过程

1. 学生观察切片。

2. 绘图。

(1)单层立方上皮(高倍)：注明细胞核、细胞质、管腔、游离面、基底面、基膜。

(2)疏松结缔组织切片(高倍)：注明：胶原纤维、弹性纤维、成纤维细胞、巨噬细胞。

实验二 肌组织、神经组织

一、实验目的

1. 掌握骨骼肌、心肌和平滑肌纤维的光镜结构。
2. 掌握神经元胞体和神经纤维的光镜结构。
3. 熟悉触觉小体、环层小体的光镜结构。

二、实验内容

(一)骨骼肌

1. 低倍镜观察　纵切面可见长带状的骨骼肌纤维平行排列，肌细胞核呈椭圆形，位于肌纤维的周边，隐约可见横纹。横断面的骨骼肌纤维呈圆形或多边形，胞核位于肌膜处。

2. 高倍镜观察

(1)纵切面：肌纤维边缘紧贴肌膜内面，有许多卵圆形的细胞核，其长轴与肌纤维长轴平行排列；肌原纤维沿肌纤维的长轴平行排列，相邻肌原纤维的明带及暗带相互重叠，使肌纤维呈明暗相间的横纹，将视野调暗，横纹会更明显。肌纤维之间有少量结缔组织。

(2)横切面：肌纤维呈圆形或多边形，细胞核位于周边，紧靠肌膜处，肌原纤维呈许多深棕色小点状结构。在肌纤维之间有不少深色的结构，是成纤维细胞的胞核，肌纤维周围的少量结缔组织为肌内膜。

(二)心肌

1. 低倍镜观察　心脏壁主要由心肌构成，移动标本，可见心肌纤维的纵、横、斜等各种切面。

2. 高倍镜观察

(1)纵切面：心肌纤维呈短柱状，有分支互相连接成网，核卵圆形，1～2个，位于肌纤维中央。心肌纤维也有横纹，但不如骨骼肌明显。在心肌纤维首尾连接处，可见与横纹平行、染色较深的闰盘。肌纤维之间有少量结缔组织，内含丰富的血管。

(2)横切面：肌纤维呈圆形或不规则形，大小近似，有的有细胞核，呈圆形，位于中央；有的没有切到细胞核。肌丝呈点状，位于细胞周边。

(三)多极神经元

标本取自脊髓，银染。

1. 肉眼观察　横切面为扁椭圆形，中央呈蝴蝶形，着色较深的部分为灰质，四周着色较浅的部分为白质。灰质较短、宽的一侧为前角，细而长的一侧为后角。

2. 低倍镜观察　脊髓横切面灰质前角可见有许多形态、大小不一的多极神经元，选择一典型的神经元，换高倍镜观察。白质是神经纤维集中的部位。神经纤维呈大小不等的圆形，中间色深的是轴突，髓鞘被溶解，故呈空泡状。脊髓中央有中央管，腔面为室管膜细胞。

3. 高倍镜观察　神经元胞体大，形态不规则，伸出数个突起，有的神经元只见1～2个或不见突起。这是由于切片只切到神经元的一部分的缘故。神经元胞核大而圆，染色浅，核仁明显，核内异染色质较少，故核呈空泡状，神经元内部可见细丝状的神经原纤维。

(四)有髓神经纤维

1. 肉眼观察　标本分为两部分，一为长条形，系神经的纵切面；一为圆形，系神经的横切面。

2. 低倍镜观察　纵切面上，密集排列的紫红色细条状结构即为有髓神经纤维；横切面上，神经纤维集合成束，每条神经纤维呈圆形。包裹在神经外面的致密结缔组织为神经外膜；包裹每束神经纤维的结缔组织为神经束膜；而包裹每条神经纤维的薄层结缔组织为神经内膜。

3. 高倍镜观察　纵切面上，神经纤维中央有一条粉红色的线条即轴突。轴突外包髓鞘和神经膜，HE 染色时，髓鞘的类脂质被溶解，仅见残留的蛋白质，呈网状或空泡状，染色浅。髓鞘两侧的细胞是神经膜细胞，可见蓝紫色长椭圆形的施万细胞(神经膜细胞)核。髓鞘分节段，各节段之间的缩窄部无髓鞘包裹，轴突裸露，为郎飞结，相邻神经纤维之间的一段称结间体。横切面上，神经纤维呈圆形，中央紫红色小点是轴突，外围髓鞘和神经膜，有时可见边缘的神经膜细胞核。

【实验报告单要求】

(一)实验项目

肌组织、神经组织。

(二)实验目的

掌握各类肌组织、神经元、有髓神经纤维的光镜结构。

(三)实验过程

1. 学生观察切片。

2. 绘图。

(1)骨骼肌(高倍、纵切)：注明细胞核、A 带、I 带、肌膜。

(2)多极神经元(银染、高倍)：注明：胞体、细胞核、突起、神经原纤维。

实验三　骨

一、实验目的

1. 掌握椎骨的一般形态和特点，上、下肢骨的结构和形态；颅的组成，脑颅和面颅各骨的名称和位置、颅底内面观的结构。

2. 熟悉骶骨及尾骨的形态、颅的前面观、侧面观的结构及新生儿颅的特征。

3. 了解手骨、足骨名称、数目；颅的后面观、颅底外面观的结构。

二、实验内容

(一)骨的分类

在人体骨架上辨认长骨、短骨、扁骨和不规则骨，观察其形态特征，归纳其分布部位。

(二)骨的形态、构造和成分

1. 骨的形态和构造

(1)观察胫骨纵切标本：长骨两端膨大，有光滑关节面。中部较细称骨干。表面有1～2个滋养孔，内为空腔称髓腔。借一铜丝插入较大滋养孔可通入髓腔。长骨的密质在骨干中部为最厚，两端较薄。骨松质布于密质内面，呈海绵状，在骨的两端发达，在骨干内面则只有很薄的一层。

(2)观察骨质：扁骨的构造可观察顶骨，由两层密质夹一层骨松质构成；短骨的密质很薄，内部完全是骨松质；骨松质由骨小梁构成，观察长骨、短骨切面标本上骨小梁排列的方向与压力和张力的关系。

2. 骨的化学成分

观察新鲜骨经稀盐酸脱钙后的标本。由于无机质已溶解而只含有机质，因而骨虽保持其外形，但却非常柔软而具弹性。观察煅烧的骨标本，有机质已除去，只含无机质，虽保持外形，但非常松脆。

(三)躯干骨

1. 椎骨

(1)椎骨的一般形态：椎体、椎弓、椎孔、椎弓根、椎上、下切迹。7个突起：一个棘突、二个横突、上下方各一对上关节突和下关节突。

(2)各部椎骨主要特征①颈椎：横突有孔，棘突短而分叉，第7颈椎棘突特长，末端不分叉而形成结节。在活体摸第7颈椎的棘突，低头时尤明显。第1颈椎又叫寰椎：前弓较短，后弓较长，侧块两个。第2颈椎又叫枢椎：椎体上方有齿突。②胸椎：有上、下肋凹及横突肋凹，棘突斜向后下。③腰椎：椎体高大，棘突板状向后。④骶骨：三角形，底向上，尖向下。底中份前缘向前突出称岬，前面有四对骶前孔。后面有骶正中嵴，两侧各有四个骶后孔。两侧面各有耳状面。中部：骶管、骶管裂孔。⑤尾骨：4块已退化尾椎构成。

2. 肋　包括肋骨和肋软骨。观察一较长肋骨(肋头、肋结节、肋体、肋沟)。前端接肋软骨。第一肋骨短而宽扁，其内缘前份有前斜角肌结节。

3. 胸骨　包括胸骨柄、胸骨体、剑突；胸骨体与胸骨柄连接处有胸骨角。

(四)躯干骨的活体触摸辨认

颈静脉切迹、胸骨角、第2～12肋(想一下为什么摸不清第1肋)、第1～11肋间隙、肋弓、剑突、第7颈椎棘突、第6颈椎棘突、骶角、骶中嵴。

(五)颅骨

1. 脑颅　颅的后上部，由8块颅骨组成。额骨1块、顶骨2块、枕骨1块、颞骨2块、蝶骨1块、筛骨1块。

2. 面颅　位于颅的前下部，由15块颅骨组成，是面颅的骨性基础。上颌骨2块、鼻骨

2 块、颧骨 2 块、泪骨 2 块、下鼻甲 2 块、腭骨 2 块、犁骨 1 块、下颌骨 1 块（主要的结构有牙槽弓、颏孔、冠突、髁突、下颏孔、下颌角）、舌骨 1 块。

3. 颅的整体观

(1)颅的顶面观：各骨借缝相连，冠状缝、矢状缝、人字缝。

(2)颅底内面观：前、中、后三个窝：颅前窝、颅中窝、颅后窝。

1)颅前窝：鸡冠、筛孔。

2)颅中窝：垂体窝；鞍；视神经管通眶；眶上裂；圆孔；卵圆孔；棘孔；三叉神经压迹。

3)颅后窝：枕骨大孔；舌下神经管；横窦沟—乙状窦沟—颈静脉孔；内耳门通内耳道。

(3)颅底外面观：骨腭、牙槽弓、牙槽、枕外隆凸、枕髁、颈静脉孔、颈动脉管外口、茎突、茎突孔、下颌窝、关节结节。

(4)颅的侧面观：颧弓、颞窝、翼点、颞下窝。

(5)颅的前面观：

1)眶：略呈四棱锥形，眶尖处有视神经管，眶上切迹/孔，眶下孔，泪囊窝，鼻泪管，眶上、下裂。检查视神经管、眶下孔、鼻泪管、眶上、下裂各与何处相通？

2)骨性鼻腔：梨状孔，鼻后孔，上、中、下鼻甲，上、中、下鼻道。

4. 新生儿颅的主要特征　观察脑颅、面颅大小的比例；前、后囟位置，形态；蝶囟和乳突囟位置。

(六)颅骨活体触摸辨认

枕外隆凸、乳突、颧弓、眶上下缘、下颌角、髁突、舌骨、眶上孔、眶下孔、颏孔、眉弓。

(七)上肢骨

1. 肩胛骨　呈三角形

(1)两面：

1)前面：肩胛下窝。

2)后面：肩胛冈、冈上窝、肩峰、冈下窝。

(2)三缘：

1)上缘：近外侧角，有喙突。

2)内侧缘：脊柱缘。

3)外侧缘：腋缘。

(3)三角：

1)外侧角：有关节盂。

2)上角。

3)下角。

2. 锁骨　呈倒“S”形，内三分之一凸向前，外三分之二凸向后。粗大的一端为胸骨端；扁平的一端为肩峰端；上面光滑；下面粗糙。

3. 肱骨　(1)上端：大结节、小结节。

(3)体：三角肌粗隆，桡神经沟。

(3)下端：内上髁，外上髁。

4. 桡骨　桡骨头、桡骨粗隆、骨间缘、尺切迹、茎突。

5. 尺骨　鹰嘴，冠突，滑车切迹，骨间缘，尺骨头，茎突。

6. 腕骨　8 块。

(1)由外到内近侧列：手舟骨，月骨，三角骨，豌豆角。

(2)由外到内远侧列：大多角骨，小多角骨，头状骨和钩骨。豌豆骨位于三角骨掌侧面。

7. 掌骨　共 5 块。外→内：第 1、2、3、4、5 掌骨(底、体、头)。

8. 指骨　14 块。近→远：近节指骨、中节指骨、远节指骨，远节指骨掌侧面远端有粗糙的远节指骨粗隆。

(八)下肢骨

1. 髋骨

(1)髂骨：髂窝、弓状线、髂嵴、髂前上棘、髂后上棘、髂结节、髂前下棘、耳状面。

(2)坐骨：坐骨结节，坐骨棘，坐骨大、小切迹、坐骨支。

(3)耻骨：耻骨上支、耻骨梳、耻骨联合面、耻骨下支。

2. 股骨　股骨头、股骨头凹、股骨颈、股骨体、大小转子、内侧髁、外侧髁、髁间窝、内上髁、外上髁。

3. 髌骨　略呈三角形，前面粗糙，后面光滑，尖向下。

4. 胫骨　内、外侧髁、胫骨粗隆、内踝。

5. 腓骨　腓骨头、外踝。

6. 跗骨　共 7 块，距骨、跟骨、足舟骨；远侧列内→外：内侧楔骨、中间楔骨、外侧楔骨、骰骨。

7. 跖骨　5 块，内→外：第 1、2、3、4、5 跖骨，分底、体、头。观察第 5 跖骨粗隆。

8. 趾骨　14 块。

(九)四肢骨活体触摸辨认

肩胛冈、肩峰、肩胛骨上角、肩胛骨下角、肱骨内、外上髁、尺神经沟、鹰嘴、桡骨头、桡骨茎突、尺骨头、手舟骨、豌豆骨、髂嵴、髂前上棘、耻骨结节、坐骨结节、股骨大转子、髌骨、股骨内、外侧髁、胫骨内、外侧髁、外踝、内踝。

【实验报告单要求】

(一)实验项目

骨。

(二)实验目的

全身骨的位置、名称、主要形态结构。

(三)实验过程

1. 观察标本、模型。

2. 绘图。

(1)胸椎上面、侧面图：注明椎体、椎孔、横突、上关节突、下关节突。

(2)髋骨：注明髂窝、弓状线、髂嵴、髂前上棘、髂结节、耳状面、坐骨结节、坐骨棘、坐骨大切迹、坐骨小切迹、耻骨梳、耻骨联合面。

实验四　关节、肌肉

一、实验目的

1. 掌握关节的概念、构造。

2. 掌握椎间盘的形态、结构、功能及其临床意义；脊柱的组成、形态特点和机能；胸廓的组成、形态和功能。

3. 掌握全身各大关节的组成、结构特点和运动。

4. 掌握斜方肌、背阔肌、竖脊肌、胸大肌、胸锁乳突肌、三角肌、肱二头肌的位置、起止点和功能。

5. 活体观察并触摸咬肌、胸锁乳突肌、三角肌、肱二头肌肌腱、臀大肌、髂韧带、跟腱、腋窝、肘窝、股三角、腘窝。

二、实验内容

(一)关节的分类

1. 直接连结。

2. 间接连结　最为重要，是骨连结发展的高级形式。

(二)关节的基本构造

取切开关节囊的肩关节标本观察。

1. 外层　纤维层，紧密相贴。

2. 内层　滑膜层，围成密闭腔隙。

3. 关节面　一凸一凹，覆有关节软骨。

4. 关节腔。

(三)躯干骨的连结

1. 椎骨的连接

(1)椎间盘：盘状，连接相邻两个椎体。①纤维环：位于周围，由环层的纤维软骨构成。②髓核：位中央，为有弹性的胶状物质。观察椎间盘后外侧部与椎间孔的位置关系。

(2)韧带：①前纵韧带和后纵韧带：分别位于椎体和椎间盘的前、后方；②棘上韧带和项韧带：棘上韧带连于棘突末端，较细小，至顶部变成片状项韧带；③黄韧带：连相邻椎弓板；④棘间韧带：连相邻棘突，观察其与黄韧带，棘上韧带的关系。

(3)关节：①关节突关节：由相邻椎骨的上、下关节突构成；②寰枢关节：由寰、枢椎构成。

2. 脊柱整体观　在人体骨架标本上观察。

(1)前面观：椎体大小的变化及其原因。

(2)后面观：棘突排列方向及棘突间隙宽窄差别，讨论其临床意义。

(3)侧面观：四个生理弯曲的部位、方向，其形成因素和功能意义。

3. 胸廓　胸廓的构成、整体观。胸廓上、下口的构成。肋前、后端的连结。肋弓的形成。

(四)上肢骨的连结

1. 肩关节观察　肩关节组成；两个骨关节面形态和大小差别；关节囊松弛，其前，上，后面有肌和肌腱增强；寻认关节囊薄弱部；在关节囊内有肱二头肌长头腱穿入验证肩关节的运动。

2. 肘关节观察　肘关节组成；关节囊在各骨的附着部位；两侧壁有韧带加强，前、后壁薄而松弛；辨认桡骨环状韧带，验证其功能；验证肘关节功能。

(五)下肢骨的连结

1. 髋骨的连结　观察骨盆标本。

(1)骶髂关节：髋骨耳状面与骶骨耳状面构成，关节囊厚而紧张。

(2)韧带：①骶结节韧带：连于骶骨外侧缘与坐骨结节之间；②骶棘韧带：连于骶骨外侧缘与坐骨棘之间。

(3)耻骨联合：连两侧髋骨的耻骨联合面。

(4)骨盆：①骨盆的组成；②大、小骨盆的分界线；③小骨盆上口的围成；④小骨盆下口的围成。

(5)在男、女性骨盆标本/模型上比较：①小骨盆上口的形状。②小骨盆下口的宽窄。③骨盆腔的形状。④耻骨下角的大小。

2. 髋关节　观察：①髋关节组成；②两个骨关节面的形态、大小差别；③髂股韧带的位置；④股骨头韧带。同时验证髋关节运动，并考虑髋关节的运动类型与肩关节相同，为何运动幅度不如肩关节?

3. 膝关节　观察：①膝关节组成；②关节囊宽阔，周围有韧带加强；③髌骨、髌韧带的位置；④前、后交叉韧带；⑤内、外半月板。验证膝关节的运动。

(六)肌的形态、构造和起止点

观察长肌、短肌、扁肌和轮匝肌形态；辨认肌腹、肌腱和腱膜。

(七)肌的辅助结构

1. 筋膜　浅筋膜、深筋膜、肌间隔。

2. 滑膜囊。

3. 腱滑膜鞘。

(八)头肌

1. 面肌

(1)枕额肌：位于颅顶，观察结构有：额腹、枕腹、帽状腱膜。

(2)眼轮匝肌：围绕睑裂周围。

(3)口轮匝肌：环绕口裂，在口轮匝肌周围，尚有辐射状面肌。

2. 咀嚼肌　共4块，位颞下颌关节周围，包括咬肌、颞肌、翼内肌、翼外肌。

(九)颈肌

胸锁乳突肌掀起颈阔肌，位于颈部外侧面，在胸锁关节与乳突连线上，是颈部最大的肌肉，在活体上观察该肌。

(十)躯干肌

1. 背肌 位于躯干背面：浅群(上部为斜方肌，下部为背阔肌)；深群(竖脊肌)。

(1)斜方肌：位于项背部。起自：枕骨、项韧带和全部胸椎棘突。止于：锁骨外侧 1/3 部和肩胛冈等处。观察：上、中、下三部肌束方向及止点差别。

(2)背阔肌：位于背下部和胸的后外侧部。起自：下 6 个胸椎和全部腰椎棘突，以及髂骨等处。止于：肱骨小结节嵴。

(3)竖脊肌：深群，脊柱棘突两侧。

2. 胸肌

(1)胸大肌：胸前壁浅层。起自：锁骨内侧半、胸骨和上部数肋软骨，止于：肱骨大结节嵴。

(2)胸小肌：胸大肌深层，呈长三角形。

(3)肋间肌：位于肋间隙内。浅层：肋间外肌；深层：肋间内肌。

3. 膈 穹窿形扁肌，位胸、腹之间。起自胸廓下口周缘，向内上移行为中心腱。三个孔：主动脉裂孔，食管裂孔，腔静脉孔。

4. 腹肌 观察腹外斜肌、腹内斜肌、腹横肌、腹直肌的层次、肌束走行方向。

5. 盆底肌

(1)肛提肌：封闭小骨盆下口的大部分，该肌及其上、下筋膜构成盆膈，中部有直肠穿过。

(2)会阴深横肌和尿道括约肌：封闭小骨盆下口的前部。与其上、下筋膜共同形成尿生殖膈，有尿道穿过(女性尚有阴道穿过)。

(十一)上肢肌

1. 三角肌 起于锁骨外侧份、肩峰、肩胛冈，止于三角肌粗隆。包围肩关节。

2. 肱二头肌 长头：居外，自肩胛骨关节盂上方，穿关节囊，经大、小结节间下降。短头：自喙突下端的腱止于桡骨粗隆。

3. 肱三头肌 位于臂后部。长头：起自肩胛骨关节盂下方。外侧头：起自肱骨后面上部。内侧头：自肱骨后面下部。止于尺骨鹰嘴。腋窝：位于臂上部与外侧臂之间锥体形腔隙，由前壁后壁内侧壁外侧壁构成。

(十二)下肢肌

1. 髋肌 位于髋关节周围，观察臀大肌、臀中肌、臀小肌起止。

2. 大腿肌 位于股骨周围，观察缝匠肌、股四头肌起止，在活体摸认髌韧带。

3. 小腿肌 观察腓肠肌、比目鱼肌起止点、位置。

(十三)在活体上找出以下各肌或有关结构的位置

竖脊肌、咬肌、胸锁乳突肌、背阔肌和胸大肌下缘、腹直肌、腹股沟韧带、三角肌、肱二头肌、掌长肌腱、桡侧腕屈肌腱、臀大肌、股四头肌、髌韧带、腓肠肌、跟腱。

【实验报告单要求】

(一)实验项目

关节学、肌学。

(二)实验目的

全身主要关节的名称、组成、运动；全身主要肌的名称、位置、作用。

(三)实验过程

1. 观察标本模型。

2. 绘图。

(1)关节的基本结构：注明关节腔、关节面、滑膜、纤维膜。

(2)肌的分类：注明长肌、短肌、轮匝肌、短肌。

实验五　消化、呼吸系统大体结构

一、实验目的

1. 熟悉口腔的境界、牙的形态、结构和分类。

2. 掌握消化管各段的位置、形态特点及主要毗邻。

3. 活体辨认咽峡、腭扁桃体、胃的位置与阑尾根部的体表投影。

4. 掌握肝、胆囊、胰的位置、形态。掌握胆囊底的体表投影，肝外胆道的组成及开口部位。

5. 熟悉鼻腔的位置、分部，掌握鼻旁窦的组成及各窦的开口部位。

6. 熟悉喉的位置及组成，掌握喉腔形态和分部，熟悉气管及左、右主支气管的形态特点。

7. 掌握肺的形态、分叶、位置。

8. 掌握脏胸膜与壁胸膜的配布概况。

9. 掌握纵隔的境界、分部及内容结构。

二、实验内容

消化系统

(一)口腔

以活体观察为主，辅以标本。上壁称腭，观察结构有：硬腭，软腭，腭垂，腭舌弓，腭咽弓。前壁为唇；侧壁为颊；下壁为口腔底，被舌占据。

1. 舌　观察界沟分舌体和舌根；舌乳头主要观察菌状乳头、丝状乳头，其他还有舌扁桃体、舌下阜、舌下襞。

2. 牙　活体观察牙的排列，计数牙的总数。观察各类牙的形态特点及牙龈的位置、色泽。在离体牙标本上，观察牙冠、牙根和牙颈的形态特点；各类牙的数目。观察牙内部的牙腔和牙根管。

3. 口腔腺　分大唾液腺(腮腺，下颌下腺，舌下腺)和小唾液腺。观察腮腺、下颌下腺、舌下腺的位置、形态、开口部位。

（二）咽

为扁漏斗状肌性管道。上起颅底，下端在平第 6 颈椎下缘处移行于食管。两侧壁及后壁由咽缩肌构成，前壁不完整，分别借鼻后孔通鼻腔；借咽峡通口腔；借喉口通喉腔。辨认软腭和会厌上缘，咽以此标志分鼻咽、口咽和喉咽。

1. 鼻咽　观察咽鼓管咽口、咽隐窝、咽扁桃体。
2. 口咽　观察腭扁桃体。
3. 喉咽　观察梨状隐窝。

（三）食管

观察位置、走行。以颈静脉切迹和食管裂孔为标志分颈部、胸部、腹部。观察各段毗邻。检查三个狭窄的位置。

（四）胃

是消化管的最为膨大的部位。观察胃的位置、毗邻。胃的分部：贲门部、胃底、胃体、幽门部。观察切开胃壁的标本，观察各部的黏膜皱襞。

（五）小肠

消化管最长的一段，分十二指肠、空肠、回肠三部分。

1. 十二指肠　观察：十二指肠位置，形态；分部：上部、降部、水平部、升部；十二指肠空肠曲、十二指肠大乳头。
2. 空肠、回肠　空肠位于左上部 2/5；回肠位于右下部 3/5；比较管腔的大小、管壁厚薄的差别。

（六）大肠

1. 观察大肠位置、起止；分部：盲肠、结肠、直肠三部分；结肠带、结肠袋、肠脂垂；寻认阑尾、回盲瓣。
2. 观察直肠：骶曲、会阴曲、直肠壶腹、直肠横襞、肛柱、肛瓣、肛窦、齿状线、白线、肛梳。

（七）肝

1. 观察肝的位置　大部分位与右季肋区和腹上区，小部分位于左季肋区。
2. 观察肝的形态、结构、分叶。

（八）胆囊与胆道

1. 观察胆囊位置、形态、分部。
2. 寻找左、右肝管，肝总管、胆囊管，胆总管、胰管，肝胰壶腹，十二指肠大乳头。

（九）胰

观察胰的位置、分部；胰管开口。

腹　膜

观察腹膜标本和腹膜模型。

1. 腹膜表面光滑，脏层、壁层互相移行围成的腔隙——腹膜腔。
2. 查看　镰状韧带、冠状韧带、肝胃韧带、肝十二指肠韧带、小肠系膜、阑尾系膜、横结肠系膜、乙状结肠系膜、直肠子宫陷凹、膀胱子宫陷凹、直肠膀胱陷凹。

呼吸系统

(一)外鼻、鼻腔及鼻旁窦

1. 外鼻　观察鼻根、鼻背、鼻尖、鼻翼、鼻孔。

2. 鼻腔　底为硬腭；顶邻颅前窝；鼻腔外侧壁有上、中、下鼻甲及上、中、下鼻道。

3. 鼻旁窦　观察各窦与鼻腔的位置关系。

(二)喉

活体观察喉的位置及吞咽时喉的运动。

1. 喉的软骨及连结　观察其位置、形态；构成喉的软骨：甲状软骨、环状软骨、会厌软骨、杓状软骨。

2. 喉腔　上通咽腔的喉部，下接气管腔。

(1)注意会厌与喉口的位置关系。辨认喉腔中部侧壁的两对矢状位黏膜皱襞，前庭襞及声襞，两侧前庭襞之间为前庭裂，两侧声襞之间为声门裂。

(2)观察喉腔分三部分的分界标志，喉中间腔两侧凹入——喉室。

(三)气管与主支气管

1. 气管　由14～16个"C"形透明软骨环构成支架，缺口均朝后，且被膜性组织封闭。气管分颈、胸两部分，观察气管颈部的位置关系。

2. 主支气管　观察左、右主支气管形态特点；左主支气较细长走向略水平；右主支气管较粗短走向略垂直。

(四)肺

观察肺的质地、颜色、形态及位置。注意左、右肺外形的差异；辨认出入肺门的主支气管及血管等重要结构；查看左肺心切迹与心的位置关系；观察两肺的裂隙，辨认各肺叶；观察两肺位置，注意肺尖与锁骨、肺底与膈的位置关系。

(五)胸膜

胸膜分脏胸膜、壁胸膜两部分。观察其配布，注意观察肋胸膜与膈胸膜转折形成的肋膈隐窝。

(六)纵隔

1. 前界为胸骨；后界为胸椎；上界为胸廓上口；下界为膈；两侧界为纵隔胸膜。

2. 通过胸骨角平面分为：上纵隔、下纵隔；其中下纵隔以心包为标志分为：前纵隔、中纵隔、后纵隔。

【实验报告单要求】

(一)实验项目

消化、呼吸系统大体结构。

(二)实验目的

掌握消化、呼吸系统主要器官形态、位置、毗邻。

(三)实验过程

1. 观察标本、模型。

2. 绘图。

(1)胃的形态与分部：注明贲门、幽门、胃小弯、胃大弯、角切迹、胃底、幽门部、贲门部、胃体。

(2)喉腔冠状切面：注明会厌、前庭裂、前庭襞、声襞、声门裂、喉室、环状软骨。

实验六　泌尿、生殖系统大体结构

一、实验目的

1. 掌握肾的位置、形态，在肾剖面标本上能辨认肾皮质、肾髓质、肾盂、肾大盏、肾小盏。

2. 指出输尿管的行程和分段、三个狭窄。

3. 熟悉膀胱的位置、膀胱后面的毗邻，掌握膀胱三角的位置。

4. 熟悉睾丸、附睾的形态和位置，熟悉睾丸鞘膜的结构特点。

5. 掌握输精管的形态特点和行程及精索的位置和内容。熟悉射精管、输精管及精囊腺的位置关系，射精管的开口部位。

6. 掌握前列腺的位置、形态和毗邻。

7. 熟悉阴茎的位置、形态、分部及构造，阴囊的位置及内容物。

8. 掌握男性尿道的分部、狭窄、扩大和弯曲。

9. 掌握卵巢和输卵管的位置、形态、输卵管的分部及其意义。

10. 掌握子宫的形态、位置、分部。

二、实验内容

泌尿系统

(一)肾

观察

(1)外形：在游离肾标本观察上、下两端；前、后两面和内外侧两缘；肾门、肾蒂、肾窦。

(2)位置：肾位于脊柱两侧，紧贴腹后壁，为腹膜外位器官。

(3)被膜：在整体标本观察，肾的被膜由内向外依次为纤维囊、脂肪囊和肾筋膜。

(4)肾剖面结构：在肾的冠状切面标本和模型观察：肾皮质、肾髓质、肾柱、肾乳头、肾小盏、肾大盏、肾盂、输尿管。

(二)输尿管

观察输尿管走行、三处狭窄。

(三)膀胱

1. 形态　在游离标本上观察，膀胱空虚时为锥体形，分尖、体、底、颈四部分。

2. 位置　在盆腔矢状切面标本观察，成人膀胱位于小骨盆的前部，耻骨联合后方。膀胱内面靠底部有光滑的三角区域，称为膀胱三角，此三角恰好位于2个输尿管口和尿道内口之间的连线内。

(四)尿道

女尿道短、直、宽。

男性生殖系统

(一)睾丸和附睾

1. 观察睾丸、附睾的位置、形态。
2. 观察附睾分头、体、尾三部分。
3. 注意睾丸、附睾及输精管起始段三者的关系。
4. 观察睾丸鞘膜　脏层、壁层　鞘膜腔。

(二)输精管、精囊腺及射精管

观察

(1)输精管形态。

(2)查看起止及行程：始于附睾尾→穿腹股沟管浅环→腹股沟管深环→腹、盆腔→膀胱底与精囊腺排泄管→射精管→尿道前列腺部。

(3)精囊腺形态。

(4)精索：输精管、血管、神经、淋巴。

(三)前列腺和尿道球腺

前列腺位膀胱下方，包绕尿道起始段，形似栗子，注意观察输精管末端，精囊腺及前列腺与直肠前壁的位置关系。尿道球腺是一对豌豆大小的腺体，观察其位置。

(四)阴茎和阴囊

观察

(1)阴茎分三部分：根、体、头。由两块阴茎海绵体和一块尿道海绵体构成。

(2)阴茎包皮及包皮系带的位置。

(3)阴囊位于阴茎后下方，为一皮肤囊袋，同时查看阴囊内容物。

(五)男性尿道

观察男性盆腔正中矢状切标本，看尿道内口、尿道行程、尿道外口。辨认尿道分部，注意尿道三处狭窄及两个弯曲位置。

女性生殖系统

(一)卵巢

一对扁圆形器官，位于盆腔侧壁，髂总动脉分叉处。注意卵巢与子宫阔韧带的关系。

(二)输卵管

1. 位置　位于子宫两侧，子宫阔韧带游离缘内一对肌性管道，内侧端接子宫，上端邻近卵巢。

2. 辨认　输卵管分部：子宫部、峡部、壶腹部、漏斗部。注意输卵管腹腔口与腹膜腔的通连关系。

(三)子宫

观察

(1)子宫位置、形态。

(2)分部：底、体、颈，注意子宫颈与阴道的相互关系。

(3)子宫体与子宫颈管及与输卵管的通连关系。

(四)阴道

观察

(1)位置、形态。

(2)前、后壁的毗邻关系。

(3)阴道穹，比较前、后穹的深浅并注意它的毗邻。

(五)女阴

1. 辨认　阴阜；大、小阴唇；阴蒂；阴道前庭。

2. 观察　尿道外口和阴道口位置。

乳房与会阴

(一)乳房

观察乳头、乳晕；辨认乳腺叶及输乳管，注意输乳管的方向及开口部位；观察乳房悬韧带位置。

(二)会阴

1. 查看狭义会阴范围。

2. 观察尿生殖区和肛区，辨认穿过两区的器官，注意其性别差异。

【实验报告单要求】

(一)实验项目

泌尿、生殖系统大体结构。

(二)实验目的

掌握泌尿、生殖系统主要器官形态、位置、毗邻；熟悉腹膜、腹膜腔及其形成结构。

(三)实验过程

1. 观察标本、模型。

2. 绘图。

(1)肾冠状切面：注明纤维囊、肾皮质、肾髓质、肾柱、肾乳头、肾小盏、肾大盏、肾盂、输尿管。

(2)女性内生殖器(冠状切面)：注明阴道、阴道穹、子宫口、子宫颈管、子宫腔、子宫颈、子宫体、子宫底、输卵管漏斗、输卵管壶腹、输卵管子宫部、输卵管峡部。

实验七　脉管系统大体结构

一、实验目的

1. 掌握心的位置、外形及各心腔的形态结构；心传导系的组成及各部的位置。
2. 熟悉心包的构成与心包腔。
3. 掌握肺动脉干及左、右肺动脉的行程，动脉韧带的概念、位置、意义。
4. 掌握主动脉的起止、位置、分部，及各部发出的主要分支。
5. 掌握头颈、胸部、腹部、盆部、上肢和下肢的动脉主干名称、起始部位、行程及其主要分支与分布。
6. 掌握上、下腔静脉的组成、起止、主要属支的名称、位置及收集范围。
7. 掌握门静脉的组成、主要属支的名称、结构特点及收集范围。
8. 识别全身主要浅静脉的位置、行程及注入部位。
9. 掌握胸导管的起始、合成、行径和注入部位。
10. 熟悉右淋巴导管的合成和注入部位。
11. 熟悉全身浅表淋巴结的位置。

二、实验内容

心血管系统

(一)心的位置、外形

观察

(1)心位于中纵隔内，膈的上方，外包心包，大部分偏中线左侧，心尖朝左前下方。

(2)外形：心尖；心底；胸肋面；膈面；左缘；右缘；下缘；冠状沟；前、后室间沟。

(二)心腔的形态

观察

心有四个腔：左、右心房与左、右心室。有房间隔和室间隔分别分隔心房和心室。房、室之间有房室口。

(1)右心房：观察结构有右心耳、卵圆窝；三个入口：上、下腔静脉口、冠状窦口；一个出口：右房室口。

(2)右心室：三尖瓣；腱索；乳头肌：肺动脉口；肺动脉瓣。

(3)左心房：左心耳；肺静脉口 4 个；左房室口。

(4)左心室：二尖瓣；主动脉口；主动脉瓣。

(三)心传导系统

心传导系统诸结构在人心的解剖标本上不易辨认，可借助牛心标本或模型进行观察。

1. 窦房结　位上腔静脉与右心房交界处的心外膜深面。在一般标本上都不易显示。可结合模型和图谱理解它的位置。

2. 房室结　位于冠状窦口前上方的心内膜深面。

3. 房室束　房室结下端发出，分左右二支。沿室间隔两侧，心内膜深面下降，进入心肌。

4. 结间束。

5. 蒲肯野氏纤维。

(四)心的血管

1. 动脉　左、右冠状动脉均始于主动脉升部，右冠状动脉分支：后室间支、左室后支。

2. 静脉　主要有心大静脉、心中静脉、心小静脉，均汇入冠状窦。

(五)心包

心包是包在心外面及大血管根部的囊状结构。辨认纤维性心包及浆膜性心包，区分浆膜性心包的脏层和壁层。

(六)肺动脉

为一短而粗的血管干。始于右心室行向左上，至主动脉下分为二支：左、右肺动脉，注意观察它们的行经。寻认动脉韧带。

(七)主动脉

为最粗大的动脉干。由左心室发出，斜向右上，继而弯向左后，沿脊柱下降，最后在第 4 腰椎体下缘平分为左、右髂总动脉。

观察主动脉分部：升主动脉；主动脉弓；降主动脉。

1. 头颈部动脉

主干：颈总动脉。注意左、右颈总动脉起点的差别，走行。颈总动脉分为二个终支：颈内动脉、颈外动脉，辨认此二动脉的位置。颈内动脉在颈部无分支，颈外动脉分支如下：①甲状腺上动脉；②面动脉；③颞浅动脉；④上颌动脉，寻认各分支起点及行径，观察分布范围。

2. 锁骨下动脉及上肢的动脉

观察左、右锁骨下动脉起始的差别、走行。锁骨下动脉向外穿斜角肌间隙至第 1 肋外侧缘，移行为腋动脉。锁骨下动脉分支如下：椎动脉、胸廓内动脉、甲状颈干，寻认起点和行经，主要分支及分布范围。腋动脉至背阔肌下缘移行为肱动脉，肱动脉至肘窝深部分桡动脉、尺动脉。

3. 胸部的动脉

主干为胸主动脉。观察主动脉胸部壁支在肋间隙的走行，寻认支气管动脉和食管动脉。

4. 腹部的动脉

主干为腹主动脉，观察壁支 4 对腰动脉；观察成对的脏支：①肾动脉；②肾上腺中动脉；③睾丸动脉(卵巢动脉)。观察不成对的脏支：①腹腔干；②肠系膜上动脉；③肠系膜下动脉。

5. 盆部及下肢动脉主干

为髂总动脉，在骶髂关节前方分为髂内动脉与髂外动脉。

(1)髂内动脉分支有：膀胱下动脉、直肠下动脉、闭孔动脉、臀上动脉、子宫动脉(女)、臀下动脉、阴部内动脉

(2)髂外动脉下行入股部移行为股动脉。主要分布为腹壁下动脉。观察髂外动脉走行，腹壁下动脉分布。下肢动脉包括股动脉、腘动脉、胫前动脉、胫后动脉、足底外侧动脉、足底内侧动脉。

(八)肺静脉

观察每侧肺有两条肺静脉，离开肺门后，横行向内，注入左心房。

(九)头颈部静脉

两条静脉主干　颈内静脉和颈外静脉。

(1)颈内静脉：自颅底的颈静脉孔，伴颈内动脉，继而伴颈总动脉下行，至胸锁关节后方，与锁骨下静脉会合，形成头臂静脉，注入静脉角。

(2)颈外静脉：沿胸锁乳突肌表面下降，注入锁骨下静脉。

(十)上肢的静脉

深静脉多与同名动脉伴行，最后合成腋静脉，在第 1 肋外侧缘延续为锁骨下静脉，与锁骨下动脉伴行。浅静脉有两条主干：头静脉和贵要静脉，二者在肘窝正中相连。辨认位置和流注关系

(十一)胸部的静脉

观察

奇静脉、半奇静脉和副半奇静脉的行经，注意流注关系。上腔静脉系的主干为上腔静脉，是一条粗短静脉，位于主动脉升部右侧，注入右心房，由左、右头臂静脉合成。

(十二)腹部的静脉

腹部的静脉有直接注入下腔静脉或先入肝，出肝后再注入下腔静脉两种流注方式。直接注入下腔静脉的有：肾静脉；睾丸(卵巢)静脉；肝静脉等。注意比较左、右肾静脉的长度。观察左、右睾丸静脉的流注关系及注入部位的角度。在肝标本上，辨认肝静脉。

观察肝十二指肠韧带内胆总管及肝固有动脉后方一短而粗的静脉干，由肝门入肝，即门静脉。由肠系膜上静脉和脾静脉在胰头后方合成。肠系膜下静脉注入脾静脉。辨认食管静脉丛，直肠静脉丛和脐周静脉网。

(十三)盆部与下肢的静脉

盆部与下肢静脉主干是髂总静脉，伴同名动脉走行。由同侧髂内、外静脉合成。两侧髂总静脉约在第 5 腰椎高度合成下腔静脉。下腔静脉是下腔静脉系主干，是全身最粗大静脉，位于主动脉腹部右侧。

1. 盆部主干是髂内静脉，注意盆腔脏器的静脉丛。

2. 下肢的深静脉均伴同名动脉走行，最后注入股静脉。股静脉位于股动脉内侧，经腹股沟韧带深面移行为髂外静脉，与同名动脉伴行。下肢的浅静脉有两条：大、小隐静脉。辨认此二者的位置，观察它们的走行及流注关系。

淋巴系统

(一)胸导管及右淋巴导管

观察胸导管的位置，查看乳糜池的位置，寻认肠干和左、右腰干的汇入。观察胸导管的行径，寻认注入胸导管末端的支气管纵隔干、左锁骨下干和左颈干。

在右静脉角附近，寻找右淋巴导管，注意其属支右支气管纵隔干、右锁骨下干和右颈干的注入。

(二)淋巴结及全身淋巴结群

观察淋巴结形态。辨认其输出、输入淋巴管。在标本和模型上观察全身各部淋巴结群的分布情况。

(三)脾

查看脾在腹腔内位置，观察脾的形态：膈面、脏面、脾门、2～3个脾切迹。注意脾的前缘与左肋弓的位置关系。

(四)胸腺

观察小儿胸腺位置，形态。位于上纵隔前上部。为两块长扁条状器官，上窄下宽。

【实验报告单要求】

(一)实验项目

脉管系统大体结构。

(二)实验目的

掌握心、血管、淋巴管道、淋巴器官主要形态、结构、位置。

(三)实验过程

1. 观察标本、模型。
2. 绘图。

淋巴管道：注明右淋巴导管，胸导管，肠干，左、右支气管纵隔干，左、右锁骨下干，左、右颈干、乳糜池。

实验八　脉管、内脏、内分泌系统微细结构

一、实验目的

1. 掌握食管、胃、小肠、肝、胰腺、气管、肺、肾脏、膀胱、睾丸、卵巢微细结构。
2. 掌握心、淋巴结、脾脏微细结构。
3. 掌握甲状腺、肾上腺微细结构。

二、实验内容

心血管系统

(一)心脏

高倍镜观察

(1)心内膜：分三层：①内皮：细胞扁圆形，与血管内皮相移行；②内皮下层：为一薄层粉色的结缔组织；③心内膜下层：由疏松结缔组织构成，其中含有蒲肯野氏纤维，其直

径较心肌纤维粗，染色较浅，肌浆丰富。

(2)心肌膜：最厚，心肌纤维呈螺旋状排列，可分为内纵、中环、外斜三层，在切片中能见到各种心肌纤维的断面，其间可见丰富的毛细血管和少量结缔组织。

(3)心外膜：由结缔组织和间皮组成。结缔组织与心肌膜相连，内含小血管、神经和脂肪组织，外覆一层间皮。

(4)心瓣膜：可见其两侧被覆内皮，中间为致密结缔组织。

(二)中动脉

1. 肉眼观察　标本横切面中有一环状的动脉管壁，内腔圆而规整。

2. 低倍镜观察　先将内弹性膜与外弹性膜找到，则三层明显分开，由腔面向外观察。

(1)内膜：腔面有内皮附着，内皮外有薄层结缔组织构成的内皮下层，其外有一红色呈波浪状内弹性膜，它是内膜与中膜的分界标志。

(2)中膜：最厚，主要由数十层平滑肌组成，其间有少量弹性纤维和胶原纤维。

(3)外膜：厚度与中膜大致相等，在中膜与外膜交界处有曲折走行的红色外弹性膜，外膜的主要成分是结缔组织，内含有弹性纤维、小血管及神经。

3. 高倍镜观察

(1)内膜：分三层：①内皮：位于管腔面最内层，为单层扁平上皮。可看到蓝色的细胞核稍向内腔突出，胞质看不清；②内皮下层：位于内皮下方，很薄，含有胶原纤维和弹性纤维，有些部位内皮下层不明显；③内弹性膜：为内膜最外层，红而发亮，厚度较均一。

(2)中膜：平滑肌排列比较紧密，因此很难看出单个纤维的轮廓，只能看到肌细胞核。在肌纤维之间夹杂着少量的弹性纤维和胶原纤维。

(3)外膜：与中膜相连处为外弹性膜。在外膜结缔组织中有弹性纤维，常被切成不规则小块，红染且折光性强。此外还可看到营养血管和神经的纵横切面。

免疫系统

(一)淋巴结

取材于人淋巴结，HE 染色。

1. 肉眼观察　切片呈椭圆形，大致可以看出标本周围的粉色线条是被膜，其下方染成深蓝色的一层是皮质，标本中央色淡的为髓质，一侧的凹陷区为淋巴结门。

2. 低倍镜观察

(1)被膜：为标本最表面的结缔组织，染成粉红色，常伸向实质形成小梁，构成淋巴结的支架。

(2)皮质：位于被膜下方，可看到有许多淋巴小结排列成一层，淋巴小结是由密集的淋巴细胞聚集形成，周围部染色较深，中央部着色较浅，称生发中心。在被膜与淋巴小结间及小梁周围，有空隙显白色，此即为皮质淋巴窦，分别称为被膜下窦和小梁周窦。位于皮质深层的弥散淋巴组织称副皮质区。

(3)髓质：在皮质淋巴小结的深面，可看到淋巴细胞呈索状排列，染色深，叫髓索，它们相互连接成网状。髓索之间的腔隙为髓窦，在髓质内还可见到条状的结缔组织为小梁。

3. 高倍镜观察

(1)被膜：由致密结缔组织构成，包绕整个淋巴结，在凸侧可看到输入淋巴管，壁薄，腔面有一层内皮。在淋巴结门处可见输出淋巴管、动脉和静脉出入。

(2)皮质：①淋巴小结：在淋巴小结的周围密集分布着许多小淋巴细胞，它们的细胞核小，圆形，染色较深；②副皮质区：是位于淋巴小结间及皮质与髓质交界处的弥散淋巴组织；③皮质淋巴窦：位于被膜下和小梁周边的不规则腔隙。

(3)髓质：①髓索：是淋巴组织形成的索状结构，形态多样，彼此吻合成网状；②髓窦：窦壁衬以内皮细胞，此种细胞紧贴附于小梁、髓索的表面。

(二)脾脏

取材于人脾脏，HE 染色。

1. 肉眼观察　可见标本一侧表面染成粉红色结构即为被膜。被膜下为实质，其中可见染成蓝色的点状结构为白髓，紫红色的部分为红髓。

2. 低倍镜观察　从被膜开始向实质内观察，将红髓与白髓区分开，并找到脾窦。

(1)被膜：在脾的最表面，染成粉红色，是由较厚的致密结缔组织组成，外覆一层间皮。被膜向实质延伸形成小梁。

(2)实质：①红髓由脾索和脾血窦组成。脾索呈不规则的索条状，并互连成网，而脾索间为脾血窦；②白髓：散在分布于红髓内，染成蓝色，包括动脉周围淋巴鞘和淋巴小结；③边缘区为白髓与红髓交界的狭窄区域。

内脏系统

(一)空肠

取材于人空肠，纵切面，HE 染色。

1. 肉眼观察 标本上可见一面有较高的突起，为小肠的环形皱襞，其上很多细条状结构即为绒毛，常染成紫红色，此面为黏膜层。其下着浅红色部分为黏膜下层，再深面染成深红色者为肌层，最外面为浆膜。

2. 低倍镜观察

(1)黏膜：可见表面由上皮和固有层向肠腔形成许多指状突起即为绒毛。绒毛基部向固有层下陷形成小肠腺。固有层下的黏膜肌层由内环、外纵平滑肌组成。

(2)黏膜下层：在黏膜层下方，由疏松结缔组织构成，含有较多的血管、淋巴管。

(3)肌层：在黏膜下层下方，由内环、外纵平滑肌组成。

(4)浆膜：在肌层外面，由薄层结缔组织和间皮构成。

3. 高倍镜观察

(1)绒毛：表面覆以单层柱状上皮，其游离面有一薄层染成红色的结构为纹状缘，视野稍暗，观察更为清晰。单层柱状上皮之间夹有杯状细胞。核位于细胞基部，细胞顶部呈空泡状。绒毛中轴为固有层，其中央有时可见中央乳糜管。固有层内还可见到毛细血管及分散的纵行平滑肌。

(2)肠腺：为单管状腺，除具有与绒毛相同的柱状细胞和杯状细胞外，还有潘氏细胞，多位于肠腺的底部，常三五成群。

(二)肝脏

本片取材于人肝脏，HE 染色。

1. 低倍镜观察

(1)肝小叶：为多边形或不规则形。相邻肝小叶之间结缔组织很少，故肝小叶界限不清。在横断的肝小叶中部有一条中央静脉的横切面，肝细胞以此为中心呈索状向四周辐射排列，称肝索(肝板)。肝索之间是肝血窦。

(2)门管区：为几个相邻肝小叶之间结缔组织较多的区域，其内含有小叶间动脉、小叶间静脉和小叶间胆管的断面。

2. 高倍镜观察

(1)肝小叶：①中央静脉：位于小叶中央，管壁薄，由一层内皮细胞及少量结缔组织围成；②肝索(肝板)：由一行或二行肝细胞组成，肝细胞为多边形，有1～2个核，核大而圆，胞质嗜酸性；③肝血窦：为肝细胞索之间的间隙，窦腔不规则。

(2)门管区：①小叶间动脉：管腔小而圆，壁较厚，内皮外可见环形平滑肌；②小叶间静脉：管腔大而不规则，壁很薄；③小叶间胆管：管径较小，管壁由单层立方上皮组成。

(三)肾脏

取材于人肾脏，HE染色。

1. 低倍镜观察

(1)皮质：位于浅层染色较红的部位，内部圆球形的结构为肾小体，其间为近曲小管和远曲小管的断面。

(2)髓质：位于皮质深面染色较浅的部位，主要由纵行的肾小管和集合小管构成。

2. 高倍镜观察

(1)皮质：①肾小体：肾小体多呈圆形，中央是由毛细血管盘绕而成的血管球，但切片中毛细血管壁不容易分辨，只见成堆的细胞核(包括内皮细胞核、足细胞核)和毛细血管内的血细胞。血管球外周有环状空隙，即肾小囊腔，肾小囊壁层为单层扁平上皮。②肾小管：近端小管曲部(近曲小管)断面位于肾小体周围，数量较多。管腔小而不规则，管壁细胞呈立方形或锥体形，细胞界限不清，核圆形，位于细胞基部，胞质强嗜酸性，着深红色。远端小管曲部(远曲小管)断面也位于肾小体附近，数量较近曲小管少。管腔大而规则，管壁较薄，由立方上皮构成，染色浅，细胞界限较清楚，核圆形，位于细胞中央。

(2)髓质：①细段：管腔很小，管壁很薄，由单层扁平上皮组成，胞核常突向管腔，注意与毛细血管相区别；②集合小管：管腔较大，管壁为单层立方上皮，胞质染色浅而透明，细胞分界清楚。

(四)卵巢

取材于兔卵巢，HE染色

1. 肉眼观察 标本为卵圆形，卵巢周边色深的致密结构为皮质，其中可见大小不等的囊泡。中央较疏松的部分为髓质。

2. 低倍镜观察

(1)一般结构：卵巢表面有一层扁平或立方形的上皮，上皮下方是白膜，为薄层致密结缔组织。卵巢外周部分为皮质，含不同发育阶段的卵泡、黄体等，中央为髓质，由疏松结缔组织构成，含丰富的血管、神经和淋巴管等，髓质与皮质无明显分界。

(2)原始卵泡：位于皮质浅层，靠近白膜。数量多、体积小，中央有一较大的卵母细胞，核圆、色浅，核仁明显，周围有一层扁平的卵泡细胞。

(3)初级卵泡：中央的初级卵母细胞增大，卵泡细胞为立方形或柱形，可有一至多层，卵母细胞和卵泡细胞之间出现透明带，呈均质状，染成粉红色。

(4)次级卵泡：胞体体积更大，出现卵泡腔、卵丘和放射冠。①卵泡腔：初级卵母细胞周围的卵泡细胞层增厚，细胞间出现一些大小不一的腔隙，并逐渐合成卵泡腔；②卵丘和放射冠：初级卵母细胞与周围的一些卵泡细胞被挤到卵泡腔的一侧，形成一个凸入卵泡腔的隆起为卵丘。紧贴透明带的一层柱状卵泡细胞呈排放射状排列，称放射冠。

(5)成熟卵泡：突向卵巢表面，卵泡腔很大。

内分泌系统

(一)甲状腺

切片取材于人甲状腺，HE染色。

1. 肉眼观察　标本呈粉红色，有散在的深红色颗粒，是滤泡腔内所含的胶体。

2. 低倍观察

(1)被膜：腺体的表面可见一薄层的结缔组织形成的被膜。

(2)实质：可见许多大小不等的圆形或椭圆形的滤泡切面，滤泡腔内充满粉红色均质状的胶状物。滤泡之间有少量结缔组织及丰富的血管，尚有少量成群存在的滤泡间细胞。

3. 高倍镜观察

(1)滤泡：观察一个滤泡。可见上皮呈单层立方形，细胞界限较清楚，核圆形，被染成蓝紫色，占胞体的大部分。有的部位可见腔内胶状物与上皮之间有泡状空隙，是上皮细胞吸收胶状物所致，也可能是由于固定材料时发生收缩的结果。

(2)滤泡旁细胞：胞体较大，呈椭圆形，核大而圆，胞质淡染，在滤泡上皮细胞间单个存在或滤泡间的结缔组织内成群分布。

(二)肾上腺

切片取材于人肾上腺，HE染色。

1. 肉眼观察　标本呈三角形，外周染色较红为皮质，中间狭窄，染紫蓝色的为髓质。

2. 低倍镜观察

(1)被膜：为结缔组织，包绕在腺体的表面。

(2)实质：①皮质：在被膜下方，由外向内依次分为三个带：a. 球状带：位于被膜之下，此层较薄，细胞聚集成球团状；b. 束状带：位于球状带下方，最厚，细胞排列成束；c. 网状带：在束状带下方，髓质的外围，细胞排列成网状。②髓质：是腺体的中心部分，染成淡紫色，细胞呈团索状分布，主要由嗜铬细胞组成。细胞间可见到中央静脉和毛细血管。

3. 高倍镜观察

(1)皮质：①球状带细胞：细胞较小，呈锥形或矮柱状，核着色深，占胞体的大部分，胞质呈粉红色，内含少量脂滴；②束状带细胞：体积较大，呈多边形，细胞核位于中央，细胞质内含有很多脂滴，在制片过程中被溶解，形成许多空泡，故此区染色较淡。细胞多排列成双行或单行细胞索，和被膜的方向垂直；③网状带细胞：体积较小，呈圆形，核也小，着色较深，胞质内含有脂褐素颗粒。

(2)髓质：①嗜铬细胞：体积较大，胞体呈多边形，核大而圆，胞质内含有黄褐色的嗜铬颗粒；②交感神经节细胞：在个别切片上可看到此细胞，胞体较大，细胞核大而圆，核仁明显。

【实验报告单要求】

(一)实验项目

内脏、脉管、内分泌系统。

(二)实验目的

掌握心、动脉、静脉、淋巴结、脾、甲状腺、肾上腺组织结构。

(三)实验过程

1. 观察标本模型。

2. 绘图。

(1)中等动脉：注明内膜、内皮、内弹性膜、中膜、外膜。

(2)甲状腺：注明滤泡上皮细胞、滤泡旁细胞、胶质。

实验九　感觉器、神经系统大体结构及人体胚胎学概要

一、实验目的

1. 掌握眼球、前庭蜗器的主要结构。

2. 在活体上辨认角膜、巩膜、虹膜、瞳孔、睑结膜、球结膜、结膜穹、睑缘、内眦、外眦、泪点。

3. 掌握脊髓、脑的位置、外形。

4. 掌握脊髓灰、白质的配布，脊髓灰质的形态，白质各索中主要传导束的位置、功能。

5. 掌握脑和脊髓被膜的配布，硬膜外隙、蛛网膜下隙的位置及内容。

6. 掌握颈丛、臂丛、腰丛和骶丛的组成、位置，各丛的主要分支和分布范围。

7. 掌握各对脑神经出颅的部位及其主要分支的行程和分布范围。

8. 熟悉交感干的组成、位置，内脏运动神经节纤维分布规律。

9. 掌握垂体、甲状腺、肾上腺、甲状旁腺、松果体的位置、结构。

10. 熟悉人胚早期的发育过程；掌握胎膜和胎盘的结构；熟悉蜕膜的组成；了解胎儿期的外形变化。

二、实验内容

感觉器官

(一)眼球

1. 观察外形，辨认视神经附着部位。将眼球切为前、后两半，观察晶状体，玻璃体，睫状突，睫状小带。可见虹膜，瞳孔，角膜，眼球前、后房。

2. 观察眼球壁的三层膜，视网膜、血管膜、纤维膜。

3. 在活体上观察角膜、巩膜、虹膜、瞳孔及眼球前房等结构。

(二)眼副器

1. 睑和结膜　观察上、下睑，睑缘，睫毛，内、外眦，泪点，结膜上、下穹。

2. 眼球外肌　观察肌束位置、方向、理解它们的作用。

(三)外耳

观察

1. 耳郭形态。

2. 外耳道分部和弯曲。

3. 鼓膜的位置、外形和分部。

(四)中耳

观察鼓室形态、毗邻。观察听小骨形态及连结。观察咽鼓管，注意其方向与连通。

(五)内耳

1. 骨迷路　观察分部及连通关系。分为骨半规管、前庭、耳蜗三部。

2. 膜迷路　观察位置、分部及连通关系。分为膜半规管、椭圆囊和球囊、蜗管三部分。

神经系统

(一)脊髓

1. 外形观察　颈膨大；腰骶膨大；脊髓圆锥；终丝；前正中裂；后正中沟；前、后外侧沟。

2. 内部结构观察　灰质：前角、后角；白质：前索、后索。

(二)脑

分脑干、间脑、小脑和端脑，端脑掩盖间脑。

1. 脑干　自下而上分为延髓、脑桥、中脑三部分。

(1)腹侧面：

1)延髓：前正中裂，前外侧沟；沟内有舌下神经相连；锥体和锥体交叉。

2)脑桥：基底沟，桥臂上连三叉神经。

3)中脑：大脑脚，脚间窝；窝内有动眼神经穿出。

(2)背侧面：

1)延髓：后正中沟，后外侧沟。后外侧沟内上、下有舌咽、迷走和副神经连脑；楔束结节、薄束结节。

2)脑桥：菱形窝。

3)中脑：上、下丘；下丘下方有滑车神经连脑。

(3)脑干的内部结构：用脑干神经核电动模型显示脑干内神经核团及上、下行纤维束。

2. 小脑　观察小脑外形：小脑蚓；小脑半球；小脑扁桃体。

3. 脑室　观察脑室模型，注意其沟通关系。

4. 间脑　位于中脑上方，主要包括背侧丘脑和下丘脑。

5. 端脑　主要包括左、右大脑半球。观察大脑纵裂、胼胝体、大脑横裂。

(1)大脑半球外形：取大脑半球标本，首先辨认其上外侧面、内侧面和下面。然后依次观察：

1)大脑半球的叶间沟和分叶：三条叶间沟是：①外侧沟：是大脑半球上外侧面上的自前下行向后上的一条深裂，并延续至大脑半球的下面。②中央沟：在外侧沟的上方，自半球上缘中点的稍后方，斜行前下。几乎到达外侧沟，沟的上端还延续至半球的内侧面。③顶枕沟：自半球内侧面，胼胝体后端的稍后方斜向后上方，略延伸至半球上外侧面。④分叶：额叶位于中央沟之前，外侧沟的上方；顶叶在中央沟和顶枕沟之间；枕叶为顶枕沟后方的部分；颞叶位于枕叶的前方，外侧沟的下方；岛叶隐于沟的深面，略呈三角形。

2)大脑半球各面的主要沟回：

①上外侧面：主要观察下述沟、回，在中央沟的前方寻认与其平行走向的中央前沟及其位于两沟之间的中央前回。在中央前沟的前方寻查大致与半球上缘平行走向的额上沟和额下沟，以及额上回、额中回和额下回。在中央沟的后方寻认与其平行走向的中央后及其位于两者之间的中央后回。在颞叶的上部辨认颞上沟。它与外侧沟大致平行走向。外侧沟和颞上沟之间的脑回，即颞上回。在颞上回的后部，外侧沟的下壁处可见数条短而斜行的脑回，即颞横回。在顶叶的下部，辨认环绕颞上沟末端的角回。

②内侧面：主要辨认以下结构。距状沟：位于枕叶内，呈前后弓状走行并与顶枕沟的下端呈“T”字形交叉。扣带回：为紧位于胼胝体背侧和头端的脑回。中央旁小叶：位于扣带回的背侧，分前后两部，分别为中央前、后回在半球内侧面的延续部分。侧副沟：在距状沟的下方，呈前后方向走行，自枕叶伸向颞叶。海马旁回：为侧副沟前部上方的脑回。

③下面：主要观察嗅球和嗅束的位置和形态。

(2)大脑半球的内部结构：在大脑水平切面标本上，自浅入深观察：

1)大脑皮质：比较不同部位的厚度差异。

2)基底核：首先在基底核模型观察豆状核、尾状核和杏仁体的形态及其与背侧丘脑的位置关系，然后观察大脑水平切面标本：①豆状核：呈三角形，位于背侧丘脑的外侧，两者之间隔以白质纤维板。豆状核被穿行其间的两层纤维板，分隔为内、中、外三部分。外侧份为壳，其余两部分为苍白球。②尾状核：被切成前、后两部分，分别位于丘脑的前、后方，前部较大，是尾状核的头，后部较小，是尾状核的尾。③杏仁体：因其位置较低，在此种切面上不能看到。

3)大脑髓质：主要观察如下结构。

①胼胝体：观察脑的正中矢状切面标本，可见胼胝体，略呈钩状，后部粗厚并弯向后下。可见胼胝体是由联系两侧大脑半球的纤维构成，纤维呈扇形广泛联系两侧大脑半球。

②内囊：在冰冻脑纤维剥制标本和脑水平切面标本上，内囊是位于豆状核、尾状核和丘脑之间的宽厚白质层。白质层的纤维是由上行的感觉纤维束和下行的运动纤维束构成。一侧内囊呈夹角向外的“<”形，可分为三部：前部位于豆状核和尾状核之间，称内囊前肢；后部位于豆状核和丘脑之间，称内囊后肢；前、后肢汇合处称内囊膝。

③联络纤维：系指联系本侧大脑半球不同部位皮质的纤维，在冰冻脑纤维剥制标本上容易观察。

4)侧脑室：取脑室标本结合模型观察侧脑室的形态、分部及脉络丛的形态。

(三)脑和脊髓的被膜、血管

1. 脑和脊髓的被膜　观察三层被膜由外向内：硬膜、蛛网膜、软膜。注意硬脑膜形成的特殊结构。

2. 脑和脊髓的血管　主要观察大脑动脉环的构成和位置。

(四)脊神经

1. 颈丛　观察在胸锁乳突肌深面寻认颈神经前支，可见颈丛由第1～4颈神经前支组成。发皮支自胸锁乳突肌后缘中点浅出，呈放射状分布于枕、耳后、颈侧和颈前部。颈丛最重要分支是膈神经，观察其走行。

2. 臂丛　由第5～8颈神经前支和第1胸神经前支大部分组成。注意其走行。主要分支：尺神经、正中神经、肌皮神经、桡神经、腋神经。注意其起源和特殊的行程加以区分。

3. 胸神经前支　除第1对胸神经前支的大部和第12对胸神经前支的小部分分别加入臂丛和腰丛外，其余均不形成丛，第1～11对胸神经前支各自位于相应的肋间隙内，称肋间神经。第12对胸神经的前支行于第12肋的下方称肋下神经。各神经沿途发肌支，观察其分布。

4. 腰丛　由第12胸神经前支小部分，第1～3腰神经前支全部及第4腰神经前支一部分组成。主要分支：闭孔神经、股神经。观察各神经分布。

5. 骶丛　由第4腰神经前支一部分和第5腰神经前支组成的腰骶干及所有骶，尾神经前支组成。其主要分支：臀上神经、臀下神经、阴部内神经、坐骨神经，其中坐骨神经又分为：胫神经和腓总神经，观察各神经分布。

(五)脑神经

分别在不同标本、模型上观察12对脑神经。

1. 嗅神经　取保留鼻中隔的头部矢状切面标本上观察，可见鼻中隔的上部和上鼻甲突起部的黏膜内有15～20条嗅丝，向上穿筛孔，终于嗅球。

2. 视神经　在去眶上壁的标本上观察，可见眼球后极偏内侧有粗大的视神经出眼球、经视神经管入颅腔。

3. 动眼神经　用同上的标本观察，由眶上裂进入眼眶，管理上直肌、下直肌、内直肌、上睑提肌、下斜肌。

4. 滑车神经　用同上的标本观察，可见由中脑背侧下丘下方发出的滑车神经，绕大脑脚至腹侧，向前经海绵窦穿眶上裂入眶内，支配上斜肌。

5. 三叉神经　取三叉神经标本和模型观察，可见三叉神经连于脑桥，往前行于颞骨岩部，在硬脑膜下方有膨大的三叉神经节，从节上发出3支。

(1)眼神经：经眶上裂入眶内，分支分布于眼球、结膜、角膜、泪腺、鼻腔黏膜以及鼻背。眼神经的一个终支，名为眶上神经，它沿眶上壁下面前行经眶上切迹(或眶上孔)，分布于上睑和额顶部皮肤。

(2)上颌神经：穿圆孔出颅后经眶下裂入眶改名眶下神经，分布于眼裂、口裂之间的皮肤。沿途还分支至上颌窦和鼻腔的黏膜以及上颌牙齿和牙龈等处。

(3)下颌神经：经卵圆孔出颅后立即分为许多分支，其运动纤维支配咀嚼肌；感觉纤维则分布于下颌牙齿、牙龈、颊和舌前 2/3 的黏膜，以及耳前和口裂以下的皮肤。下颌神经的主要分支有：下牙槽神经、舌神经。

6. 展神经　可在去眶上壁的标本上观察，在脑桥延髓沟中出脑，经眶上裂入眶内，支配外直肌。

7. 面神经　主要纤维发自脑桥的面神经核，在脑桥延髓沟中出脑，入内耳门(在颞骨模型观察)，经颞骨面神经管，最后出茎乳孔，穿过腮腺，呈放射状分布于面部表情肌等(在面神经和头面部神经模型上观察)。

8. 前庭蜗神经　包括传导听觉的纤维和传导平衡觉的纤维。在耳模型上观察，可见此神经与面神经同行入内耳门，分布到内耳(前庭和耳蜗)。

9. 舌咽神经　此神经由延髓发出后，经颈静脉孔出颅达咽及舌后 1/3，发出颈动脉窦支，达颈动脉窦及颈动脉小球(不易观察到)。

10. 迷走神经　在头、颈、胸部的标本上观察。此神经在延髓侧面离开脑干，经颈静脉孔出颅，在颈部走在颈总动脉与颈内静脉之间的后方，经胸廓上口入胸腔，通过肺根的后面沿食管下降，经膈的食管裂孔入腹腔达胃的前、后面、胃小弯和肝等。行程中发出许多分支。这里只观察喉返神经，左侧喉返神经勾绕主动脉弓，右侧喉返神经勾绕锁骨下动脉。回返向上，行于食管和气管间沟内至咽下缩肌下缘，改称喉下神经。分布于大部分喉肌和声门裂以下的喉黏膜。

11. 副神经　翻开胸锁乳突肌向上，其深面相连该肌的神经即副神经。此神经在延髓侧面离开脑干，经颈静脉孔出颅，支配胸锁乳突肌和斜方肌。

12. 舌下神经　在颈部深层标本上观察。首先找到颈外动脉下部，于该动脉前面跨过，连于舌的神经即舌下神经，该神经由延髓锥体外侧离开脑干，经舌下神经管出颅，支配舌肌。

(六)内脏神经

观察交感干、交通支，并观察以下心丛、肺丛、腹腔丛、腹主动脉丛、腹下丛的位置。

(七)传导路

参照传导路挂图、模型，依次对深、浅感觉传导路，运动、视觉传导路进行观察。观察中着重各传导路性质，与脊髓纤维束关系；整个传导路的神经元及其胞体所在位置；纤维交叉部位及其与效应器或感受器的关系等。

1. 感觉传导通路

(1)躯干、四肢意识性的本体觉传导通路：该通路由三级神经元组成。第 1 级神经元的胞体位于脊神经节内(假单极神经元)。其周围突随脊神经分布至四肢和躯干的肌、腱和关节的本体感受器和皮肤的精细触觉感受器。中枢突经后根进入脊髓同侧后索中上行。其中来自脊髓第 4 胸节以下的纤维形成薄束，来自第 4 胸节以上的纤维形成楔束。两束上行至延髓，分别在薄束核和楔束核中换第 2 级神经元。它们发出纤维向前绕过中央管的腹侧，在中线上与对侧交叉，称内侧丘系交叉。交叉后的纤维在中央管两侧上行，称内侧丘系，经脑桥和中脑，止于背侧丘脑，换第 3 级神经元。它们发出纤维组成丘脑皮质束，经内囊后肢投射到中央后回的上 2/3 和中央旁小叶的后部。

(2)躯干、四肢的浅感觉传导通路：该通路亦由三级神经元组成。第1级神经元是脊神经节细胞，其周围突随脊神经分布至躯干和四肢皮肤的感受器，中枢突经后根进入脊髓灰质后角中换第2级神经元，它们发出纤维上升1～2个节段经中央管前方的白质前连合交叉对侧。其中一部分纤维进入侧索上行，组成脊髓丘脑侧束(传导痛、温觉)，另一部分纤维进入前索上行，组成脊髓丘脑前束(传导粗触觉)。两束向上经延髓、脑桥和中脑止于背侧丘脑，换第3级神经元。它们发出纤维组成丘脑皮质束，经内囊后肢投射到中央后回上2/3和中央旁小叶的后部。

(3)头面部的浅感觉传导通路：亦由三级神经元组成。第1级神经元的胞体位于三叉神经节内，其周围突经三叉神经分布于头面部皮肤和黏膜的感受器，中枢突止于三叉神经脑桥核、三叉神经脊束核。在核中换第2级神经元，它们发出纤维交叉至对侧组成三叉丘系，向上止于背侧丘脑，更换第3级神经元。它们发出纤维参与丘脑皮质束，经内囊后肢，投射到中央后回下部

(4)视觉传导通路：用视觉传导通路模型，结合视觉传导通路图观察。视觉传导通路的感觉器为视网膜内的视锥和视杆细胞。第1级神经元和第2级神经元分别是视网膜中的双极细胞和节细胞，节细胞的轴突在视神经盘处集合向后行，出眼球组成视神经，其中来自视网膜鼻侧半的纤维在视交内交叉到对侧；而来自视网膜颞侧半的纤维在视交叉处不交叉走向同侧，与对侧视交叉过来的纤维共同组成视束。视束纤维绕过大脑脚，多数纤维终于外侧膝状体，换第3级神经元。它们发出的纤维组成视辐射经内囊后肢，投射到枕叶距状沟上、下的皮质，即视觉中枢。

2. 运动传导通路

(1)锥体系：

1)皮质核束：在大脑冠状切面上(传导通路模型)，可见中央前回下部的锥体细胞的轴突集合组成皮质核束，在大脑水平切面上经内囊膝部，下行至脑干。其中一部分纤维终止于两侧的躯体运动核(动眼神经核、滑车神经核、展神经核、三叉神经运动核、支配上部面肌的面神经核、疑核和副神经核)。另一束纤维下行至脑桥下部，止于对侧的面神经核下部和舌下神经核。面神经核上部接受双侧皮质核束纤维，其轴突参与组成面神经运动纤维，支配面上部表情肌；面神经核下部只接受对侧的皮质核束纤维，其轴突也参与组成面神经运动纤维，支配同侧面下部表情肌。舌下神经核也只接受对侧的皮质核束纤维，其轴突组成舌下神经，支配同侧舌肌。

2)皮质脊髓束：在大脑冠状面上(传导通路模型)，可见中央前回上、中部和中央旁小叶前部皮质的锥体细胞的轴突集合组成皮质脊髓束。在大脑水平切面上，皮质脊髓束经内囊后肢的前部，下行经中脑、脑桥至延髓，构成锥体。在锥体下端，大部分纤维左右交叉后下降至脊髓外侧索中形成皮质脊髓侧束。皮质脊髓侧束在下降中陆续直接或间接止于各节的前角运动细胞。在锥体下端没有交叉的纤维下行入脊髓前索，形成皮质脊髓前束，逐节经白质前连合交叉至对侧止于前角运动细胞。前角运动细胞的轴突参与组成前根脊神经的运动纤维，支配躯干和四肢骨骼肌。

人体胚胎学概要

(一)受精至胚泡形成模型

1. 受精卵　可见一个大的受精卵。

2. 卵裂　受精后 30 小时，可见一大一小两个卵裂球。

3. 桑椹胚　受精后 3 天，形成一个由 12～16 个卵裂球组成的实心胚。

4. 胚泡　受精后 4 天，发育成胚泡。外表为一层扁平细胞，称滋养层；中央的腔称胚泡腔；附在胚泡一极滋养层内面的细胞团称内细胞群；内细胞群表面的滋养层称极端滋养层。

(二)植入过程模型

1. 开始植入　受精后 5～6 天，极端滋养层向子宫内膜植入。

2. 大部分植入　受精进入第二周，内细胞群分化成上胚层和下胚层，形成胚盘。滋养层内层细胞成为细胞滋养层；外层细胞成为合体滋养层；形成许多初级绒毛。

3. 全部植入　受精后 11～12 天，子宫内膜上皮愈合；滋养层表面均匀地形成初级绒毛。

4. 植入后变化　受精后 15 天，胚泡体积显著增大；羊膜囊与卵黄囊明显；滋养层形成绒毛膜；子宫内膜改称蜕膜，可分为基蜕膜，包蜕膜和壁蜕膜。

(三)三胚层分化模型

1. 16～17 天人胚　从外观可见羊膜、卵黄囊和体蒂。拿掉部分羊膜和卵黄囊，露出胚盘。

(1)背面观：可见神经板、原结、原窝和原条。

(2)腹面观：可见内胚层。

(3)胚体正中矢状断面观：可见上胚层的神经板、原结、原条；中胚层和脊索；内胚层；头端可见口咽膜，尾端可见泄殖腔膜。

2. 20 天人胚　显示胚盘及体蒂，胚盘边缘保留部分羊膜和卵黄囊的壁。

(1)胚盘背面观：可见神经褶、神经沟和尾端的原条。神经沟中段两侧，可见三对体节。

(2)胚盘腹面观：可见原肠，分前肠、中肠和后肠三段，前肠和后肠均很短。

(3)胚体中部横断面观：①外胚层：可见体表的外胚层，神经褶，神经沟。②中胚层：可见体节，间介中胚层，体壁中胚层和脏壁中胚层。③外胚层，可见原肠。

(四)胎膜模型

1. 绒毛膜　包蜕膜内面部分绒毛不发达，称平滑绒毛膜；基蜕膜部分绒毛发达，称丛密绒毛膜。

2. 羊膜　羊膜腔壁为羊膜，薄而透明，可见羊膜上皮和胚外中胚层。

3. 卵黄囊　位于脐带内，顶壁内胚层随胚盘向腹侧包卷形成原肠。

4. 尿囊　位于脐带内，是从卵黄囊尾侧向体蒂内伸出的一个盲管。

5. 脐带　表面被覆羊膜，内含卵黄囊、尿囊、脐动脉和脐静脉，连接胎儿与胎盘。

(五)胎盘标本

足月胎盘为圆盘状，直径 15～20 cm，平均厚约 2.5 cm，重约 500 g。胎儿面呈灰白色，表面光滑，被覆羊膜，近中央有脐带附着；母体面呈暗红色，凸凹不平，分 15～20 个胎盘小叶。

(六)3个月—足月胎儿标本

1. 3个月 脸更具人形，眼由外侧转向脸的腹面，耳朵也逐渐靠近永久的位置。

2. 4个月 身体各部大小匀称，皮肤透明光滑，呈深红色。

3. 5个月 头相对较小，体表有细毛，头发、眉毛可辨认。

4. 6个月 体重达1 000 g，身体各部比例关系趋于成熟，皮下脂肪极少，皮肤有皱褶，呈粉红色，开始出现指甲。

5. 7个月 皮下脂肪稍多，各器官系统发育近成熟。

6. 8个月 皮下脂肪增多，睾丸下降。

7. 9个月 胎体较丰满、滑润，皮肤光泽，面部皱纹消失。

8. 足月 体态匀称丰满，皮肤呈浅红色，男胎睾丸降入阴囊，女胎乳房微突。

(七)常见畸形标本

1. 无脑儿 头顶部低平，眼突出，鼻宽大，舌大，颈短粗。

2. 脊柱裂 脊柱背侧有多个椎骨缺损，致使椎管敞开，出现一纵向裂沟。脊柱裂常合并脊髓裂。

3. 联体畸胎 两个胎儿身体的某些部分相连在一起，常见的有腹部联胎、胸腹部联胎、头部联胎和臀部联胎等。

【实验报告单要求】

(一)实验项目

感觉器、神经系统大体结构及人体胚胎学概要。

(二)实验目的

掌握眼球、内耳、中耳、脊髓、脑的主要结构、位置；熟悉脑神经、脊神经、内脏神经的组成分布；掌握传导路的途径；熟悉胎膜、胎盘的结构。

(三)实验过程

1. 观察标本模型。

2. 绘图。

(1)脊髓节段与脊神经：注明前角、侧角、后角、前索、外侧索、后索、前根、后根、脊神经节。

(2)胚泡：注明滋养层、极端滋养层、内细胞群、胚泡腔。

第三模块 附 录

附录一 《人体解剖学与组织胚胎学》歌诀

一、运动系统

1. 运动系统歌诀

运动系统骨连骨，支持运动加保护；
肌肉动力骨杠杆，关节枢纽连邻骨；
体表标志要记牢，临床应用有帮助。
注：骨连骨指骨、骨连接，骨骼肌。

2. 全身骨歌诀

全身骨头虽难记，抓住要点就容易；
头颅躯干加四肢，二百零六分开记；
颅骨数目二十三，躯干总共五十一；
四肢一百二十六，全身骨头基本齐；
还有六块体积小，藏在中耳鼓室里。

3. 各部椎骨特点歌诀

椎骨外形不规范，各有特点记心间；
颈椎体小棘有叉，横突有孔很明显；
胸椎两侧有肋凹，棘突叠瓦下斜尖；
腰椎特点体积大，棘突后伸宽又扁。

4. 胸骨歌诀

胸骨形似一把剑，上柄中体下剑尖；
柄体交界胸骨角，平对二肋是特点。

5. 颅骨歌诀

颅骨二十三块整，脑面颅骨要分清；
脑颅八块围颅腔，腔内藏脑很适应；
额枕筛蝶各一块，成对有二颞和顶；
面颅十五居前下，上颌位居正当中；
上方鼻骨各一对，两侧颧骨连颧弓；
后腭内甲各一块，犁骨隔于鼻腔中；
下颌舌骨各一块，全部颅骨均有名。

6. 鼻旁窦歌诀

鼻旁窦，骨内藏，都有开口通鼻腔；
内含空气减自重，发音共鸣如音箱；
上颌窦腔最为大，开口较高引不畅；
各窦名称要熟记，开口位置莫遗忘；
病人有了鼻窦炎，请你护理心不慌。

7. 脊柱的韧带歌诀

脊柱韧带，三长两短；
腰椎穿刺，棘上棘间；
再透黄韧，进入椎管。

8. 脊柱形态歌诀

前观脊柱有特点，上细下粗尾部尖；
粗粗细细有道理，承受压力密相关；
翻过脊柱后面观，棘突连成一条线；
颈短胸斜腰平伸，大椎棘突有特点；
前后观过侧面观，四个弯曲很明显；
胸骶弯曲凸向后，颈腰二曲凸向前；
身体直立减震荡，线条大方又美观。

9. 胸廓歌诀

胸廓形似小鸟笼，上窄下宽扁锥形；
上口狭小前下斜，下口封膈分腹胸；
容纳保护心肝肺，吸气下降呼气升；
各径随着年龄变，肋间增宽有毛病。

10. 肩关节歌诀

肩关节有特点，肱骨头大盂较浅；
运动灵活欠稳固；脱位最易向下前。

11. 肘关节歌诀

肘关节很特殊，一个囊内包三组；
肱桡肱尺桡尺近，环状韧带尺桡缚；
屈肘三角伸直线，脱位改变能查出。

12. 手腕骨歌诀

舟月三角豆，大小头钩骨；
摔跤若易折，先查舟月骨；
掌骨底体头，指骨近中远。

13. 膝关节歌诀

膝关节最复杂，全身关节它最大；
内含两块半月板，前后韧带相交叉；
下肢运动很重要，能屈能伸实可夸。

14. 跗骨歌诀

内中外楔骰内舟，上距下跟后出头。

15. 颅底内面歌诀

内观颅底结构多，分为前中后颅窝；
高高低低象阶梯，从前向后依次说；
前窝中部有筛板，鸡冠下对鼻中隔；
筛板有孔眶板薄，颅部外伤易骨折；
眼窝出现瘀血斑，血脊①鼻漏莫堵塞；
中窝中部有蝶鞍，上面有个垂体窝；
窝内容纳脑垂体，颈动脉沟两侧过；
两侧孔裂共六对，位置对称莫记错；
蝶鞍前方有“两个”②，都与眼眶连通着；
卵圆棘孔加破裂，蝶鞍两侧各一个；
中窝易折有特点，血脊耳漏破鼓膜；
岩部后为颅后窝，枕骨大孔很清楚；
大孔外侧有三洞，门孔加管各一个；
枕内隆凸两侧看，横连“乙”③状像条河。

注：①血液和脑脊液。
　　②指视神经孔、眶上裂。
　　③乙状窦沟。

16. 新生儿颅骨歌诀

新生儿颅骨有特点，头大脸小颊饱满；
额顶骨间有前囟，闭合约在一岁半；
哭闹生病细观察，高低变化很明显。

17. 膈肌歌诀

膈肌圆圆顶穹窿，上下分隔腹和胸；
收缩下降助吸气，舒张呼气向上升；
腱①肌②共有三个孔，想想各有谁贯通？

注：①膈肌中心腱。
　　②膈周围部为肌质。

二、消化系统

1. 咽歌诀

咽部分三鼻口喉，前壁开口气食流；
上通鼓室下通喉，吞咽闭气不用愁。

2. 食管与胃歌诀

食管三段颈胸腹，三个狭窄要记住；
胃居剑下左上腹，二门二弯又四部；
贲门幽门大小弯，胃底胃体两门部；
小弯胃窦易溃疡，及时诊断莫延误。

注：两门部指贲门部、幽门部。

3. 小肠歌诀

小肠弯又长，盘曲在腹腔；
上段十二指，中下空回肠。

4. 十二指肠歌诀

四部上降下和升，右包胰头“C”字形；
降部后内有乳头，胆总胰管同开口。

5. 大肠歌诀

大肠四周围成框，空肠回肠框内藏；
结肠袋带肠脂垂，三大特点记心上；
盲肠位居右髂窝，阑尾根部连于盲。

6. 阑尾歌诀

阑尾末端不固定，回肠前后下也行；
盲肠后下较常见，三带集中阑尾根。

7. 肝歌诀

肝为消化腺，位于膈下面；
其内三管系，胆汁产其间；
若问最高点，五肋锁中线。

8. 肝下面“H”沟歌诀

右后下腔前胆囊，左后静脉前肝圆；
横为肝门交通口，动脉神经肝管穿；
下面分为四个叶，左右方叶和尾状。

9. 胰腺歌诀

胰腺头致体尾连，颜色灰红质地软；
正副胰管通胰头，内外分泌功能全。

三、呼吸系统

1. 外鼻歌诀

外鼻犹如锥体形，根背尖下二只孔；
呼吸困难细观察，两侧鼻翼会扇动；
鼻根鼻背居上部，脂肪较少皮薄松；
鼻尖鼻翼多皮脂，酒渣鼻子樱桃红。

2. 鼻腔外侧壁开口歌诀

泪管开口在最下，鼻涕一把泪一把；
中道额窦上颌窦，筛窦前群莫丢下；
筛窦后群上鼻道，蝶窦隐窝只有它。

3. 喉歌诀

甲环软骨杓会厌，喉结向前标志显；
环甲环杓两关节，两组喉肌功能全；
喉腔分为前中下，黏膜与咽相续连；
中腔最窄下腔松，水肿阻塞很危险；
环甲韧带掌握准，及时切开莫迟延。

4. 会厌软骨歌诀

会厌软骨树叶状，防止食物入喉腔；
进食切莫谈和笑，误入气管可遭殃。

5. 支气管歌诀

主支气管左和右，各有特点要记住；
左支细长右粗短，异物坠落多入右。

四、泌尿系统

1. 肾形态与位置歌诀

形如蚕豆表面平，脊柱旁列八字形；
被膜肾蒂腹内压，相邻器官都固定；
左肾上平胸十一，右低半椎十二中；
肾门约对一腰椎，病变肾区叩击痛。

2. 肾窦歌诀

肾门向内有间房，多种结构里面藏；
动静肾盂大小盏，淋巴神经和脂肪。

3. 肾被膜歌诀

纤维衬衣脂肪袄，筋膜外罩厚又牢。

4. 肾血液循环歌诀

肾血循环特点三，管粗压高快循环；
入球短粗出球细，滤出原尿不困难；
两级毛细血管网，先滤后吸多完善。

5. 输尿管歌诀

输尿管细又长，上起肾盂下连膀；
三处狭窄要记住，起始越骼穿膀胱；
结石下降易滞留，请君快喝排石汤。

6. 膀胱歌诀

外观膀胱锥体形，顶尖底大体膨隆；
内面三角有特点，结核肿瘤好发生。

7. 尿道歌诀

男性尿道长狭弯，女性尿道短直宽。

8. 男性尿道歌诀

男性尿道有特点，耻骨前下二个弯；
耻骨前曲可消失，耻骨下曲不改变；
尿道膜部内外口，三个狭窄有危险；
结石下降易滞留，导尿插管莫戳穿。

五、生殖系统

1. 睾丸与卵巢歌诀

睾丸外形扁椭圆，两端两面两个缘；
分泌激素维性征，产精产卵子孙延。

2. 附件歌诀

卵巢输卵管，二者称附件；
若有罹患时，两者皆受难。

3. 前列腺歌诀

前列腺居膀胱下，形态重要栗子大；
五个分叶围尿道，前后左右中叶峡；
老年男性排尿难，首先把它来检查；
直肠前壁仔细摸，前列腺沟有变化。

4. 子宫歌诀

前膀胱后直肠，子宫位于正中央；
倒置梨形盆中央，前倾前屈是正常；
上下三部底体颈，梭形颈管三角腔；
上通卵管下阴道，卵管卵巢列两旁。

六、脉管系统

1. 心位置歌诀

心居胸腔纵隔间，三分之二在左边；
心内注射药物时，胸骨左缘四肋间。

2. 心脏的结构歌诀

一套房子十一个门，迎来送去不停神；
请你猜猜它是啥，每间房子几个门？

3. 四肢浅静脉歌诀

桡头尺贵肘正中，采血输液经常用；
危急抢救剖大隐，内踝前方要记清；
大隐入股隐裂孔，属支名称有五个；
腹部旋髂和阴部，还有股内股外侧。

4. 门静脉引流器官歌诀

食管腹段大小肠，胃脾胰腺和胆囊。

5. 淋巴干歌诀

淋巴系统九大干，三三见九极好算；
乳糜池处有三条，左右腰干和肠干；
支纵锁下加颈干，静脉角处两侧同。

6. 胸导管歌诀

胸导管是重点，乳糜池起腰一前；
上穿动脉裂孔后，行于胸主奇静间；
最后注入左静角，收集淋巴六大干。

7. 毛细血管歌诀

广泛分布组织间，动脉静脉两端连；
内皮细胞构管壁，薄层基膜包外边；
组织细胞相连接，物质交换很方便。

8. 光镜下动脉、静脉鉴别歌诀

切片之上看血管，动脉特点最明显；
静脉壁薄管腔大，动脉壁厚小而圆。

七、感觉器

1. 眼球壁歌诀

球壁三层内中外，角膜透明巩膜白；
中膜棕黑富血管，名称又分虹睫脉；
内膜又叫视网膜，组织结构层次多；
锥杆双极节细胞，视锥强光视杆弱。

2. 房水歌诀

房水来自睫状突，后房前房必经路；
前房角入静脉窦，稳压折光养眼球。

3. 屈光系统歌诀

屈光系统有四个，角膜房水晶状玻；
视远晶薄小带紧，看近晶厚睫肌缩。

4. 眼底歌诀

颜色桔红真鲜艳，乳头中凹像圆盘；
血管由此分支走，动静比例二比三；
乳头缺乏视细胞，正常生理是盲点；
乳头颞侧三点五，视觉灵敏在黄斑。

5. 鼓室歌诀

中耳鼓室六个壁，名称结构要牢记；
前后上下外内侧，按照顺序记仔细；
咽管孔窦鼓室盖，骨板鼓膜内侧迷；
中耳炎症互蔓延，及早治疗莫大意。

6. 内耳歌诀

内耳迷路藏颞岩，耳蜗前庭半规管；
听觉耳蜗螺旋器，前庭直线半规旋。

八、神经系统

1. 脊髓末端位置歌诀

脊髓何处定末端，男一女二小儿三；
终池底部对骶二，终丝尾骨背侧攀。

2. 脊髓歌诀

柱状两膨大，下部是圆锥；
沟内前后根，向下成马尾。

3. 脊髓横切面歌诀

白质包外灰居中，灰质断面似蝶形；
前角运动后感觉，侧角交感在腰胸；
前侧后索传导束，联络颈节上下行；
后索薄楔内外位，深感精触较固定；
前侧索内上下全，冷热触压和运动。

4. 脊髓节与椎骨对应关系歌诀

颈节一四相齐，颈五胸四节高一；
下胸高三中高二，腰节平胸十十一；
骶尾腰一胸十二，定位诊断是依据。

5. 脑干连脑神经根歌诀

中脑连三四，桥脑五至八；
九至十二对，要在延髓查。

6. 内囊歌诀

内囊并非一个囊，交通枢纽恰称当；
豆尾与丘之间是，投射纤维聚多方；

水平切面拐角形，前后二脚膝中央。

7. 正中神经歌诀

正中神经属臂丛，掌长肌腱外侧行；
此处浅表损伤，鱼际萎缩“猿爪”样。

8. 手部神经分布歌诀

手掌正中三指半，剩下尺侧一指半；
手背桡尺各一半，正中侵占三指半。

9. 肋间神经分布歌诀

二平胸骨四乳头，六对大约到剑突；
八对斜行肋弓下，十对脐轮水平处；
十二内下走得远，分布两列腹股沟。

10. 前臂肌神经支配歌诀

桡神经不难记，全部伸肌肱桡肌；
尺神经也简单，前臂屈肌一块半；
名为尺侧腕屈肌，屈指深面尺则半；
其余正中神经管。

11. 皮质脊髓束歌诀

上下两级神经元，皮质兴奋向下传；
经过内囊后脚处，锥体下部多越边；
下行脊髓侧前索，终止前角神经元；
交叉前伤瘫对侧，交叉后伤瘫同边；
上损硬瘫下损软，定位诊断并不难。

12. 脑神经名称歌诀

一嗅二视三动眼，四滑五叉六外展；
七面八听九舌咽，迷副舌下十二全。

13. 脑神经性质歌诀

一二八对性质感，运动舌付动滑展；
舌咽迷走三叉面，感觉运动混合全。

14. 脑神经连脑歌诀

一嗅额下嗅球中，二视离球间脑通；
脚间窝内三动眼，下丘下方滑车行；
桥腹两侧连三叉，桥延沟内展面听；
橄榄后沟上至下，舌咽迷走副神经；
锥体橄榄之间处，舌下神经看得清。

15. 交感神经功能歌诀

怒发冲冠，瞪大双眼；
心跳加快，呼吸大喘；
胃肠蠕动慢，大便小便免；
骨脏血管收缩，舒骨骼肌血管；
全身出汗唾液粘，力量来自肝糖原；
孕妇过兴奋，宫缩易流产。

16. 舌的味觉及神经分布歌诀

舌根苦、舌尖甜、舌背两侧尝酸咸；
面体尖、根舌咽、三叉神经管一般。

附录二 专业术语中的生僻字

第一章 绪论

pōu 解剖学	shì 嗜碱性	dì 结缔组织	shǐ 矢状面	guān 冠状面

第二章 细胞

bāo 细胞	nángpāo 囊泡	shì 吞噬	zhuó 附着核糖体

第三章 基本组织

xiān 纤毛	qiǎng 羟基磷灰石	ǒu 兴奋收缩耦联	xuè 血液	diàn 紫癜
suǐ 有髓神经纤维				

第四章 运动系统

gàn 骨干	hóu 骨骺	fū 跗骨	qià 髂骨	lóng 粗隆
jí 髂嵴	huán 寰椎	shū 枢椎	jiǎ 岬	niè 颞骨
quán 颧骨	zhēn 砧骨	dèng 镫骨	kē 髁突	xìn 颅囟
jiǎ 肩胛骨	gāng 肩胛冈	yú 关节盂	huì 喙突	gōng 肱骨
ráo 桡骨	jīng 茎突	kuān 髋骨	jiù 髋臼	bìn 髌骨
xī 膝关节	jìng 胫骨	huái 外踝	féi 腓骨	zhí 跖骨
xiē 楔骨	tóu 骰骨	shàn 腹股沟直疝	jǔ jué 咀嚼肌	tún 臀大肌
guó 腘窝				

第五章 消化系统

jiá 颊	lěi 味蕾	fù 舌下阜	yòu 釉质	bēn 贲门

毗(pí)邻　　肠袢(pàn)　　皱襞(bì)　　痔(zhì)疮(chuāng)

第六章　呼吸系统

杓(sháo)状软骨

第七章　泌尿系统

肾蒂(dì)　　肾大盏(zhǎn)

第八章　生殖系统

睾(gāo)丸　　蔓(wàn)状静脉　　阴道后穹(qióng)

第九章　脉管系统

循(xún)环　　窦(dòu)房结　　蒲(pú)肯野纤维　　痉(jìng)挛(luán)

第十章　感觉器官

巩(gǒng)膜　　瞳(tóng)孔　　睫(jié)状体　　眼睑(jiǎn)

内眦(zì)　　耵(dīng)聍(níng)　　砧(zhēn)骨　　镫(dèng)骨

第十一章　内分泌系统

类固醇(chún)激素　　滤(lǜ)泡

第十二章　神经系统

反射弧(hú)　　上泌涎(xián)核　　薄(báo)束　　楔(xiē)束

胼(pián)胝(zhī)体　　瘫(tān)痪(huàn)　　麻痹(bì)

第十三章　人体胚胎学概要

妊(rèn)娠(shēn)　　滋(zī)养层　　桑椹(shèn)胚　　蜕(tuì)膜

分娩(miǎn)　　畸(jī)形　　风疹(zhěn)病毒　　水俣(yǔ)病

附录三 授课计划（参考）

周次	课次	授课内容
1	1	第一章　绪论
	2	第二章　细胞；第三章　第一节 上皮组织
	3	第三章　第二节 一、固有结缔组织　二、软骨组织
2	4	第三章　第二节 三、骨组织　四、血液
	5	实验一：上皮组织、结缔组织
	6	第三章　第三节 肌组织
3	7	第三章　第四节 神经组织
	8	实验二：肌组织、神经组织
	9	第四章　第一节 一、概述　二、躯干骨及其连结
4	10	第四章　第一节 三、颅骨及其连结 四、四肢骨及其连结
	11	实验三：全身骨
	12	第四章　第二节 肌学
5	13	实验四：全身骨连结、全身肌
	14	第五章　第一节 消化系统概述 第二节 消化管
	15	第五章　第三节 消化腺　第四节 腹膜
6	16	第六章　呼吸系统
	17	实验五：消化、呼吸系统大体结构
	18	第七章　泌尿系统
7	19	第八章　第一节 男性生殖系统
	20	第八章　第二节 女性生殖系统　第三节　乳房与会阴
	21	实验六：泌尿、生殖系统大体结构
8	22	第九章　第一节 一、脉管系统总论　二、心
	23	第九章　第一节 三、体循环动脉　四、体循环静脉　五、微循环
	24	第九章　第二节 淋巴系统
9	25	实验七：脉管系统大体结构
	26	第十章　第一节 视器
	27	第十章　第二节 前庭蜗器　第三节 皮肤

续表

周次	课次	授课内容
10	28	第十一章　内分泌系统
	29	实验八：内脏、脉管、内分泌系统微细结构
	30	第十二章　第一节 神经系统概述　第二节 一、脊髓
11	31	第十二章　第二节 二、(一)脑干(二)小脑(三)间脑
	32	第十二章　第二节 二、(四)端脑 三、脑的被膜、血管与脑脊液
	33	第十二章　第三节 一、脊神经　二、脑神经
12	34	第十二章　第三节 三、内脏神经
	35	第十二章　第四节 一、感觉传导通路 二、运动传导通路
	36	第十三章　第一节 人体胚胎早期发育
13	37	第十三章　第二节 胎盘与胎膜 第三节 胎儿血液循环
	38	第十三章　第四节 先天畸形 第五节 双胎 联胎 多胎
	39	实验九：感觉器、神经系统、人体胚胎学概要

附录四 期末模拟试题

题号	一	二	三	四	五	六	七	总分
得分								

得分	评卷人

一、单项选择题(每题1分，共20分)

1. 将人体分为前后两部分的面为(　　)
A. 矢状面　B. 冠状面　C. 水平面　D. 额状面
E. 正中矢状面
2. 细胞生命活动中需要的能量约有95%来自(　　)
A. 核糖体　B. 粗面内质网　C. 滑面内质网　D. 线粒体
E. 溶酶体
3. 单层柱状上皮分布于(　　)
A. 血管　B. 胃　C. 食管　D. 气管
E. 小肠
4. 巨噬细胞的前身是(　　)
A. 淋巴细胞　B. 网状细胞　C. 单核细胞　D. 中性粒细胞
E. 脂肪细胞
5. 下列各骨，不属于躯干骨的是(　　)
A. 骶骨　B. 胸骨　C. 椎骨　D. 肋骨
E. 肩胛骨
6. 在体表不可触及的结构是(　　)
A. 乳突　B. 弓状线　C. 髂嵴　D. 坐骨结节
E. 髂前上棘
7. 关于膈的描述，错误的是(　　)
A. 为向上膨隆的扁肌　B. 外周为肌性结构，中心为腱膜
C. 有三个裂孔　D. 收缩时膈顶上升，胸腔缩小
E. 收缩时膈顶下降，胸腔增大

8. 从肝门出入的结构不包括(　　)
A. 神经　B. 肝门静脉　C. 肝固有动脉　D. 肝静脉
E. 肝管
9. 临床上区别内、外痔的标志是(　　)
A. 肛柱　B. 肛瓣　C. 肛窦　D. 齿状线
E. 白线
10. 肾单位是由(　　)组成。
A. 肾小体和肾小管　B. 血管球和肾小囊
C. 血管球和肾小管　D. 肾小管和肾小囊
E. 肾小管和集合管
11. 分泌雄性激素的是(　　)
A. 间质细胞　B. 精曲小管　C. 睾丸纵隔　D. 白膜
E. 附睾管
12. 关于体循环，正确的是(　　)
A. 以静脉血起于左心室　B. 以动脉血终于右心房
C. 循环路程短　D. 以动脉血营养全身各部
E. 以静脉血营养全身各部
13. 心脏的正常起搏点是(　　)
A. 窦房结　B. 浦肯野纤维　C. 房室束　D. 房室结
E. 结间束
14. 主要由 T 淋巴细胞组成的结构是(　　)
A. 淋巴小结　B. 脾索　C. 髓索　D. 动脉周围淋巴鞘
E. 脾窦
15. 属于眼球壁外膜的结构是(　　)
A. 巩膜　B. 虹膜　C. 脉络膜　D. 视网膜
E. 球结膜
16. 听觉感受器位于(　　)
A. 蜗管前庭壁　B. 基底膜　C. 膜壶腹　D. 椭圆囊
E. 球囊
17. 降钙素由(　　)
A. 主细胞分泌　B. 滤泡旁细胞分泌
C. 滤泡上皮分泌　D. 嗜酸性细胞分泌
E. 以上均可以分泌
18. 脊髓前角的神经元是(　　)
A. 感觉神经元　B. 交感神经元　C. 联络神经元　D. 躯体运动神经元
E. 副交感神经元
19. 颞横回是(　　)
A. 视觉中枢　B. 听觉中枢　C. 听觉语言中枢　D. 视觉语言中枢
E. 运动性语言中枢

20. 蜕膜是指受孕子宫的(　　)
A. 内膜功能层　B. 内膜基底层　C. 肌层　D. 外膜层
E. 滋养层

得分	评卷人

二、多项选择题(每题 2 分，共 10 分)

1. 连结椎体的结构有(　　)
A. 黄韧带　B. 前纵韧带　C. 后纵韧带　D. 棘上韧带
E. 椎间盘
2. 构成肾单位髓袢的是(　　)
A. 近端小管直部　B. 远端小管直部　C. 近端小管曲部　D. 细段
E. 远端小管曲部
3. 下列结构中，属于眼球屈光装置的是(　　)
A. 角膜　B. 房水　C. 晶状体　D. 玻璃体
E. 虹膜
4. 动眼神经分布的范围包括(　　)
A. 上直肌　B. 上斜肌　C. 下直肌　D. 下斜肌
E. 内直肌
5. 属于胎膜的结构是(　　)
A. 羊膜　B. 尿囊　C. 绒毛膜　D. 脐带
E. 卵黄囊

得分	评卷人

三、填空题(每空 1 分，共 20 分)

1. 以解剖学姿势为标准，近头者为__________，近足者为__________，近腹者为__________，近背者为__________。
2. 腹股沟管男性主要有__________通过，女性主要有__________通过。
3. 肝门管区内含__________、__________和__________。
4. 胃在中度充盈时，大部分位于__________，小部分位于__________。
5. 右心房有 3 个入口，即__________、__________和__________。
6. 成年后生长激素分泌过多可产生__________症；幼儿时期甲状腺激素分泌不足可产生__________症；如果长期缺碘可引起__________。
7. 腮腺的分泌受__________支配，泪腺的分泌受__________支配，下颌下腺和舌下腺的分泌受__________支配。

得分	评卷人

四、名词解释(每题 3 分，共 15 分)

1. 内皮

2. 突触

3. 滤过屏障

4. 硬膜外隙

5. 致畸敏感期

得分	评卷人

五、简答题（每题 4 分，共 20 分）

1. 简述关节的基本结构和辅助结构有哪些。

2. 胆汁由何处分泌？何谓输胆管道？胆汁在平时和进食时的排出途径有哪些？

3. 简述男性尿道的分部、狭窄和弯曲。导尿时应注意些什么问题？

4. 简述体循环、肺循环的具体途径及功能。

5. 简述脑脊液的产生部位，功能及循环途径。

得分	评卷人

六、论述题(每题 10 分，共 10 分)

某急性胆囊炎病人，静脉注射药物治疗，若采取贵要静脉注射，说明药物到达胆囊的途径(用箭头表示路径)。

得分	评卷人

七、填图题(共 5 分)

躯干、四肢意识本体觉及精细触觉传导路

①________________

②________________

③________________

④________________

⑤________________

⑥________________

⑦________________

⑧________________

⑨________________

⑩________________

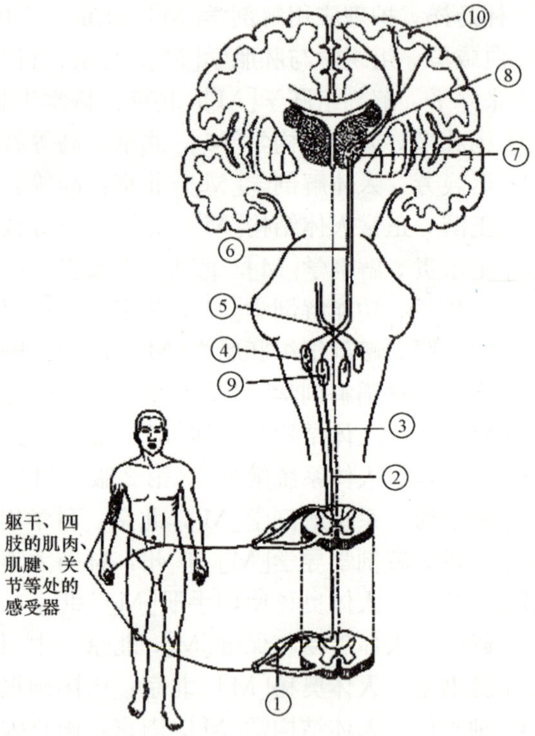

参考文献

[1] 柏树令．系统解剖学(第 7 版)[M]. 北京：人民卫生出版社，2008.
[2] 高英茂．组织学与胚胎学(第 2 版)[M]. 北京：人民卫生出版社，2011.
[3] 周瑞祥．人体形态学(第 3 版)[M]. 北京：人民卫生出版社，2013.
[4] 徐承焘．人体结构功能学[M]. 北京：中国协和医科大学出版社，2003.
[5] 杨佩满．组织学与胚胎学[M]. 北京：人民卫生出版社，2011.
[6] 林奇．人体解剖学图谱及纲要[M]. 北京：北京大学医学出版社，2008.
[7] 林乃祥．护理应用解剖学[M]. 北京：人民卫生出版社，2007.
[8] 白咸勇．组织学与胚胎学[M]. 北京：科学出版社，2007.
[9] 张立平．解剖组胚学[M]. 北京：科学出版社，2012.
[10] 杨壮来．人体结构学[M]. 北京：高等教育出版社，2010.
[11] 迟焕芳．人体解剖学[M]. 北京：高等教育出版社，2010.
[12] 王滨．正常人体结构[M]. 北京：高等教育出版社，2007.
[13] 王永贵．解剖学[M]. 北京：人民卫生出版社，1997.
[14] 汪华侨．功能解剖学[M]. 北京：人民卫生出版社，2008.
[15] 刘伟聪．解剖组织胚胎学[M]. 广州：暨南大学出版社，2014.
[16] 高云．舞蹈解剖学[M]. 北京：高等教育出版社，2009.
[17] 窦肇华．人体结构与功能[M]. 北京：人民卫生出版社，2001.
[18] 张传森．人体系统解剖学(第 2 版)[M]. 上海：第二军医大学出版社，2006.
[19] 顾晓松．系统解剖学[M]. 北京：科学出版社，2008.
[20] 董炘．解剖学导学[M]. 广州：暨南大学出版社，2005.
[21] 兰政文．人体奥秘使用手册[M]. 北京：人民军医出版社，2007.
[22] 赵叶．人体奥秘与保健[M]. 北京：中国商业出版社，2014.
[23] 膳书堂．人体奥秘[M]. 北京：中国画报出版社，2012.
[24] 别永信．人体结构学[M]. 南京：南京大学出版社，2014.
[25] 吴相钰．普通生物学[M]. 北京：高等教育出版社，2005.
[26] 吴在德．外科学[M]. 北京：人民卫生出版社，2001.
[27] 王滨．解剖组胚学(下册)[M]. 北京：科学出版社，2008.
[28] Robert B. Tallitsch．组织学图鉴指南[M]. 张际绯等，译．上海：世界图书出版社，2009.
[29] David L. Felten．奈特人体神经解剖彩色图谱[M]. 崔益群，译．北京：人民卫生出版社，2013.